W0254938

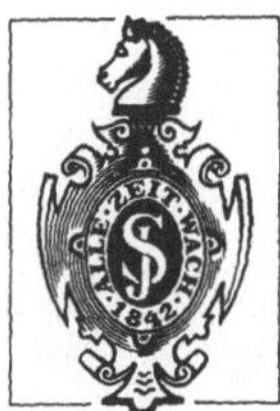

Kazimierz Karbowski

Epileptische Anfälle

*Phänomenologie, Differentialdiagnose
und Therapie*

Mit 65 Abbildungen

Springer-Verlag
Berlin Heidelberg New York Tokyo

Prof. Dr. KAZIMIERZ KARBOWSKI
Chefarzt an der Neurologischen Universitätsklinik,
Inselspital, CH-3010 Bern

ISBN-13: 978-3-540-15614-7   e-ISBN-13: 978-3-642-82558-3
DOI: 10.1007/ 978-3-642-82558-3

CIP-Kurztitelaufnahme der Deutschen Bibliothek:
Karbowski, Kazimierz:
Epileptische Anfälle: Phänomenologie, Differentialdiagnose u. Therapie/Kazimierz Karbowski. –
Berlin; Heidelberg; New York; Tokyo: Springer, 1985.

Das Werk ist urheberrechtlich geschützt. Die dadurch begründeten Rechte, insbesondere die der
Übersetzung, des Nachdrucks, der Entnahme von Abbildungen, der Funksendung, der Wieder-
gabe auf photomechanischem oder ähnlichem Wege und der Speicherung in Datenverarbeitungs-
anlagen bleiben, auch bei nur auszugsweiser Verwertung, vorbehalten. Die Vergütungsansprüche
des § 54, Abs. 2 UrhG werden durch die „Verwertungsgesellschaft Wort", München, wahr-
genommen.
© Springer-Verlag Berlin Heidelberg 1985
Softcover reprint of the hardcover 1st edition 1985
Die Wiedergabe von Gebrauchsnamen, Handelsnamen, Warenbezeichnungen usw. in diesem
Werk berechtigt auch ohne besondere Kennzeichnung nicht zu der Annahme, daß solche Namen
im Sinne der Warenzeichen- und Markenschutz-Gesetzgebung als frei zu betrachten wären und
daher von jedermann benutzt werden dürften.

Produkthaftung: Für Angaben über Dosierungsanweisungen und Applikationsformen kann vom
Verlag keine Gewähr übernommen werden. Derartige Angaben müssen vom jeweiligen Anwender
im Einzelfall anhand anderer Literaturstellen auf ihre Richtigkeit überprüft werden.

Gesamtherstellung: Brühlsche Universitätsdruckerei, Gießen
2125/3130-543210

*Meinem Schulfreund, dem polnischen
Neurochirurgen Dr. med. Zbigniew Szlamiński,
in Dankbarkeit gewidmet.*

Vorwort

Nicht nur Neurologen, sondern auch Internisten, Pädiater, Psychiater und vor allem Allgemeinpraktiker werden häufig mit Problemen der Abklärung und Behandlung von Anfallkranken konfrontiert. Nach seiner ersten Begegnung mit dem Patienten weiß der Arzt aufgrund der Anamnese oder – ausnahmsweise – aufgrund einer Anfallsbeobachtung über die Phänomenologie der Anfälle Bescheid, kennt aber die endgültige Diagnose noch nicht.

Bei der Gestaltung und Einteilung eines Lehrbuches erscheint es deswegen zweckmäßig, stichwortartig die Anfallssymptome und nicht die Diagnose in den Vordergrund zu rücken. Dies habe ich bei der Bearbeitung des V. Kapitels getan, das den Anfällen bei Schulkindern, Jugendlichen und Erwachsenen gewidmet ist. Wegen der stärkeren Variabilität der Anfallsphänomenologie bei Neugeborenen, Säuglingen und Kleinkindern wurden die Kapitel III und IV in konventioneller Weise nach dem Alter der Patienten und nach den Anfallssyndromen eingeteilt. In anderen Kapiteln wurde eine Reihe von Problemen besprochen, die in den letzten Jahren anläßlich unserer verschiedenen Epilepsie-Fortbildungsveranstaltungen auf Interesse praktizierender Ärzte gestoßen sind. Das Kapitel VIII enthält Angaben über die gebräuchlichsten Antiepileptika und über verschiedene therapeutische Probleme. Selten, vor allem in spezialisierten Kliniken, angewandte, ältere Medikamente wurden in diesem für Nichtepileptologen bestimmten Buch nicht berücksichtigt.

Mehrere Personen waren mir bei der Vorbereitung dieser Arbeit behilflich. Prof. M. Mumenthaler, Direktor der Neurologischen Klinik, und Prof. E. Rossi, Direktor der Kinderklinik der Universität Bern, haben meine epileptologische und elektroenzephalographische Tätigkeit im Rahmen ihrer Kliniken stets unterstützt. Prof. F. Vassella, Chefarzt der Neuropädiatrischen Abteilung, stand mir sowohl während unserer langjährigen Zusammenarbeit in der Kinder-Anfallssprechstunde als auch in der Zeit der Vorbereitung des vorliegenden Buches für Diskussionen und Ratschläge immer zur Verfügung. Meinen engsten Mitarbeitern Frau Dr. E. Pavlincova und Herrn Dr. L. Schäffler verdanke ich einige Vorlagen der EEG-Kurven und wichtige Literaturhinweise. Die Computertomogramme stammen mit einer Ausnahme aus der von Prof. P. Huber geleiteten Neuroradiologischen Abteilung des Bernischen Universitätsspitals. Das in Abb. 45 dargestellte Computertomogramm wurde im Röntgeninstitut von Dr. F. Bossard in Thun aufgenommen. Die Zeichnungen wurden von den Herren Ch. Götz, H. Holzer und

W. Hess und sämtliche Photographien von Frl. S. Bürki angefertigt. Frl. cand. med. S. Schilling und Frau Ch. Weder waren mir bei den Korrekturen behilflich. Frau L. Herrmann führte mit großer Geduld, Sorgfalt und Einsatzfreudigkeit die Sekretariatsarbeiten aus. Ihnen allen – sowie Herrn Dr. Th. Thiekötter und Frau M. Gründler vom Springer-Verlag für die Ausstattung des Buches – gebührt mein aufrichtiger Dank.

Bern, im April 1985   Kazimierz Karbowski

Inhaltsverzeichnis

I. Klassifikations- und Nomenklaturwandel in der Epileptologie

Seit langem hat man versucht einerseits die einzelnen epileptischen Anfälle je nach ihrer Symptomatologie und andererseits die epileptischen Anfallskrankheiten (Epilepsien) je nach ihrer Ätiologie und anatomischem Substrat zu klassifizieren.

In seinem Epilepsie-Lehrbuch vom Jahre 1770 beschrieb bereits TISSOT [22] die meisten der uns heute bekannten Anfallsformen, die er in zwei große Gruppen, die „grands accès" und die „petits accès", einteilte. Der Begriff des „grand accès" war klar definiert. Es handelte sich um einen generalisierten tonisch-klonischen Krampfanfall, wie er in den hippokratischen Schriften dargestellt wurde [15]. Alle anderen Anfallsformen wurden als „petits accès" bezeichnet. Interessant ist die Tatsache, daß 200 Jahre später JANZ in seinem Werk über „Die Epilepsien" [12] den Begriff „kleine epileptische Anfälle" sehr breit, eigentlich ganz im Sinne von TISSOT, faßt.

Die in den französischen Pflegeheimen angewandten Bezeichnungen „grand mal" und „petit mal" wurden in die medizinische Literatur 1815 von ESQUIROL eingeführt [6]. Aus der Gruppe der Petit mal-Anfälle sonderte dann 1824 CALMEIL die „absence" aus [2]. Ihre Phänomenologie wurde bereits früher anhand eines Fallbeispieles von TISSOT wie folgt beschrieben: „Diese junge Patientin hatte... zwischen den großen Anfällen, öfters kleine und ganz kurze, die sich bloß durch einen plötzlichen, die Rede unterbrechenden Verlust des Bewußtseins, und durch eine schwache Bewegung in den Augen äußerten; oft setzte sie, wenn sie wieder zu sich kam, die unterbrochene Rede wieder fort, zuweilen hatte sie auch dieselbe vergessen" [9].

Eine weitere ebenfalls bereits TISSOT bekannte, durch eine kurzdauernde Verwirrtheit und motorische Unruhe gekennzeichnete Anfallsform hat CALMEIL „étourdissement ou vertige" genannt [2]. Sie wurde später von JACKSON [10] als „Uncinatusanfall", von GIBBS, GIBBS u. LENNOX [8] als psychomotorischer, von JASPER u. KERSHMAN [14] als temporaler Anfall und von MEYER-MICKELEIT [18] als Dämmerattacke bezeichnet.

Die Nomenklatur einiger anderer Anfallsformen werden wir in den folgenden Kapiteln streifen. Hier möchten wir nur noch daran erinnern, daß die unter dem Eponym eines „Jackson-Anfalles" [11] bekannten lokalen Muskelzuckungen, die sich innert Sekunden auf weitere Körperteile gemäß einer bestimmten, ihrer Repräsentation in der Präzentralwindung entsprechenden Reihenfolge ausbreiten, bereits auch von TISSOT und danach von BRAVAIS [1] beschrieben wurden.

Die Epilepsien wurden im 2. Jahrhundert von GALEN in „idiopathische" (sive protopathische) und in „sympathetische" (sive sympathische) eingeteilt [21]. Als „idiopathische" wurden dabei jene Epilepsien bezeichnet, denen eine direkte Schädel-Hirn-Affektion zugrunde liegt. Bei den „sympathetischen" Epilepsien hingegen wäre das Gehirn grundsätzlich gesund und erst unter Einfluß pathologischer, vom Magen oder von anderen Körperteilen her zufließender Stimuli, übererregbar. Diese Einteilung überdauerte nahezu unverändert 1700 (!) Jahre.

1854 bezeichnete dann DELASIAUVE [4] jene Epilepsien, die durch eine nachweisbare Hirnaffektion bedingt sind als „symptomatisch". Epilepsieformen, denen keine organischen zerebralen Erkrankungen zugrunde liegen, wurden entweder als „idiopathisch" oder – nach TISSOT – als „essentiell" bezeichnet. PENFIELD u. JASPER [19, 20] vermuteten den Ausgangsort der Anfallsentladungen bei den „idiopathischen" Epilepsien in den mittelliniennahen Strukturen des oberen Hirnstammes. Sie führten die Bezeichnung „zentrenzephale Epilepsie" ein, die sich in den 60er Jahren unseres Jahrhunderts weitgehend durchgesetzt hat.

1970 wurde von der Internationalen Liga gegen Epilepsie eine neue Klassifikation der epileptischen Anfälle einerseits [7] und der Epilepsien andererseits [17] vorgeschlagen. Die epileptischen Anfälle wurden dabei aufgrund ihres klinischen bzw. klinisch-elektroenzephalographischen Bildes in folgende Hauptgruppen eingeteilt:

- Partielle Anfälle mit umschriebenem Ausgangspunkt und einer entweder einfachen (elementaren) oder komplexen Symptomatologie.
- Generalisierte Anfälle ohne umschriebenen Ausgangspunkt, die entweder ohne Krämpfe oder mit Krämpfen verlaufen können.
- Einseitige oder einseitig betonte Krampfanfälle.

Bei den Epilepsieformen wurden jene, die gemäß den älteren Autoren als „idiopathisch" bzw. „zentrenzephal" bezeichnet worden waren, neu als „generalisierte primäre" etikettiert und solche, die früher unter den Begriff „symptomatisch" gefallen waren je nach ihren Erscheinungsformen als „generalisierte sekundäre" oder „partielle" Epilepsien bezeichnet.

Bereits einige Jahre später hat man begonnen, diese neuen Klassifikationen erneut zu revidieren. Unter anderem soll eine Reihe von Anfällen mit „psychischen" Symptomen, wie Déjà-vu-Erlebnisse, Zwangsdenken, strukturierte Halluzinationen – die ursprünglich zu den partiellen Anfällen mit komplexer Symptomatologie gerechnet wurden – jetzt neu als partielle Anfälle mit einfacher (!) Symptomatologie bezeichnet werden, weil als einziges Kriterium für die Zuordnung entweder zu den komplexen oder zu den einfachen Anfällen die Tatsache gelten soll, ob das Bewußtsein gestört wurde oder nicht [3, 13]. Es zeichnet sich aber auch eine erfreuliche Tendenz ab, statt den vieldeutigen Begriffen der generalisierten primären und generalisierten sekundären Epilepsie die Bezeichnung „idiopathische" versus „symptomatische" Epilepsie wieder zu akzeptieren.

In dieser Situation einer nomenklatorischen Verwirrung [16] hat sich der Verfasser dieses Buches entschlossen, sowohl die zuletzt erwähnten als auch die anderen altbewährten epileptologischen Begriffe, wie „Grand mal-Anfall" und „psychomotorischer Anfall" weiterhin anzuwenden. Dies in Übereinstimmung mit den Nomenklaturvorschlägen, die im Auftrag des Council for International Organizations of Medical Sciences (CIOMS) durch eine deutschsprachige Arbeitsgruppe von Epileptologen 1982 bis 1984 bearbeitet wurden [5].

Literatur zu Kapitel I

1. Bravais LF (1827) Recherches sur les symptômes et le traitement de l'épilepsie hémiplégique. Thèse. Didot le jeune, Paris
2. Calmeil LF (1824) De l'épilepsie, étudiée sous le rapport de son siège et de son influence sur la production de l'aliénation mentale. Thèse. Didot le jeune, Paris
3. Commission on Classification and Terminology ILAE (1981) Proposal for revised clinical and electroencephalographic classification of epileptic seizures. Epilepsia 22:489–501
4. Delasiauve LJF (1854) Traité de l'épilepsie. Masson, Paris
5. Deutschsprachige Arbeitsgruppe für das Internationale Nomenklatur-Projekt der Weltgesundheitsorganisation (1985) Anfallskrankheiten. Council for International Organizations of Medical Sciences (C.I.O.M.S.), Heidelberg
6. Esquirol E (1838) Des maladies mentales, 6. Kapitel – De l'épilepsie, verfaßt im Jahre 1815, p 274–335. Baillière, Paris
7. Gastaut H (1970) Clinical and electroencephalographical classification of epileptic seizures. Epilepsia 11:102–113
8. Gibbs FA, Gibbs EL, Lennox WG (1938) The likeness of the cortical dysrhythmias of schizophrenia and psychomotor epilepsy. Am J Psychiatry 95:254–269
9. Held CF (1786) Herrn S. A. Tissot's medicinisches, praktisches Handbuch aus dessen sämtlichen Schriften herausgezogen. Abhandlung von der fallenden Sucht, p 390–391, FG Jakobäer, Leipzig
10. Jackson JH (1899) On asphyxia in slight epileptic paroxysms. – On the symptomatology of slight epileptic fits supposed to depend on discharge-lesions of the uncinate gyrus. Lancet 1/79-80
11. Jackson JH (1958) The study of convulsions. In: Taylor J (ed) Selected writings of JH Jackson, Vol 1, p 8–36. Basic Books Inc, New York
12. Janz D (1969) Die Epilepsien. Thieme, Stuttgart
13. Janz D (1979) Epidemiologie und Klassifikation von Epilepsien und epileptischen Anfällen. Akt Neurol 6:189–196
14. Jasper HH, Kershman J (1941) Electroencephalographic classification of the epilepsies. Electroenceph. clin. Neurophysiol. suppl. 2:123–131
15. Kapferer R (1933) Die Werke des Hippokrates in neuer deutscher Übersetzung. Teil V – Die heilige Krankheit, p 51. Hippokrates-Verlag, Marquard, Stuttgart
16. Karbowski K (1981) Nomenklaturwandel in der Epileptologie. Nutzen oder Schaden? Nervenarzt 52:17–18
17. Merlis JK (1970) Proposal for an international classification of the epilepsies. Epilepsia, Amst 11:114–119
18. Meyer-Mickeleit RW (1953) Die Dämmerattacken als charakteristischer Anfallstyp der temporalen Epilepsie (psychomotorische Anfälle, Äquivalente, Automatismen). Nervenarzt 24:331–346
19. Penfield W (1950) Epileptic automatism and the centrencephalic integrating system. Ass Res Nerv Ment Diss Proc 30:513–528
20. Penfield W, Jasper H (1954) Epilepsy and the functional anatomy of the human brain. Little-Brown, Boston
21. Temkin O (1979) The falling sickness. A history of epilepsy from the Greeks to the beginnings of modern neurology. 2nd Ed., 2nd Printing, p 37. John Hopkins Univ. Press, Baltimore London
22. Tissot SA (1770) Traité de l'épilepsie, faisant le tome troisième du traité des nerfs et de leurs maladies. Chapuis, Lausanne et Didot le jeune, Paris. Faksimile-Ausgabe in: Karbowski K (1984) Samuel Auguste Tissot et son „Traité de l'épilepsie de 1770". Fondation Eben-Hezer, Lausanne

II. Grundsätzliche Fragen
bei Verdacht auf epileptische Anfälle

Phänomenologisch ähnlichen paroxysmal auftretenden Krankheitssymptomen können unterschiedliche epileptische und nichtepileptische Leiden zugrunde liegen. So kann z. B. eine kurze „absencenartige" Bewußtseinseinschränkung Ausdruck einer Absencenepilepsie, einer psychomotorischen Epilepsie, anderer Epilepsieformen oder aber einer flüchtigen zerebralen Ischämie bei dem Adams-Stokes-Syndrom oder bei einer vertebrobasilären Insuffizienz sein (s. S. 46). Anfallsartige bilaterale Muskelzuckungen (Myoklonien) können im Rahmen einer „Impulsiv-Petit mal-Epilepsie", verschiedener progredienter zerebraler Erkrankungen, metabolischer oder toxischer Allgemeinaffektionen oder gar physiologisch beim Einschlafen auftreten (s. S. 82).

Von den nichtepileptischen unterscheiden sich sämtliche epileptische Anfälle physiopathologisch dadurch, daß ihnen

– eine paroxysmale Steigerung der Entladungsfrequenz einzelner zerebraler Neurone und
– eine gleichzeitige Synchronisierung der Tätigkeit großer Neuronenverbände

zugrunde liegt. Dies ist die Folge einer Minderung der Differenz des neuronalen Ruhepotentials, das unter physiologischen Verhältnissen im Zellinnern um etwa 60 mV niedriger ist als im Zelläußern. Zu einer solchen „Depolarisation" kommt es dann, wenn die Durchlässigkeit der neuronalen Membran gestört ist, die extrazelluläre Kaliumaktivität ansteigt und die Kalziumaktivität abfällt [3].

Derartige Funktionsstörungen können manchmal in akuten Stadien sowohl primär zerebraler Affektionen als auch von Allgemeinerkrankungen verschiedener Ätiologie auftreten und zu epileptischen Manifestationen führen. Wiederholen sich diese nach Rückbildung der akuten Krankheitsphase nicht, werden sie als „Gelegenheitsanfälle" betrachtet und von einer Epilepsie mit chronisch-rezidivierenden Anfällen unterschieden. Man schätzt, daß die ersteren bei etwa 5% aller Menschen im Laufe ihres Lebens auftreten, und daß an der letzteren 0,5–0,7% der Bevölkerung leidet [4].

Bei einer solchen pragmatischen Einteilung soll man aber auch die Möglichkeit fließender Übergänge nicht außer acht lassen. Eine akute Hirnaffektion bzw. Allgemeinerkrankung mit zerebralem Befall kann u. U. dauerhafte Schäden und eine Herabsetzung der zerebralen Erregbarkeitsschwelle zur Folge haben. Überdies können möglicherweise die „Gelegenheitsanfälle" selbst, den Weg für das spätere Auftreten einer chronischen Epilepsie „bahnen".

Ein Arzt, der einen an paroxysmalen, epilepsieverdächtigen Krankheitssymptomen leidenden Patienten betreut, sollte anstreben, *folgende Fragen der Reihe nach zu beantworten:*

1. Handelt es sich um epileptische Manifestationen und gegebenenfalls um welche Anfallsformen?

2. Sind die Anfälle im Rahmen einer akuten zerebralen Affektion (Hirnkontusion, zerebraler Insult, zerebrale Venenthrombose, Encephalitis), einer exogenen Intoxikation, einer metabolischen Allgemeinerkrankung, einer außergewöhnlichen Belastungssituation (Alkoholexzeß, großes Schlafmanko, Exposition auf besonders starke Lichtreize) oder „spontan" aufgetreten?

3. Trifft das letztere zu, dann wird eine Epilepsie im eigentlichen Sinne diagnostiziert und die Frage wie folgt formuliert:

– Handelt es sich um eine idiopathische (= essentielle oder genuine) Epilepsie, welcher keine faßbaren hirnorganischen Veränderungen zugrunde liegen oder

– um eine symptomatische Epilepsie infolge einer organischen Hirnaffektion?

Die Zuordnung zur Gruppe der idiopathischen, versus symptomatischen, Epilepsien erfolgt in Berücksichtigung des Alters bei Erstmanifestation des Leidens, der Anfallsform, der anamnestischen Hinweise auf durchgemachte Hirnaffektionen sowie der Resultate der neurologischen, elektroenzephalographischen und u. U. auch psychologischen und/oder computertomographischen (CT) Untersuchungen. Als Musterbeispiel einer idiopathischen Epilepsie gilt jene, die sich erstmals im Vorschul- bzw. im Schulalter manifestiert, durch Absencen, und im EEG durch generalisierte 3/s Spitzen-Wellen-Komplexe, gekennzeichnet ist und deren Träger keinen psychomotorischen Entwicklungsrückstand und auch sonst keine neurologischen Abnormitäten zeigt. Offensichtlich symptomatisch sind Epilepsien bei Säuglingen und Kleinkindern mit einem psychomotorischen Entwicklungsrückstand sowie jene, die im Erwachsenenalter erstmals auftreten und einen ausgesprochen fokalen Charakter aufweisen.

4. Bei den symptomatischen Epilepsien stellen sich noch Fragen nach Lokalisation und Genese des epileptogenen Areals.

Die Phänomenologie eines fokalen sowie die eventuellen sensorischen, sensiblen oder motorischen Initialzeichen eines generalisierten Anfalles können wichtige lokalisatorische Hinweise liefern. So z. B. weisen Geruchs- und Geschmackshalluzinationen auf einen Ausgangsort pathologischer Erregungen im limbischen System (s. S. 58), insbesondere im Uncus gyri parahippocampalis und einseitige Zuckungen der Gesichtsmuskulatur auf einen epileptogenen Fokus in den suprasylviischen Teilen der kontralateralen Präzentralwindung (s. S. 76) hin.

Die Frage nach der Genese einer symptomatischen Epilepsie ist sowohl im Hinblick auf Therapie wie auch auf Prognose von grundsätzlicher Bedeutung. Eine Residualepilepsie darf nur in Fällen mit eindeutig nachgewiesenen Hirnschäden bekannter Ätiologie diagnostiziert werden. Dabei soll man sich hüten voreilige diagnostische Schlüsse aus den anamnestischen Angaben zu ziehen. Nicht berechtigt ist z. B. die Diagnose einer posttraumatischen Epilepsie bei einer Person, die vor Jahren eine Schädelprellung oder einfache Commotio cerebri durchgemacht hat und die neu an epileptischen Anfällen leidet. In solchem Fall ist es notwendig nach anderen Ursachen der Krankheit zu suchen.

Bei Residualepilepsien kommt – mit wenigen Ausnahmen – lediglich eine medikamentöse antikonvulsive Therapie in Frage. Dies ist auch der Fall bei epileptischen Anfällen im Rahmen nichttumoröser progredienter zerebraler Erkrankungen wie z. B. eine tuberöse Hirnsklerose, eine Myoklonusepilepsie oder eine präsenile Hirnatrophie. Ihre Abgrenzung von operationsbedürftigen Leiden soll unbedingt angestrebt werden.

Bei jedem Patienten, bei dem nach dem 25. Lebensjahr epileptische Anfälle neu auftreten, die weder durch außergewöhnliche Belastungssituationen ausgelöst wurden, noch auf ein *schweres* Hirntrauma, eine Enzephalitis, einen bekannten hirnatrophischen Prozeß, einen zerebrovaskulären Insult oder gravierende metabolische Entgleisungen zurückgeführt werden können, ist die Möglichkeit eines Hirntumors in Betracht zu ziehen. Sie beträgt bei fokalen motorischen oder sensomotorischen Anfällen etwa 30%, beim Grand mal und bei den psychomotorischen Attacken je 5–10%. Bei Jugendlichen und jungen Erwachsenen können epileptische Anfälle u. U. auch Ausdruck einer zerebralen Gefäßmißbildung, insbesondere eines arteriovenösen Angioms sein, dessen Operabilität individuell abgeklärt werden soll. Im Kap. V werden wir noch auf diese Themen zurückkommen.

Die tägliche Erfahrung lehrt, daß die Einteilung der Epilepsien in idiopathische und symptomatische von großer praktischer Bedeutung ist. Dennoch muß man sich der Tatsache bewußt sein, daß sie eine Simplifizierung darstellt. Erstens gibt es Fälle, die nicht eindeutig der einen oder der anderen Gruppe zugeordnet werden können; zweitens besteht die Wahrscheinlichkeit, daß beim Entstehen jeder Epilepsieform sowohl Prädisposition als auch exogene Faktoren eine Rolle spielen. Auf die Richtigkeit dieser, bereits von TISSOT vertretenen [7], Auffassung weisen Untersuchungsresultate jener Autoren [1, 2, 5, 6] hin, die in der Verwandtschaft von Patienten mit symptomatischen Anfallsleiden einen höheren prozentualen Anteil Epilepsiekranker angetroffen haben als dies in der Durchschnittsbevölkerung der Fall ist.

Literatur zu Kapitel II

1. Caveness WF, Meirowsky AM, Berkeley LR, Mohr JP, Kistler KP, Dillon D, Weiss GH (1979) The nature of posttraumatic epilepsy. J Neurosurg 50:545–553
2. Degen R (1978) Die Ätiologie der kindlichen Epilepsien aufgrund anamnestischer Erhebungen im Vergleich mit einer Kontrollgruppe. Fortsch Neurol Psychiatr 46:43–60
3. Elger CE, Wieser HG (1984) Pathophysiologie der Epilepsie. Schweiz Med Wschr 114:1278–1288
4. Janz D (1979) Epidemiologie und Klassifikation von Epilepsien und epileptischen Anfällen. Akt neurol 6:189–196
5. Lennox WG (1951) The heredity of epilepsy, as told by relatives and twins. J Amer Med Ass 145:529–536
6. Majkowski J (1980) Posttraumatic epilepsy: risk factors, familial susceptibility, and pharmacological prophylaxis. In: Penry JK, Canger R, Angeleri F (eds) Advances in Epileptology: XIth Epilepsy Intern. Symposium, p 323–329. Raven Press, New York
7. Tissot SA (1770) Traité de l'épilepsie, faisant le tome troisième du traité des nerfs et de leurs maladies, p 26/27. Chapuis, Lausanne, et Didot, Paris. Faksimile-Ausgabe in: Karbowski K (1984) Samuel Auguste Tissot et son „Traité de l'épilepsie de 1770. Fondation Eben-Hezer, Lausanne

III. Epileptische Anfälle bei Neugeborenen und Säuglingen im 1. Trimenon

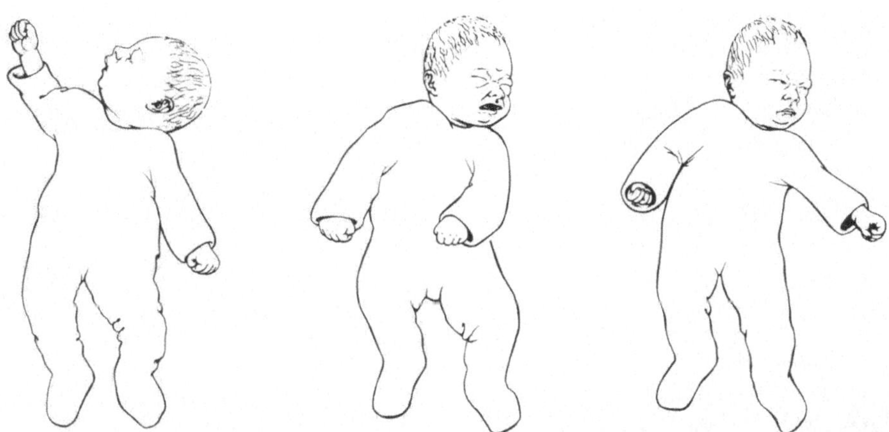

Abb. 1. Verschiedene Körperstellungen während eines epileptischen Krampfanfalles bei einem Neugeborenen. Gezeichnet nach Video-Aufnahmen. (Marc Z., Konzeptionsalter 38 Wochen)

Klinische Anfallssymptomatik

Klinische Anfallsmanifestationen sind in dieser Altersstufe besonders vielfältig. Sie variieren nicht nur bei verschiedenen Kindern, sondern können auch beim gleichen Neugeborenen von einem zum anderen Anfall oder gar im Verlauf des gleichen Anfallsgeschehens ihre Symptomatologie ändern (Abb. 1).

Meistens handelt es sich um partielle, häufiger klonische als tonische Krämpfe, die ohne eine bestimmte Reihenfolge von einer auf die andere Extremität wechseln können („crises erratiques"). Sie treten häufig auch im Gesichtsbereich auf und manifestieren sich dort z. B. in Form eines paroxysmalen Lidflatterns, eines Nystagmus, klonischer Zuckungen der Zunge, Schmatz-, Kau- oder Saugbewegungen. Gelegentlich werden lediglich isolierte Myoklonien, vasomotorische Störungen, eine Pupillenerweiterung und/oder eine Apnoe [17, 37] beobachtet. Halbseiten- und seltener auch generalisierte Krämpfe kommen ebenfalls vor. Sie weisen vor allem bei Frühgeborenen einen tonischen Charakter auf. Die Frequenz und Dauer der Anfälle ist unterschiedlich. Die letztere beträgt am häufigsten eine bis mehrere Minuten, seltener nur wenige Sekunden oder aber Stunden bis Tage [6, 11, 21].

Elektroenzephalographische Befunde

Ähnlich der klinischen Anfallssymptomatik ist auch das EEG-Anfallsmuster vielfältig und variabel [13, 20, 28]. Nebst einer Aktivität aus dem Alpha-Frequenzbereich, werden auch entweder rhythmische oder dysrhythmische langsamere Wellenzüge, polyphasische scharfe Potentiale und Spitzen bzw. Spitzen-Wellen-Komplexe registriert (Abb. 2–4). Sie sind meistens lokal begrenzt oder einseitig, können während der gleichen Untersuchung ihre Lokalisation wechseln und entweder ipsilateral oder kontralateral zu den klinischen Krampfmanifestationen auftreten. Zwischen der Phänomenologie der letzteren und der Morphologie des EEG-Anfallsmusters sind ebenfalls keine Beziehungen bekannt. Bedeutend häufiger als dies bei Kranken höherer Altersstufen der Fall ist, werden bei Neugebo-

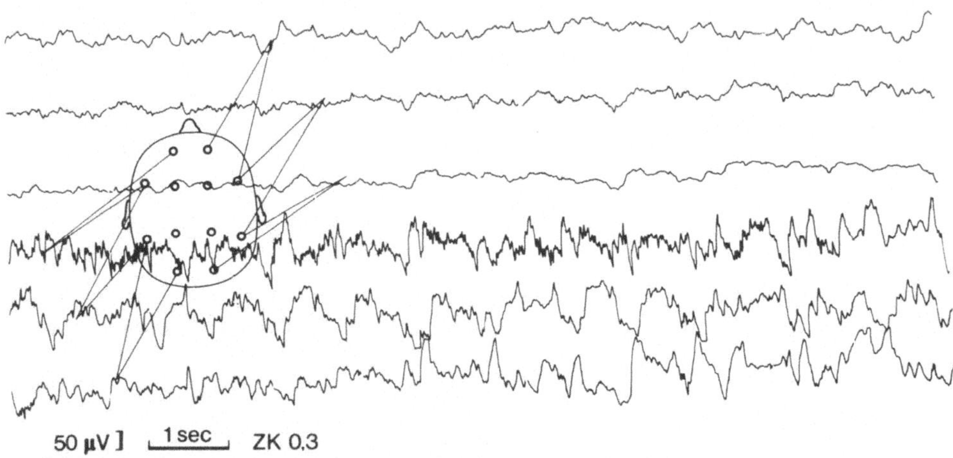

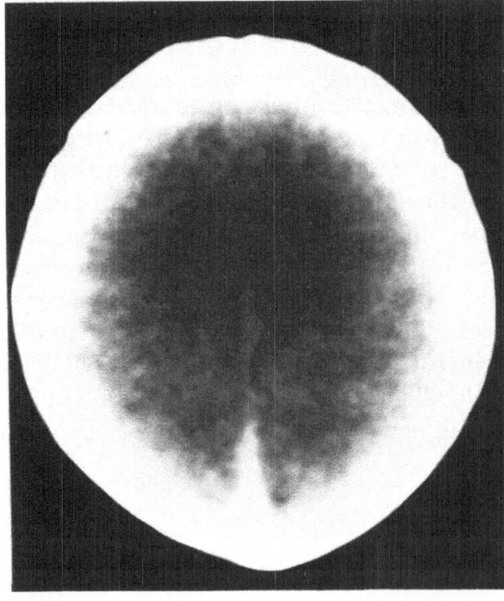

▲
Abb. 2. Dysrhythmische, spannungsreiche EEG-Anfallsaktivität im Bereich der linken Hemisphäre, registriert während der in Bildmitte der Abb. 1 aufgezeichneten Körperstellung des gleichen Kindes. (EEG Nr. L 60.21)

◄ **Abb. 3.** CT-Hirnbild des gleichen Kindes wie in Abb. 1 und 2 mit Hyperdensität und Verbreiterung der kaudalen Abschnitte des Interhemisphärenspaltes infolge einer dort lokalisierten Blutung. (CT ohne Kontrastmittel, Nr. 3851/83)

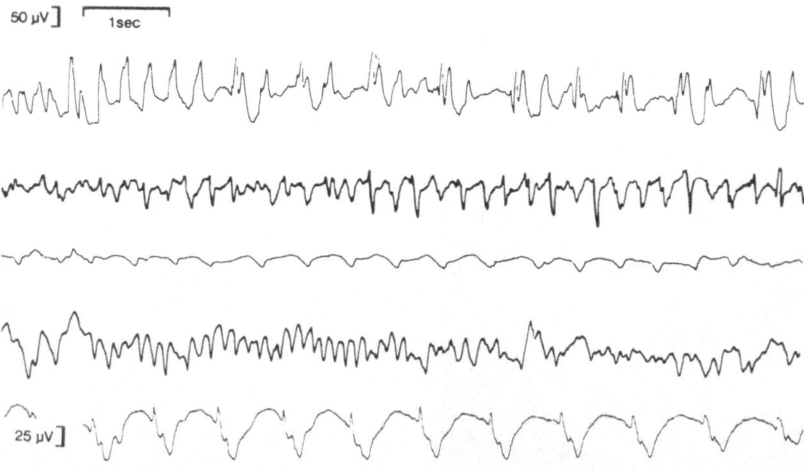

Abb. 4. Unterschiedliche EEG-Muster in der Phase der Kulmination epileptischer Entladungen bei fünf Neugeborenen. Bei der zuunterst dargestellten Registrierung wurde die Verstärkung auf das Zweifache erhöht

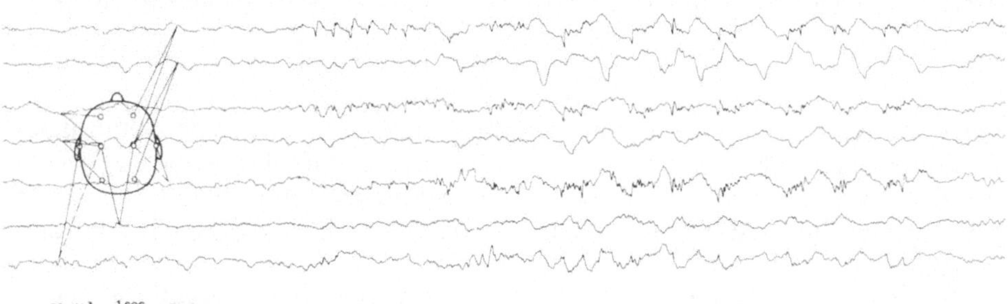

Abb. 5. Im Bereich der rechten Hemisphäre betontes EEG-Anfallsmuster bei einem Frühgeborenen im Konzeptionsalter von 32 Wochen. Klinisch Myoklonien an Armen und Beinen. (EEG Nr. K 33.04)

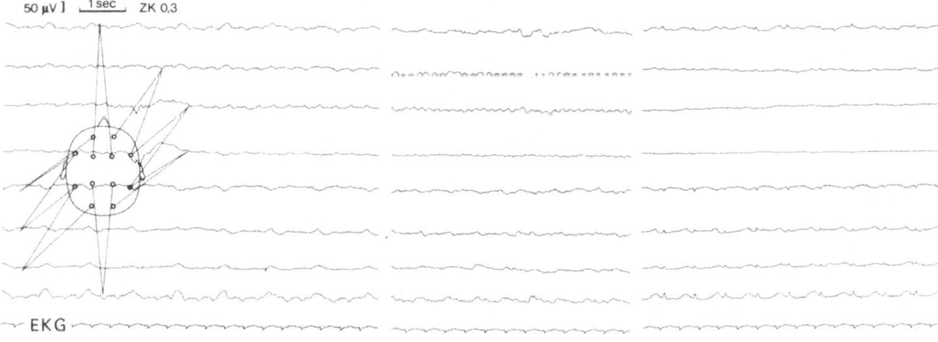

Abb. 6. Subklinische, spannungsarme EEG-Anfallsentladungen variabler Lokalisation und Morphologie bei einem Frühgeborenen im Konzeptionsalter von 35 Wochen mit zerebraler Massenblutung. (EEG Nr. K 76.40)

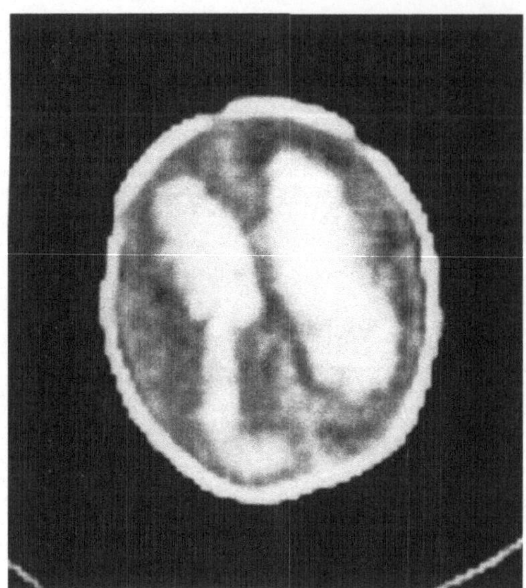

Abb. 7. CT-Hirnbild des gleichen Kindes wie in Abb. 6 (CT ohne Kontrastmittel Nr. 1533/82)

renen während hirnelektrischer Krisen überhaupt keine klinischen Anfallsmanifestationen beobachtet. Die Häufigkeit subklinischer Anfälle und die Variabilität des EEG-Anfallsmusters scheinen bei Frühgeborenen unter der 37. Woche des Konzeptionsalters (Abb. 5–7) noch ausgeprägter als bei termingerecht geborenen zu sein.

Eindeutig pathologische EEG-Befunde im anfallsfreien Intervall werden vor allem bei Kindern mit grob organischen Hirnaffektionen registriert. Dabei handelt es sich um diffuse oder einseitige Kurvendepressionen, fokale langsame Abläufe, plurifokale Spitzenpotentiale oder aber um ein Alternieren spannungsarmer Perioden mit paroxysmalen, meistens asynchron über beiden Hemisphären auftretenden, langsamen und steilen Wellengruppen („tracé paroxystique", „suppression burst activity"). Ähnliche Graphoelemente, die periodisch in Abständen von 1–5 Sekunden fokal (vor allem temporal) oder plurifokal auftreten, erwecken den Verdacht auf eine Herpes-simplex-Enzephalitis [12, 24, 31].

Ätiologische Differentialdiagnose

Folgende ätiologische Faktoren müssen bei Krämpfen im Neugeborenen- bzw. frühen Säuglingsalter differentialdiagnostisch in Betracht gezogen werden:

1. Raumfordernde intrakranielle Prozesse entweder als Folge perinataler Traumen mit intra- und/oder extrazerebralen Haematomen oder (bedeutend seltener) bei zerebralen Mißbildungen bzw. Tumoren.
2. Perinatale ischämische bzw. asphyktische zerebrale Hypoxie [18].
3. Andersartige zerebrovaskuläre Leiden wie: neonatale hypertensive Enzephalopathie [23], Infarzierung embolischer Genese [4] oder Spontanblutung, und

dies vor allem bei Kindern von Müttern, die in der Schwangerschaft Antiepileptika eingenommen haben [5, 29].

4. Toxisch-infektiöse Hirn- bzw. Hirnhautaffektionen oder exogene Intoxikationen, wie z. B. eine Bleivergiftung [32].

5. Stoffwechsel- und Elektrolytenstörungen wie: Hypokalzämie, Hypoglykämie, Hyponaträmie, Pyridoxinabhängigkeit (ausnahmsweise Pyridoxinmangel) u. a. [2, 19].

6. Durch einen plötzlichen Entzug von antiepileptisch wirkenden Medikamenten bedingte Erhöhung der zerebralen Anfallsbereitschaft. Dies bei Kindern jener Mütter, die gegen Ende der Schwangerschaft Antiepileptika, vor allem Benzodiazepine oder Barbiturate eingenommen haben [9]. Weniger gefährdet sind dabei die mit der Muttermilch ernährten Neugeborenen, denen auf diesem Wege weiterhin kleine Medikamentendosen zukommen [30].

7. Benigne „idiopathische" Krämpfe unbekannter Ätiologie, die um den 5. Tag nach der Geburt wiederholt auftreten [18, 25, 27], sich aber danach nicht mehr manifestieren („convulsions du 5ème jour").

8. Familiäre, benigne, dominant vererbte Krämpfe, die mehrmals, meist am 2. oder 3. Lebenstag, auftreten und sich gelegentlich auch in späteren Lebensphasen wiederholen können [10, 34].

9. Benigne neonatale Myoklonien im Schlaf [7].

Ein weiteres Syndrom, das sich in den ersten drei Lebenswochen manifestiert, ist die „*myoklonische Frühenzephalopathie*". Bereits in der ersten Krankheitsphase werden hier Zuckungen einzelner Muskeln bzw. Muskelgruppen und später auch generalisierte Myoklonien, tonische Krämpfe sowie partielle „erratische" epileptische Anfälle beobachtet. Das EEG zeigt vorerst ein Alternieren spannungsarmer Perioden und paroxysmaler Abläufe und später eine diffuse spannungsreiche Dysrhythmie, die sog. Hypsarrhythmie. Die Prognose ist infaust. Das Leiden führt zu einem vollständigen Stillstand der psychomotorischen Entwicklung und häufig zum Tod innerhalb des 1. Lebensjahres. Da dieses Syndrom familiär gehäuft auftritt, wird vermutet, daß ihm – bisher nicht eruierbare – kongenitale Stoffwechselstörungen zugrunde liegen könnten [8].

Abklärungsgang

Beim Fehlen offensichtlicher Hinweise auf ein perinatales Hirntrauma bzw. eine zerebrale Hypoxie wird in erster Linie die Möglichkeit einer metabolischen Ursache der Krämpfe in Betracht gezogen. In manchen Fällen gelingt es bereits nach Bestimmung der Blutserumwerte von Kalzium und Glukose die Diagnose zu stellen. Bei anderen Patienten wird nach einer Hypomagnesämie, Dyselektrolytämie, Pyridoxinabhängigkeit, Störungen des Aminosäure-Stoffwechsels, Harnstoffzyklusstörungen und Hyperammoniämie gesucht. Bleibt die Ursache der Krämpfe unklar, dann wird – auch bei fehlenden Zeichen einer infektiösen Erkrankung – eine Lumbalpunktion und Untersuchung des Liquor cerebrospinalis durchgeführt [33].

Eine EEG-Untersuchung ist insofern empfehlenswert als sie:

– bei rudimentären klinischen Anfallsmanifestationen ihre epileptische Genese sichert,

– wichtige Hinweise für das Vorliegen einer grob organischen Hirnaffektion liefern kann,
– bei Verlaufskontrollen die Überprüfung der Wirksamkeit der Therapie sowie die Prognose erleichtert.

Von anderen Hilfsuntersuchungen ist die Diaphanoskopie, die Echoenzephalographie und vor allem die computertomographische (CT) Hirnuntersuchung [35] zu erwähnen. Die letztere wird in all jenen Fällen durchgeführt, in denen aufgrund der Geburtsanamnese, der klinischen Zeichen und/oder der Resultate anderer Untersuchungen ein Verdacht auf einen raumfordernden intrakraniellen Prozeß besteht.

Therapie

Bei Kindern mit Krämpfen bekannter Ursache, wie z. B. eine Hypoglykämie, eine Hypokalzämie, eine Meningoenzephalitis oder ein intrakranieller Erguß steht eine ursächliche Therapie im Vordergrund. Bei Neugeborenen, bei denen die Genese der Krämpfe (noch) unbekannt ist, kann probatorisch 50–100 mg Pyridoxin (Benadon) i. v. appliziert werden. Bleibt der Erfolg aus, so gelingt es manchmal nach einer i. v.-Injektion von 1–2 mg Diazepam (Valium) die Krämpfe rasch zu unterdrücken. Ansonsten wird Phenobarbital (Luminal) i. v. angewendet, vorerst in einer Dosis von 15 mg/kg Körpergewicht, gefolgt – je nach Notwendigkeit – von i. v.-Injektionen von 5 mg/kg Körpergewicht [14, 26]. Wenn es nach einer Gesamtdosis von 35 mg/kg Körpergewicht nicht gelingt, die Krämpfe zu beherrschen, dann kann zusätzlich Phenytoin (Phenhydan, Epanutin) i. v. verabreicht werden. Dabei werden am ersten Behandlungstag 30–35 mg/kg Körpergewicht, verteilt in 3 Tagesdosen und am zweiten Tag 20–25 mg/kg Körpergewicht angewendet [1]. Die Applikationsgeschwindigkeit bei i. v.-Phenytoininjektionen sollte bei Neugeborenen 2 mg/kg Körpergewicht/Minute nicht überschreiten. Es besteht schließlich auch die Möglichkeit einer Therapie mittels Diazepam- (Valium) Dauertropfinfusion in einer Dosierung von 0,3 mg/kg Körpergewicht/Stunde [15].

Nach Sistierung der Krämpfe wird Phenobarbital oral verabreicht, in einer Dosierung von 10–15 mg/kg Körpergewicht/Tag, verteilt in zwei bis drei Tagesgaben. Die Dauer dieser Therapie richtet sich nach dem Grundleiden und dem klinisch-elektroenzephalographischen Verlauf. Es gibt Fälle, bei denen in Anbetracht der Anfallsfreiheit, des normalen Neurostatus und des unauffälligen EEG die Antiepileptika bereits nach wenigen Wochen abgesetzt werden können [16]. Bei anderen Kindern wird ein solcher Entscheid nach ca. 3 Monaten gefaßt. Nicht selten ergibt sich aber die Notwendigkeit, die Therapie auf Jahre auszudehnen.

Prognose

Etwa die Hälfte all jener Kinder, die in der Neugeborenenperiode an Krämpfen gelitten haben, weist eine normale oder nahezu normale Entwicklung und Anfallsfreiheit auf. Bei einem Viertel bestehen mittelschwere bis schwere Störungen und bei einem weiteren Viertel der Kinder kommt es zum Tode in den ersten Lebensjahren [3]. Im Einzelfall hängt die Prognose vom Grundleiden sowie von einer Reihe anderer Faktoren ab. Als prognostisch ungünstig gilt das Auftreten von Krämpfen in der Frühgeborenenperiode sowie bei untergewichtigen termingerecht geborenen Kindern, bei Apgarwerten von 6 und weniger, bei einer perinatalen Asphyxie von 5 oder mehr Minuten sowie bei tonischen Krämpfen, insbesondere wenn sie statusartig während einer halben Stunde und länger aufgetreten sind.

Wertvolle prognostische Hinweise liefern die Resultate einer EEG-Untersuchung [36]. Ist das EEG im anfallsfreien Intervall normal, dann beträgt die Wahrscheinlichkeit einer normalen oder relativ normalen weiteren Entwicklung und Anfallsfreiheit 75%. Bei Kindern mit multifokalen Störungen, einer diffusen Reduktion der hirnelektrischen Aktivität bzw. einer "suppression burst activity" beträgt eine solche Wahrscheinlichkeit lediglich 10% [21]. Als ein signum mali ominis wird schließlich ein Verlust der Einzelkomponenten der akustisch evozierten Hirnstammpotentiale sowie der somatosensorisch evozierten Potentiale betrachtet [22].

Literatur zu Kapitel III

1. Albani M (1977) An effective dose schedule for Phenytoin treatment of status epilepticus in infancy and childhood. Neuropädiatrie 8:286–292
2. Bankier A, Turner M, Hopkins IJ (1983) Pyridoxine dependent seizures: A wider clinical spectrum. Arch Dis Child 58:415–418
3. Bergman I, Painter MJ, Hirsch RP, Crumrine PK, David R (1983) Outcome in neonates with convulsions treated in an intensive care unit. Ann Neurol 14:642–647
4. Billard C, Dulac O, Diebler C (1982) Ramollissement cérébral ischémique du nouveau-né. Une étiologie possible des états de mal convulsifs neonatales. Arch franc pédiatr 39:677–683
5. Bleyer WA, Skinner AI (1976) Fatal neonatal hemorrhage after maternal anticonvulsant therapy. J Amer Med Ass 235:626–627
6. Bour F, Plouin P, Jalin C, Frenkel AL, Dulac O, Bonifas P (1983) Les états de mal unilateraux aux cours de la période néonatale. Rev E.E.G. Neurophysiol 13:162–167
7. Coulter DL, Allen RJ (1982) Benign neonatal sleep myoclonus. Arch Neurol (Chicago) 39:191–192
8. Dalla Bernardina B, Dulac O, Fejerman N, Dravet C, Capovilla G, Bondavalli S, Colamaria V, Roger J (1983) Early myoclonic epileptic encephalopathy. Eur J Pediatr 140:248–252
9. Dam M, Dam AM (1984) Epilepsie et grossesse. Epilepsie-Informationsblatt der Schweizerischen Liga gegen Epilepsie 4:2–11
10. Dobrescu O, Labrisseau A (1982) Benign familial neonatal convulsions. Can J Neurol Sci 9:345–347
11. Dreyfus-Brisac C, Peschanski N, Radvanyi MF, Cukier-Hemeury F, Monod N (1981) Convulsions du nouveau-né. Aspects clinique, électrographique, étiopathogenique et prognostique. Rev E.E.G. Neurophysiol 11:367–378
12. Estivill E, Monod N, Amiel-Tison C (1977) Etude électro-encéphalographique d'un cas d'encéphalite hérpetique néo-natale. Rev E.E.G. Neurophysiol 7:380–385
13. Estivill E, Sanmarti F, Fernandez-Alvarez E (1983) Morphologie électroencéphalographique des crises du nouveau-né à terme. Rev E.E.G. Neurophysiol 13:145–152
14. Gal P, Toback J, Boer HR, Erkan NV, Wells TJ (1982) Efficacy of phenobarbital monotherapy in treatment of neonatal seizures – relationship to blood levels. Neurology 32:1401–1404
15. Gamstorp I, Sedin G (1982) Neonatal convulsions treated with continuous intravenous infusion of diazepam. Upsala J Med Sci 87:143–149

16. Gillam GL (1982) Convulsions following birth asphyxia/birth trauma – are long-term anticonvulsants necessary? Aust Paediatr J 18:90–91
17. Giroud M, Gouyon JB, Sandre D, Nivelon JL, Alison M (1983) Les apnées épileptiques en période néonatale. Arch Fr Pédiatr 40:719–722
18. Goldberg HJ (1983) Neonatal convulsions – a 10 year review. Arch Dis Child 58:976–978
19. Hunt AD Jr, Stokes J, Mc Crory WW, Stroud HH (1954) Pyridoxine dependency: Report of a case of intractable convulsions in an infant controlled by pyridoxine. Pédiatrics 13:140–145
20. Karbowski K (1975) Das Elektroenzephalogramm im epileptischen Anfall. Huber, Bern-Stuttgart-Wien
21. Lombroso CT (1974) Seizures in the newborn period. In: Vinken PJ, Bruyn GW. Handbook of clinical Neurology, Vol 15:189–218. North-Holland, Amsterdam/American Elsevier, New York
22. Lütschg J (1985) Evozierte Potentiale bei komatösen Kindern. Fischer, Stuttgart
23. Mace S, Hirschfeld S (1983) Hypertensive encephalopathy. A cause of neonatal seizures. Am J Dis Child 137:32–33
24. Mizrahi EM, Tharp BR (1982) A characteristic EEG pattern in neonatal herpes simplex encephalitis. Neurology 32:1215–1220
25. Navelet Y, D'Allest M, Dehan M, Lelong-Tissier MC (1977) Convulsions du 5e jour de vie. Entité électro-clinique. Rev E.E.G. Neurophysiol 3:366–370
26. Painter MJ, Pippenger C, Wasterlain C, Barmada M, Pitlick W, Carter G, Abern S (1981) Phenobarbital and phenytoin in neonatal seizures. Metabolism and tissue distribution. Neurology 31:1107–1112
27. Pryor DS, Macourt DC, Don N (1981) Fifth day fits: A syndrome of neonatal convulsion. Arch Dis Child 56:753–758
28. Radvanyi-Bouvet MF, Cukier-Hemeury F, Morel-Kahn F (1981) Décharges critiques chez les prématurés et les nouveau-nés à terme. Rev E.E.G. Neurophysiol 11:404–411
29. Rating D, Nau H, Kuhnz W, Jäger-Roman E, Helge H (1983) Antiepileptika in der Neugeborenenperiode. Klinische und pharmakologische Daten. Monatsschr Kinderheilkd 131:6–12
30. Reith H, Schäfer H (1979) Antiepileptika während Schwangerschaft und Stillzeit. Dtsch med Wschr 104:818–823
31. Sainio K, Granstrom ML, Pettay O, Donner M (1983) EEG in neonatal herpes simplex encephalitis. Electroenceph clin Neurophysiol 56:556–561
32. Sensirivatana R, Supachadhiwong O, Phancharoen S, Mitrakul C (1983) Neonatal lead poisoning. An unusual clinical manifestation. Clin Pediatr (Hagerstown) 22:582–584. Cit. nach Epilepsy Abstracts (Excerpta Medica Sect. 50) Vol. 17, Abstr. Nr. 396, 1984
33. Sidiropoulos D, Straume BH (1983) Perinatale Pädiatrie (2. Aufl). Abt. f. Perinatologie, Univ.-Frauenklinik Bern
34. Takebe Y, Chiba C, Kimura S (1983) Benign familial neonatal convulsions. Brain Develop. 5:319–322
35. Watanabe K, Miyazaki S, Hara K, Kuroyanagi M, Yamamoto T, Ito M, Nakamura S, Yamada H (1979) Neonatal EEG and computerized tomography. Neuropädiatrie 10:348–360
36. Watanabe K, Kuroyanagi M, Hara K, Miyazaki S (1982) Neonatal seizures and subsequent epilepsy. Brain Develop. 4:341–346
37. Watanabe K, Hara K, Miyazaki S, Hakamada S, Kuroyanagi M (1983) Apneic seizures in the newborn. Am J Dis Child 136:980–984

IV. Anfallsformen bei Säuglingen ab 2. Trimenon und bei Kleinkindern

1 Blitz-Nick-Salaam (BNS)-Krämpfe (West-Syndrom)

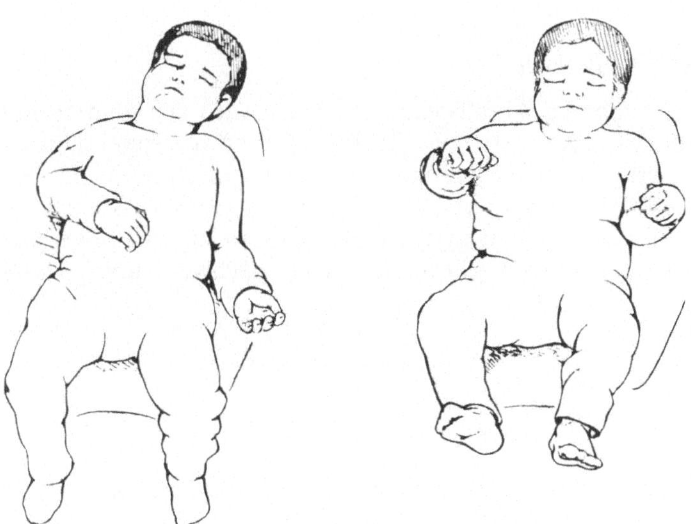

Abb. 8. Körperstellung eines Kindes in Ruhe und während eines Salaam-Krampfes, gezeichnet nach Video-Aufnahmen. (Thana A., $1^{10}/_{12}$ jährig)

Klinische Symptomatik

Im Vordergrund stehen wenige Sekunden dauernde Muskelspasmen, die sowohl den Nacken, Hals und Rumpf, als auch die Extremitäten umfassen und sich bedeutend häufiger im Bereich der Flexoren als der Extensoren manifestieren. Daraus resultieren in erster Linie anfallsartige Beugebewegungen, die – falls sie auf den Kopf beschränkt sind – als „Nick-Krämpfe" und bei Körper- und Extremitätenbeteiligung (Abb. 8), wegen einer Ähnlichkeit mit dem Salaam-Gruß der Orientalen, als „Salaam-Krämpfe" bezeichnet werden. Unter dem Begriff von „Blitz-Krämpfen" versteht man abrupte myoklonische Zuckungen von sehr kurzer Dauer, ohne faßbare tonische Komponenten. Sie werden gelegentlich als ein harmloses schreckhaftes Zusammenzucken fehlinterpretiert.

Die Erstmanifestation erfolgt in der Regel im 2.–3. Trimenon, vor allem aber im 5. und 6. Lebensmonat, häufiger bei Knaben als bei Mädchen, meistens bei jenen, die bereits früher eine verzögerte psychomotorische Entwicklung und/oder Abnormitäten des Neurostatus aufwiesen. Etwa die Hälfte der Kinder leidet vor

dem Auftreten der BNS-Krämpfe an andersartigen epileptischen Anfallsmanifestationen [76, 92].

Die Anfallsfrequenz ist gewöhnlich hoch, aber unregelmäßig. Ein serienmäßi-
ges Auftreten in Sekunden bis wenige Minuten dauernden Intervallen wird häufig
– insbesondere kurz nach dem Aufwachen – beobachtet. Nicht selten kommt es
beim gleichen Kind zum Alternieren typischer BNS-Krämpfe mit tonischen oder
tonisch-klonischen Krampfanfällen oder mit absencenartigen, durch einen star-
ren Blick und/oder ein Verdrehen der Augenbulbi nach oben gekennzeichneten
Störungen. Bei etwa 15% der Patienten wird während oder unmittelbar nach einem BNS-Krampf ein Lachen bzw. Lächeln (sog. „Lachanfälle", s. auch S. 129)
beobachtet [76, 77].

Elektroenzephalographische Befunde

Außerhalb der klinisch faßbaren Anfallsmanifestationen wird bei Kindern mit
BNS-Krämpfen charakteristischerweise ein diffuses Gemisch von spannungsreichen, unregelmäßigen, langsamen Wellen und polymorphen Spitzenpotentialen,
die sog. „Hypsarrhythmie" [41] registriert (Abb. 9). Sie ist als Ausdruck einer besonderen Form eines hirnelektrischen Status epilepticus zu interpretieren und
möglicherweise von einem – in dieser Altersstufe schwer nachweisbaren – Däm-

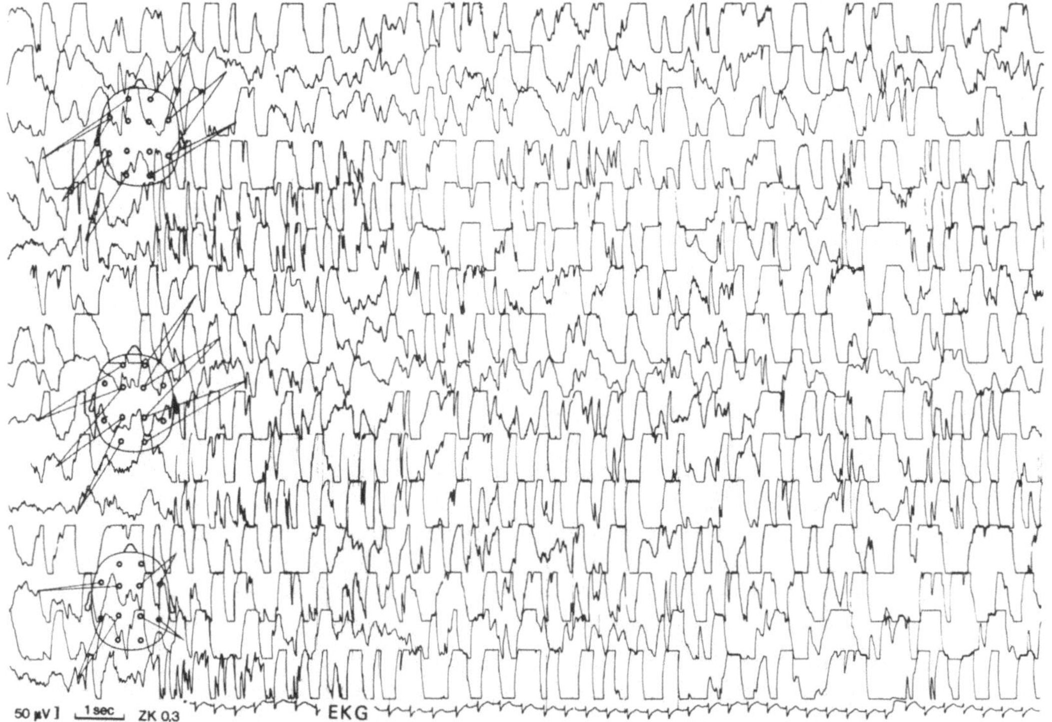

Abb. 9. Typisches EEG-Muster einer Hypsarrhythmie bei einem an BNS-Krämpfen leidenden 9
Monate alten Säugling im Wachzustand. (EEG Nr. L 50.87)

merzustand [58] begleitet. Im Schlaf wird die Hypsarrhythmie zunehmend diskontinuierlich. Gruppen langsamer Wellen und Spitzenpotentiale treten schließlich nur noch intermittierend auf [27]. Sie alternieren dann mit spannungsärmeren Kurvenabschnitten und können sich in der REM-Schlafphase völlig zurückbilden. Gelegentlich manifestieren sich dann fokale bzw. plurifokale Veränderungen, die vorher durch die Hypsarrhythmie überlagert und maskiert waren [47]. Langzeitbeobachtungen weisen darauf hin, daß auch außerhalb der Schlafphasen die Hypsarrhythmie ein hochgradig variables und dynamisches EEG-Muster darstellt, und daß asymmetrische bzw. mit fokalen Entladungen kombinierte Hypsarrhythmien keine Seltenheit sind [18, 47, 53]. Nach Vollendung des 2. Lebensjahres wird eine typische Hypsarrhythmie nur noch selten beobachtet. Sie wandelt sich dann häufig in das sog. „Spike-Wave-Variant"-Muster um (s. S. 25). Allerdings sind uns einige Kinder bekannt, die auch im Schulalter ein hypsarrhythmisches EEG zeigten. Das älteste von ihnen war 11 Jahre alt [54].

Während der „Blitzkrämpfe" können im EEG lediglich kleine Gruppen paroxysmaler Spitzenpotentiale beobachtet werden. Die Flexoren- und ev. auch die Extensorenspasmen sind von einer abrupten Abflachung der EEG-Kurve begleitet, die dann eine rasche, meist niedrig- bis mittelhochgespannte steile Aktivität zeigt [53]. Beim Auftreten generalisierter Krampfanfälle weist das EEG Veränderungen auf (Abb. 10), die sich von jenen bei Grand mal-Anfällen älterer Kinder bzw. Erwachsener (s. S. 98) nicht unterscheiden.

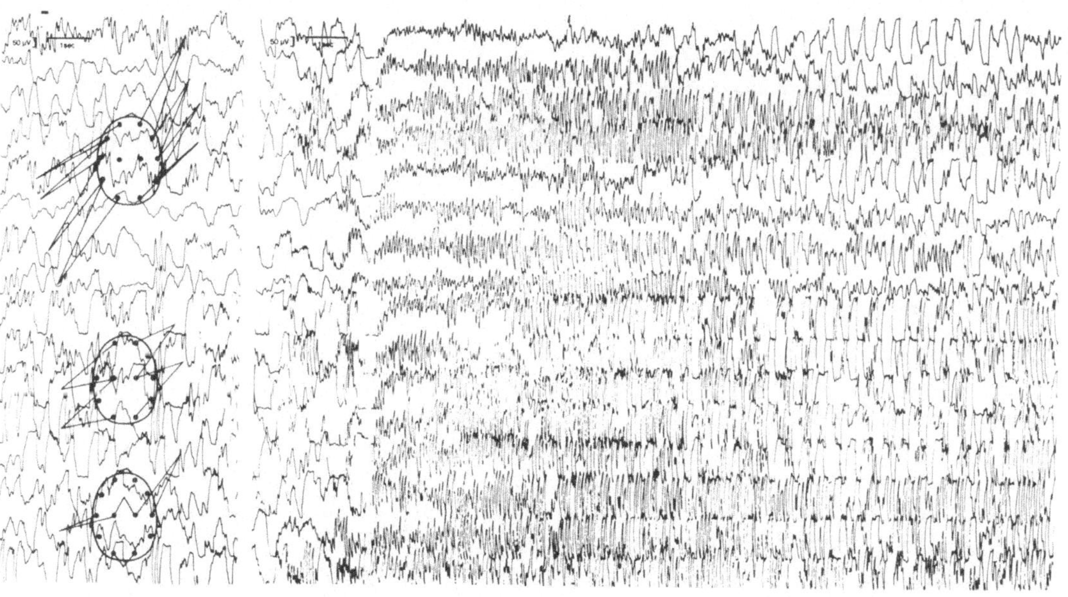

Abb. 10. EEG eines alternierend an BNS-Krämpfen und generalisierten Krampfanfällen leidenden Säuglings im 8. Lebensmonat. Die Hypsarrhythmie (linker Bildteil) im anfallsfreien Intervall wird während eines generalisierten, hauptsächlich tonischen Krampfanfalles von einer diffusen Spitzenaktivität ersetzt. (EEG Nr. B 46.30)

Terminologische und ätiopathogenetische Daten

Für die Blitz-Nick-Salaam-Krämpfe [118] werden synonym die Bezeichnungen Infantile spasms [41], Spasmes en flexion [33], Propulsiv-Petit mal [52] und West-Syndrom [92] verwendet. Das zuletzt erwähnte Eponym ist insofern berechtigt, als es W. J. WEST, ein englischer Arzt aus Tunbridge, war, der in einem vom 26. Januar 1841 datierten, "To the Editor of the Lancet" gerichteten, Brief die Symptomatologie dieses Syndroms – aufgrund einer Beobachtung seines eigenen Sohnes – erstmals beschrieben hatte [117]. WEST zitiert in diesem Brief einen zeitgenössischen Londoner Arzt, SIR CHARLES CLARKE, der derartige Anfälle als „salaam convulsion" bezeichnete.

Die bereits erwähnten Resultate klinischer und elektroenzephalographischer Untersuchungen weisen darauf hin, daß dem Syndrom der BNS-Krämpfe meistens eine organische, diffuse oder plurifokale, Hirnaffektion zugrunde liegt. Diese symptomatische Epilepsieform wird von der Internationalen Liga gegen Epilepsie der Gruppe „generalisierter sekundärer" Epilepsien zugeordnet [79]. Ihre Ätiologie ist uneinheitlich. Gehirnmißbildungen genetischer, entzündlicher oder vaskulärer Ursache und perinatale Traumen resp. Asphyxien gehören zu den häufigsten bekannten Faktoren [76]. An 3. Stelle steht die tuberöse Hirnsklerose (M. Bourneville). Die Diagnose der letzteren [1] wird aufgrund fleckförmiger Depigmentierungen der Haut, den sog. white spots, gestellt und durch einen Nachweis subependymaler Verkalkungen im Hirn-CT bestätigt. Ein familiäres Vorkommen von BNS-Krämpfen im Rahmen eines endogen-degenerativen Leidens im Sinne der Leukodystrophie wurde beschrieben [10], dürfte aber eine Seltenheit bilden. Das gleiche betrifft chromosomale Abnormitäten, wie die Trisomie 21 [92] und metabolische Erkrankungen (s. S. 19).

Bei etwa $^1/_3$ der Kinder mit BNS-Krämpfen läßt sich die Krankheitsursache nicht eruieren. Ein Teil von ihnen – laut MATSUMOTO et al. [76] 9% aller an BNS-Krämpfen leidenden Säuglingen – weist bei Beginn der Erkrankung weder einen psychomotorischen Entwicklungsrückstand, noch neurologische resp. neuroradiologische Abnormitäten, hingegen auffallend häufig (40% der Fälle) eine positive familiäre Epilepsieanamnese auf. Es ist naheliegend, diese Gruppe als „idiopathisch" zu bezeichnen.

Abklärungsgang und Differentialdiagnose

Bei jedem Säugling mit Myoklonien, auffallender „Schreckhaftigkeit" und/oder abrupten unmotivierten Beuge- bzw. Streckbewegungen sollte eine EEG-Untersuchung veranlaßt werden. Dabei ist zu berücksichtigen, daß sich eine typische Hypsarrhythmie kaum vor dem 3./4. Lebensmonat manifestiert, und daß sie auch bei älteren Kindern mit BNS-Krämpfen manchmal erst bei wiederholten Untersuchungen nachgewiesen werden kann. Bei Kindern, bei denen das Wach- und Schlaf-EEG entweder normal ist oder andere Veränderungen als die Hypsarrhythmie aufweist, muß das Vorliegen anderer myoklonischer Syndrome des Säuglingsalter (s. S. 19) in Betracht gezogen werden.

Bei einem klinischen Verdacht auf tuberöse Hirnsklerose liefert – wie bereits erwähnt – die CT-Hirnuntersuchung wichtige diagnostische Hinweise. Bei jenen Kindern, die nebst den BNS-Krämpfen und Hypsarrhythmie auch ein Iris-Kolobom aufweisen, kann durch den CT-Nachweis eines angeborenen Balkenmangels das *Aicardi-Syndrom* [3] diagnostiziert werden. Auch in anderen Fällen kann das CT zerebrale Mißbildungen bzw. andere grob organische Affektionen zeigen, was sowohl die Prognose als auch die genetische Beratung der Eltern erleichtert.

CT-Befunde, die auf eine Hirnatrophie hinweisen, haben einen sicheren diagnostischen Wert nur bei Kindern, die noch nicht mit ACTH bzw. Kortikosteroiden behandelt wurden. Diese Medikamente können nämlich zu einer Volumenabnahme des Gehirns führen [17, 61], was im CT-Bild eine kortikale und subkortikale Hirnatrophie vortäuscht. Diese – bereits während der initialen Behandlungsphase sich manifestierende – Volumenabnahme scheint desto stärker ausgeprägt zu sein je höher die Gesamtdosis von ACTH ist. Sie bildet sich nach Beendigung der Therapie in der Mehrzahl der Fälle zurück. In dem, zahlenmäßig kleinen, Patientenkollektiv von ITO et al. [51] wurden allerdings bei 25% der Kinder irreversible CT-Veränderungen beobachtet.

Schwere metabolische Erkrankungen (Phenylketonurie, nichtketotische Hyperglycinämie u. a.) liegen sehr selten dem Syndrom der BNS-Krämpfe zugrunde [13, 75]. Eine eingehende metabolische Abklärung ist also nur in ätiologisch unklaren Fällen angezeigt, und dies besonders bei einer Konsanguinität der Eltern und/oder beim Vorliegen einer zerebralen Symptomatik unbekannter Genese auch bei Geschwistern des Patienten [112].

Bei der *Differentialdiagnose* des Syndroms der BNS-Krämpfe müssen folgende andere epileptische und nichtepileptische myoklonische Syndrome des Säuglingsalters in Betracht gezogen werden:

1. Die „*benigne myoklonische Epilepsie des Säuglings*" [26] mit Beginn im Alter von 6 Monaten bis 2 Jahren und generalisierten Myoklonien, die jenen bei BNS-Krämpfen sehr ähnlich sind. Im EEG werden hier keine hypsarrhythmischen Bilder, sondern Paroxysmen von Spitzen-Wellen bzw. multiplen Spitzen-Wellen-Komplexen registriert. Die psychomotorische Entwicklung ist normal, die Ansprechbarkeit auf eine antikonvulsive Therapie, vor allem auf der Basis von Valproat (s. S. 27), gut. Dies alles legt die Vermutung einer Frühform der idiopathischen („generalisierten primären") Epilepsie nahe.
2. Der *benigne, nichtepileptische Myoklonus des Säuglings* [72], der sich im gleichen Alter wie die BNS-Krämpfe manifestiert und eine gleiche klinische Anfallsymptomatik wie die letzteren aufweist, jedoch weder im anfallsfreien Intervall, noch während der Anfälle EEG-Veränderungen zeigt. Der Neurostatus und die psychomotorische Entwicklung sind normal. Die myoklonischen Anfälle verschwinden – auch ohne Therapie – im Alter von 2 Jahren.
3. Die bereits im Kapitel III, S. 11 erwähnte, in den ersten drei Lebenswochen sich erstmals manifestierende „*myoklonische Frühenzephalopathie*" und ihre Teilform, welche durch tonische Muskelspasmen und ein „tracé paroxystique" im EEG (s. S. 10) gekennzeichnet ist [84, 85].
4. Andere *progressive Enzephalopathien mit Myoklonien beim Säugling*, die durch eine Regression der anfänglich normalen psychomotorischen Entwicklung, Auftreten verschiedener neurologischer Störungen und häufig auch durch epileptische Anfälle charakterisiert sind. Ein derartiges Syndrom kann gelegentlich im Rahmen von Speicherkrankheiten, wie die GM_1 (Tay-Sachs)

bzw. GM$_2$ (Sandhoff), Gangliosidosen oder der infantilen Form (Santavuori-Hagberg) der neuronalen Ceroid-Lipofuszinose beobachtet werden [2, 11]. Bei der letzteren weist das EEG eine progrediente – innert weniger Jahren zu einer „Null-Linien-Kurve" führende – Spannungsminderung der hirnelektrischen Aktivität auf [89]. Ein ähnliches klinisches Bild kann auch gelegentlich bei degenerativen Erkrankungen ohne Speichersubstanzen, vor allem bei den von ALPERS beschriebenen [6] unspezifischen Poliodystrophien, auftreten.

5. Die *schwere myoklonische Epilepsie des Säuglings*, die durch folgende Besonderheiten charakterisiert ist:

- Beginn im Laufe des 1. Lebensjahres, am häufigsten anläßlich eines interkurrenten Fieberinfektes.
- Klinische Anfallssymptomatik durch klonische, entweder generalisierte oder einseitige bzw. partielle Muskelzuckungen gekennzeichnet.
- Nahezu kontinuierliche monomorphe 4–5/s Theta-Aktivität in den frontozentralen Regionen im Wach-EEG, das aber im übrigen im anfallsfreien Intervall entweder keine oder nur seltene Spitzen-Wellen bzw. multiple Spitzen-Wellen-Komplexe aufweist. Solche paroxysmale Veränderungen können gelegentlich durch eine Photostimulation provoziert werden.
- Therapieresistenz und Hinzutreten gegen Ende des 2. Lebensjahres von „atypischen" Absencen (s. S. 25) und gelegentlich auch von Sturzanfällen.
- Im 1. Lebensjahr normaler Neurostatus und normale psychomotorische Entwicklung. Später passagere – anscheinend durch eine hohe Anfallsfrequenz geförderte – Störungen, die aber niemals eindeutige Progredienz aufweisen.

DALLA BERNARDINA et al., die dieses Syndrom im Jahre 1982 beschrieben haben [15], geben selbst zu, daß es Überschneidungen mit anderen kindlichen myoklonischen Epilepsiesyndromen aufweist.

Therapie

Die BNS-Krämpfe werden entweder mit ACTH resp. Kortikosteroiden, oder mit Clonazepam (Rivotril) behandelt. In *der ambulanten* Praxis ist das letzterwähnte Medikament vorzuziehen, da es in der Regel keine gefährlichen Nebenwirkungen hervorruft [78, 114, 115]. Die Anfangsdosis beträgt 0,1 mg/kg Körpergewicht/ Tag, verteilt auf 3 Tagesgaben. Clonazepam wird in Tropfenform verabreicht. 1 ml (= 25 Tr.) enthält 2,5 mg der Wirkungssubstanz, was 0,1 mg pro 1 Tr. ergibt. Je nach Notwendigkeit kann dann die Dosis bis zu 0,3 mg/kg/Tag bzw. bis zum Auftreten störender Nebenerscheinungen (Verschleimung der oberen Luftwege, Muskelhypotonie) erhöht werden. Der Entscheid darüber, ob man die Therapie mit Clonazepam weiterführen soll, wird innert 10–14 Tagen gefaßt.

- Wenn bis dann eine deutliche Abnahme der Anfallsfrequenz und/oder eine Rückbildung der Hypsarrhythmie erfolgt, wird Clonazepam in kleinsten noch wirksamen Dosen mindestens ein Jahr lang verabreicht.
- Erweist sich der Therapieversuch mit Clonazepam erfolglos, dann wird eine – erstmals vor nahezu 30 Jahren von SOREL u. DUSAUCY-BAULOYE empfohlene

[106] – Kur mit ACTH, bzw. mit Tetracosactid-Depot (Synacthen, Acethropan), einem synthetischen Polypeptid mit ACTH-Wirkung, durchgeführt. Dies soll wegen einer Gefahr von Immunosuppression, die zur tödlichen Infektion führen kann, möglicher Elektrolytenentgleisungen, Muskelhypotonie, arterieller Hypertension, renaler oder pankreatischer Verkalkungen [44] u. a. Nebenwirkungen, *in einer pädiatrischen Spitalabteilung* erfolgen [114].

Die von einzelnen Neuropädiatern angegebenen Dosen und Dauer der Behandlung variieren erheblich. Neuere Erfahrungen weisen darauf hin, daß hohe ACTH-Dosen von 120–160 I. E./Tag zu keinen besseren Ergebnissen als die weniger gefährlichen niedrigeren Dosen (20–40 I. E./Tag) führen [96]. In Berücksichtigung dieser Tatsache scheint das von SCHEFFNER vorgeschlagene [99] Therapieschema durchaus empfehlenswert zu sein:

- Beginn der Behandlung mit 20 I. E. ACTH (bzw. 0,2 mg Tetracosactid) täglich.
- Bei ungenügender Wirkung wöchentliche Dosiserhöhungen bis zu 80 I. E. bzw. 0,8 mg/die.
- Bei immer noch fehlendem Therapieerfolg allmähliche Dosisverminderung und dann Absetzung des ACTH innerhalb 7–10 Wochen.
- Bei günstigem Verlauf wird die therapeutisch wirksame Dosis während 4 bis höchstens 6 Wochen täglich verabreicht und später allmählich reduziert.

Die Depot ACTH-Präparate werden i. m. in morgendlichen Einmalgaben appliziert. Vorausgehend soll eine sorgfältige Abklärung zwecks Erfassung allfälliger Kontraindikationen (Infektionskrankheiten, Herzinsuffizienz, arterielle Hypertonie, Diabetes mellitus) erfolgen. RIIKONEN unterstreicht besonders, daß man bei Kindern mit kongenitaler oder erworbener Zytomegalovirus-Infektion auf eine Behandlung mit ACTH verzichten soll [96].

Ein möglichst frühzeitiger Beginn einer ACTH-Behandlung bei Kindern mit idiopathischen BNS-Krämpfen wurde bereits vor einigen Jahren von MATSUMOTO et al. [77] gefordert. Untersuchungen von LOMBROSO [71] haben gezeigt, daß der Verlauf besser bei jenen Säuglingen dieser Gruppe war, die innerhalb eines Monats ab Krankheitsbeginn ein nichtsynthetisches ACTH erhielten.

Weder das Clonazepam, noch das in den letzten Jahren zur Behandlung der BNS-Krämpfe ebenfalls empfohlene Valproat [88, 90, 94] darf *gleichzeitig* mit ACTH verabreicht werden. Dies wegen antagonistischen Effekten auf den Neurotransmitter GABA (Gamma-Amino-Buttersäure), dessen Wirkung auf das zentrale Nervensystem durch die ersterwähnten Medikamente gesteigert, durch das ACTH hingegen vermindert wird [95]. Ein Phenobarbital (Luminal)-Zusatz ist dann erforderlich, wenn das Kind nebst den BNS-Krämpfen auch Grand mal- oder fokale Anfälle aufweist, bzw. wenn es früher an Neugeborenen-Krämpfen gelitten hat. Anstelle von ACTH kann auch eine orale Therapie mit Kortikosteroiden (z. B. Dexamethason 0,5–1,0 mg/kg/Tag) erfolgen [92, 99, 100, 114]. Eine Doppelblindstudie von HRACHOVY et al. [46] weist darauf hin, daß zwischen der Wirksamkeit bei BNS-Krämpfen von ACTH und jener von Kortikosteroiden keine nennenswerten Unterschiede bestehen.

Prognose

Bei 50–80% der mit ACTH [76, 92, 100] behandelten Kinder sind die *unmittelbaren therapeutischen Ergebnisse* zufriedenstellend. Die BNS-Krämpfe treten nicht mehr oder nur noch selten auf, die Hypsarrhythmie wird unterdrückt und durch eine meist spannungsarme, rasche EEG-Aktivität ersetzt. Parallel dazu normalisiert sich auch die zerebrovaskuläre Permeabilität für Proteine, welche vor allem bei Kindern mit groborganischen Hirnschäden vor Beginn der Therapie besonders für das Albumin deutlich erhöht ist [104]. Die Rückfallquote der BNS-Krämpfe ist aber leider hoch und beträgt 30–50% der vorerst gebesserten Patienten.

Die *Langzeitprognose* ist schlecht [77]. 12,5% der Kinder sterben vor Vollendung des 6. Lebensjahres. Nahezu 80% der Überlebenden weisen einen intellektuellen Entwicklungsrückstand, davon $^3/_5$ in schwerem Ausmaß, auf. Über die Hälfte der Patienten leidet an epileptischen Anfällen. Ebenfalls bei mehr als der Hälfte ist die somatische Entwicklung gestört.

Als prognostisch ungünstig gelten Störungen des Neurostatus und der psychomotorischen Entwicklung bereits vor Beginn der BNS-Krämpfe, Krämpfe in der Neugeborenenperiode, mit den BNS-Krämpfen konkomitierende andere epileptische Anfallsformen, vor allem die „Lachanfälle", und andere auf eine organische Hirnaffektion hinweisende Zeichen.

Die weitaus günstigste Prognose haben Kinder mit idiopathischen BNS-Krämpfen, die nahezu immer eine normale somatische und in 55% der Fälle auch eine ungestörte intellektuelle Entwicklung aufweisen. Allerdings leiden auch in dieser Gruppe 50% der Kinder weiterhin an verschiedenartigen epileptischen Anfällen.

2 Myoklonisch-astatische und tonische Anfälle im Rahmen des Lennox-Gastaut-Syndroms

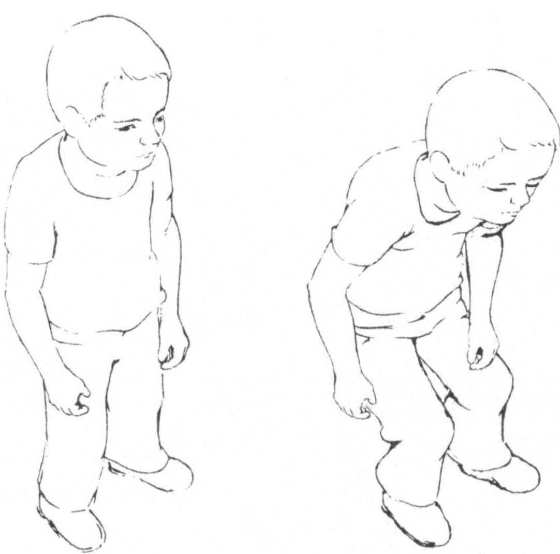

Abb. 11. Bewegungsablauf während eines myoklonisch-astatischen Anfalles bei einem Knaben, der seit dem 2. Lebensjahr an variablen Anfallsmanifestationen im Rahmen eines geburtstraumatisch bedingten Lennox-Gastaut-Syndroms leidet. Gezeichnet nach Video-Aufnahmen. (Olivier L., 9 Jahre)

2.1 Symptomatische („sekundäre") Form des Lennox-Gastaut-Syndroms

Als klassische Zeichen gelten hier [9, 32]:

– Alternierendes Auftreten verschiedener epileptischer Anfallsformen, vor allem aber der Sturzanfälle (Abb. 11), tonischer Krampfanfälle und „atypischer" Absencen.
– Psychomotorischer Entwicklungsrückstand und Abnormitäten des Neurostatus.
– Diffuse, langsame (um 2/s) Spike-Wave-Komplexe im EEG (Abb. 12, 13 u. 14).

Diese klinisch-elektroenzephalographische Symptomatik wird in voll ausgeprägter Form, etwas häufiger bei Knaben als bei Mädchen beobachtet, meistens im Alter zwischen 1 und 6 Jahren, mit Häufigkeitsgipfel im 3. bis 5. Lebensjahr. Bei 30–50% der Kinder handelt es sich dabei *nicht* um epileptische Erstmanifestationen, sondern um einen Phänomenologiewandel der bereits seit dem Neugeborenen- oder dem Säuglingsalter bestehenden Anfälle, vor allem der BNS-Krämpfe [9, 20, 42].

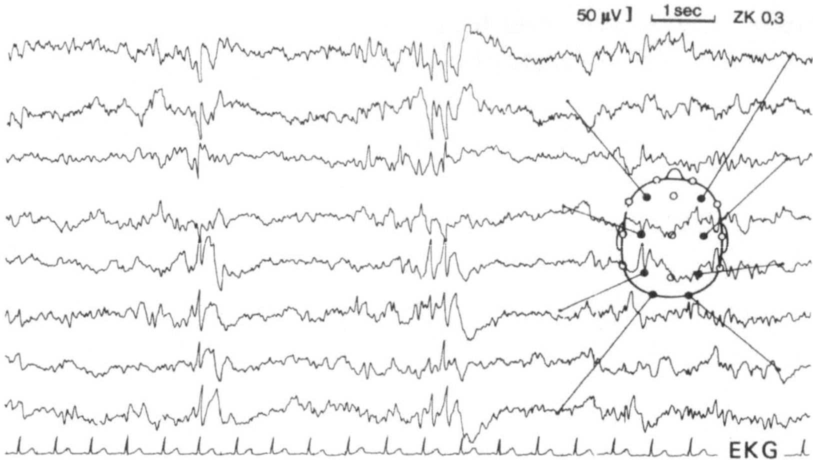

Abb. 12. Paroxysmale scharfe Potentiale und langsame Spitzen-Wellen-Komplexe während des in Abb. 11 dargestellten Anfalles. (EEG Nr. K 80.68, Ableitung gegen Durchschnittsreferenz nach Goldman-Offner)

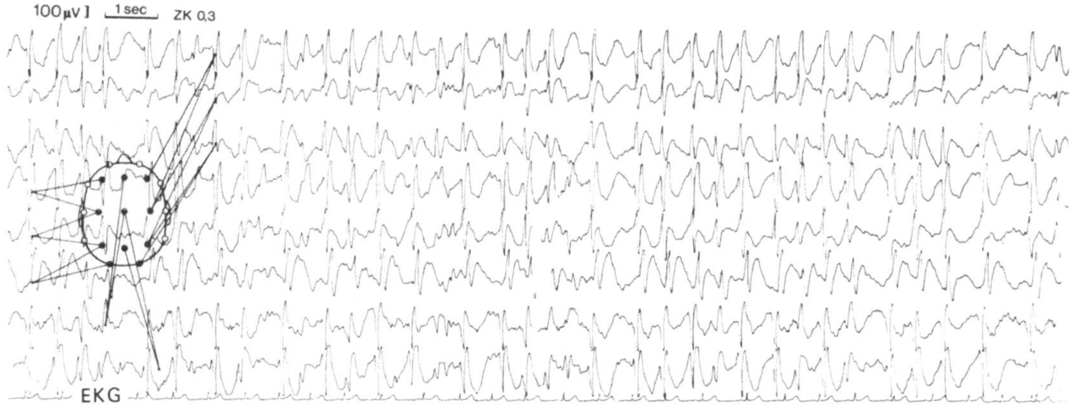

Abb. 13. Kontinuierliches, diffuses, nahezu monomorphes "Spike-Wave-Variant"-Muster im Schlaf bei einem 5jährigen Knaben mit perinataler zerebraler Hypoxie und Lennox-Gastaut-Syndrom. (EEG Nr. K 14.47)

Klinische Anfallssymptomatik

Die zum Verlust des Haltetonus führenden *Sturzanfälle* sind anscheinend am häufigsten entweder durch myoklonische Zuckungen oder durch eine passagere Tonussteigerung und nur ausnahmsweise durch eine Atonie der Haltemuskulatur bedingt [28, 58]. Bei myoklonischen Anfällen leichterer Intensität kann es beim stehenden Kind lediglich zu einer – an BNS-Krämpfe erinnernden – Beugebewegung des Körpers und der Extremitäten kommen, was eine kurz dauernde Gleichgewichtsstörung zur Folge hat. Stärkere Anfälle führen beim stehenden Kind zu

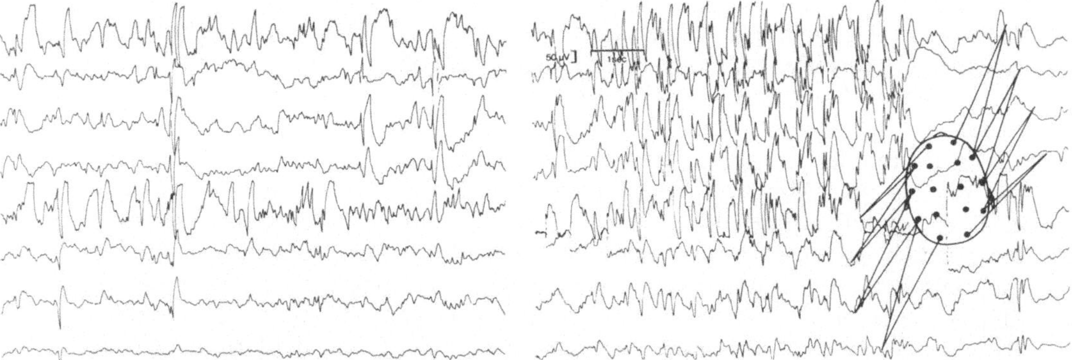

Abb. 14. Stark ausgeprägte polymorphe epileptogene Aktivität, bifrontal sowie rechts temporal betont. *Links:* im anfallsfreien Intervall, *rechts:* während einer kurzen, durch Lidflattern gekennzeichneten Absence. $2^{9}/_{12}$jähriger Knabe mit geburtstraumatisch bedingtem Lennox-Gastaut-Syndrom. (EEG Nr. C 28.49)

einem plötzlichen Sturz und bei einem sitzenden zu einem heftigen Sich-nach-vorne-Beugen. In beiden Fällen kann es zu Verletzungen, vor allem im Stirn- bzw. Gesichtsbereich, kommen. Der Anfall dauert nur eine oder wenige Sekunden, der Kranke richtet sich danach sofort wieder auf („Stehaufmännchen").

Die *tonischen (sive „tonisch-axialen")* *Anfälle* treten am häufigsten beim Einschlafen bzw. im leichten Schlaf auf. Dabei kommt es zu einer Bewußtlosigkeit, Hebung und Abduktion der Arme, Spreizung der Finger und Versteifung der Rumpfmuskulatur. Gelegentlich können am Ende des – meist um ½ Minute dauernden – Anfalles auch schwach ausgeprägte klonische Zuckungen beobachtet werden.

Die *„atypischen"* *Absencen* sind durch eine meist 5–10 Sekunden dauernde Bewußtseinsstörung und einen abwesenden Blick gekennzeichnet. Nebst einem Lidflattern zeigen sie häufig auch andere motorische oder vegetative Begleiterscheinungen (s. S. 47 „Komplexe Absencen"). Die Absencen können gelegentlich serienweise oder gar in Form eines diskontinuierlichen Absencen-Status (s. S. 63) auftreten. Als „atypisch" bezeichnet werden sie nicht wegen ihrer klinischen Anfallssymptomatik – die weitgehend jener der „typischen" Absencen (s. S. 47) gleicht – sondern wegen des weniger stereotypen EEG-Anfallskorrelates.

Elektroenzephalographische Befunde

Zu den klassischen Zeichen des Syndroms gehören langsame (um 2/s) Spitzen-Wellen-Komplexe, die als ein „Petit mal-Variant"- [40] bzw. als ein „Spike-Wave-Variant"-Muster [59] bezeichnet werden. Diese spannungsreichen langsamen, diffusen bzw. plurifokalen Spitzen-Wellen-Komplexe sind entweder rhythmisch-monomorph (Abb. 13) oder irregulär-polymorph (Abb. 14). Sie können sowohl in paroxysmalen Gruppen als auch kontinuierlich oder halbkontinuierlich ohne klinisch faßbare Begleiterscheinungen auftreten. Während tonischer Anfälle (Abb. 15 und 16) werden sie unterdrückt und durch eine rhythmische steile 12–

18/s Aktivität mittelhoher Amplitude ersetzt. Ein gleiches EEG-Korrelat können gelegentlich Absencen und Sturzanfälle zeigen. Gewöhnlich sind sie aber von paroxysmalen Wellengruppen begleitet, die langsame Spitzen-Wellen-Komplexe enthalten.

Zu Beginn der klinischen Anfallssymptomatik wird ein derartiges EEG-Muster nur bei einer Minderheit der Patienten während eines Routine-Wach-EEG erfaßt [32, 55]. Die Häufigkeit positiver Befunde nimmt aber bei Verlaufskontrollen deutlich zu, so daß man innerhalb einer 10jährigen Beobachtungszeit bei mehr als 80% der Kranken langsame Spike-Wave-Komplexe nachweisen kann [32]. Nebst letzteren lassen sich bei Kindern mit *Lennox-Gastaut-Syndrom* in der Regel auch andere EEG-Veränderungen, wie Verlangsamung der Grundaktivität und/oder unspezifische Herdbefunde, feststellen. In ¾ der Fälle weist das EEG von einer zur anderen Untersuchung einen Befundswandel auf [55]. Er kann u. U. auch durch unterschiedliche Vigilanzgrade bedingt sein. Somnolenz und leichter Schlaf fördern bekanntlich das Auftreten paroxysmaler EEG-Veränderungen.

Kontinuierlicher „Petit mal-Variant"-Status

Es handelt sich dabei um Stunden, Tage, Wochen oder gar Monate dauernde Krankheitsphasen, in denen das Kind eine kontinuierliche diffuse „Spike-Wave-Variant"-Aktivität im EEG aufweist. Das klinische Bild ist durch einen Dämmerzustand gekennzeichnet, der verschiedene Intensitätsgrade erreichen kann. Manchmal klinisch kaum erkennbar, zeigt er in anderen Fällen eine ausgeprägte stuporöse, pseudodementielle Symptomatik. Bei einigen Kindern wird der Dämmerzustand von myoklonischen Zuckungen, Koordinationsstörungen der Extremitäten und/oder einer Häufung tonischer Krampfanfälle begleitet [9, 58, 80]. Eine solche Symptomatik wurde 1966 von BRETT als ein „Minor Epileptic Status" bezeichnet [12].

Terminologische und ätiopathogenetische Daten

Die Bezeichnung „Petit mal-Variant" wurde erstmals Ende der dreißiger Jahre von GIBBS, GIBBS u. LENNOX [40] als ein rein elektroenzephalographischer Begriff für die langsamen Spike-Wave-Komplexe angewandt. Aufgrund seiner späteren Beobachtungen kam LENNOX zum Schluß [65, 67], daß ein solches EEG-Muster bei Kranken registriert wird, die nebst einer psychischen Retardation auch Myoklonien, Absencen und „akinetische" [sive „statische" [49], oder „astatische"] Anfälle aufweisen. DOOSE [19, 20], DRAVET [25], GASTAUT et al. [37], KRUSE [58] sowie SOREL [105] kommt das Verdienst zu, die Kenntnisse der Symptomatologie und Pathogenese dieses Syndroms vervollständigt und die Aufmerksamkeit der medizinischen Welt darauf gerichtet zu haben. Die „sekundäre" Form des *Lennox-Gastaut-Syndroms* ist mit der symptomatischen Form des myoklonisch-astatischen Petit mal von KRUSE [58] identisch.

Die dargestellte klinisch-elektroenzephalographische Symptomatik weist auf eine zugrundeliegende organische Hirnaffektion hin. Bei CT-Hirnuntersuchungen lassen sich in 80% der Fälle mittel- bis hochgradige Veränderungen nachweisen. Am häufigsten werden dabei symmetrische kortikale und/oder subkortikale Atrophien festgestellt [62]. Wie bereits auf S. 19 erwähnt, sollen solche Befunde bei Kindern, die unter Behandlung mit ACTH bzw. Kortikosteroiden stehen, mit Vorsicht interpretiert werden.

Die Ätiologie des *Lennox-Gastaut-Syndroms* ist uneinheitlich [32, 101] und unterscheidet sich kaum von jener des Syndroms der BNS-Krämpfe (s. S. 18). Die Überschneidungen und Berührungspunkte zwischen diesen beiden Syndromen sind offensichtlich. Sie lassen den Schluß zu, daß es sich hier um eine gleiche Erkrankung mit zwei reifungsbedingten Varianten handelt [8, 20, 105].

Therapie und Prognose

Epileptische Anfälle im Rahmen der symptomatischen Form des *Lennox-Gastaut-Syndroms* sind in der Regel besonders therapieresistent. Als Medikament erster Wahl ist Valproat (Depakine, Ergenyl, Convulex, Leptilan, Mylproin, Orfiril) zu betrachten. Die Durchschnittsdosis beträgt 20–25 mg/kg Körpergewicht/Tag, verteilt auf 2–3 Tagesgaben. Dabei sollten vor Beginn und auch regelmäßig während der Behandlung die Leberwerte im Blutserum kontrolliert werden (s. S. 162). Im Laufe der Behandlung erweist sich häufig die Notwendigkeit ein anderes Antiepilepticum (Ethosuximid bzw. Mesuximid, Phenobarbital oder Clonazepam u. a.) statt oder neben dem Valproat zu verabreichen. Zwischen der therapeutischen Wirksamkeit und der Intoxikationsschwelle einer höher dosierten Kombinationstherapie besteht eine nur schmale Grenze, die oft überschritten wird. Aus diesen Gründen und auch wegen eventueller anderer medikamentöser Interaktionen sollte man möglichst nicht mehr als zwei Mittel gleichzeitig anwenden.

Im Falle eines „Petit mal-Variant"-Status ist in der Regel eine Hospitalisation angezeigt. Die Behandlung erfolgt vorerst mit i. v.-Injektionen von Benzodiazepinderivaten. Als Richtdosis für Kleinkinder kann 0,5–1,0 mg von Clonazepam (Rivotril) oder 5–10 mg von Diazepam (Valium) angegeben werden. Die Injektionsgeschwindigkeit beträgt 0,2 mg Clonazepam bzw. 1 mg Diazepam/Minute. Jedes dieser Medikamente kann auch als Infusion in 5% Glucose bzw. physiologischer NaCl-Lösung appliziert werden. Dabei soll man einer 250 ml-Infusionslösung nicht mehr als 2 mg Clonazepam bzw. 20 mg Diazepam zusetzen. Andere Medikamente dürfen der Infusion nicht beigemischt werden (s. auch S. 176).

Bei einer parenteralen Applikation von Benzodiazepinderivaten bei Kindern mit *Lennox-Gastaut-Syndrom* muß die Möglichkeit einer – allerdings seltenen – Komplikation in Form einer paradoxen, anfallsfördernden Wirkung auf die tonischen Krampfanfälle in Betracht gezogen werden [60, 107].

Wird der Status durch Benzodiazepine nicht unterbrochen, dann ergibt sich die Notwendigkeit, wie bei den BNS-Krämpfen (s. S. 21), eine ACTH-Kur durchzuführen.

Die *Prognose* im Hinblick auf die psychomotorische Entwicklung und die epileptischen Manifestationen ist ebenso ungünstig wie jene der BNS-Krämpfe (s. S. 22). Mit zunehmendem Alter werden in der Regel immer seltener Absencen, tonische und Sturzanfälle, hingegen häufiger voll ausgeprägte Grand mal, fokale motorische und psychomotorische Anfälle beobachtet [38]. Schwerste Verlaufsformen zeigen dabei jene Kinder, die seinerzeit an Neugeborenen- bzw. BNS-Krämpfen gelitten haben [42]. Darüber schrieb bereits 1770 Tissot wie folgt:

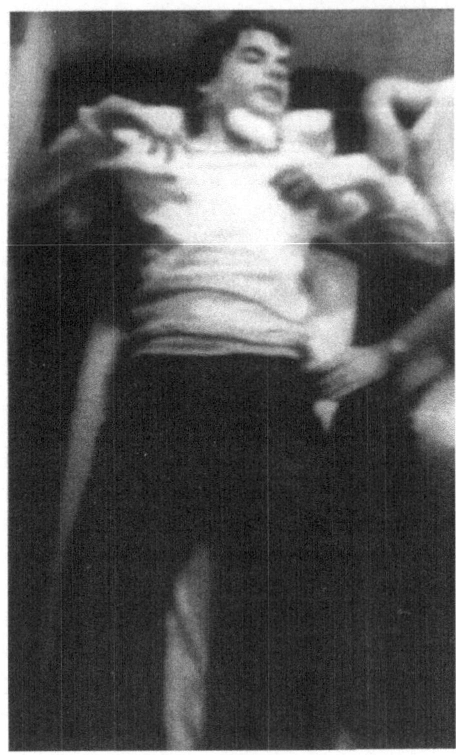

◄ **Abb. 15.** Videographisches Bild eines tonischen Krampfanfalles eines Knaben, der im Rahmen einer tuberösen Hirnsklerose seit dem Säuglingsalter an therapieresistenten, variablen, epileptischen Manifestationen leidet. (Patrick O., 13 Jahre)

▼ **Abb. 16.** EEG-Kurve während des in Abb. 15 dargestellten tonischen Krampfanfalles. Die am linken Kurvenrand sichtbaren langsamen Wellen werden zu Beginn des Anfalles unterdrückt und von einer diffusen, raschen, steilen Aktivität ersetzt; daneben einige (Mastoid-) Elektrodenartefakte. (EEG Nr. L 50.31)

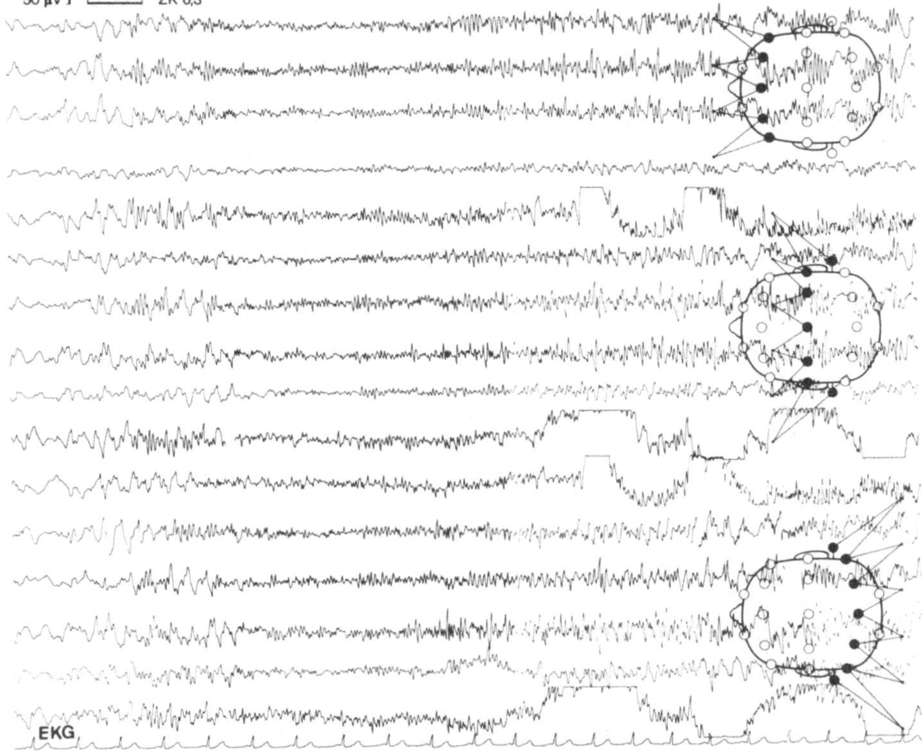

„Wenn...die Anfälle nach dem ersten Jahr noch fortdauern; wenn sie oft und nach geringfügigen Veranlassungen wieder entstehen; wenn sie das Kind zu entkräften scheinen; wenn sich ein Theil des Körpers zeigt, welchen jeder Anfall allezeit vor anderen Theilen angreift; wenn in der Gesichtsbildung eine staunende Miene zurückbleibt; wenn sich die Seelenkräfte nicht so, wie man hoffen sollte, entwickeln; alsdenn ist die Fortdauer des Uebels mit Grunde zu befürchten" [108].

Fälle, bei denen die typische klinisch-elektroenzephalographische Symptomatik des Lennox-Gastaut-Syndroms bis in das Jugend- (Abb. 15 u. 16) oder gar Erwachsenenalter nahezu unverändert persistiert, müssen von jenen abgegrenzt werden, bei denen sich dieses Syndrom erstmals im Schulalter oder noch später manifestiert hat (s. S. 92).

2.2 Idiopathische („primäre") Form des Lennox-Gastaut-Syndroms

Zu dieser Gruppe werden Kinder zugeordnet [9, 32], die eine ähnliche klinisch-elektroenzephalographische Anfallssymptomatik wie Kranke mit symptomatischer Form aufweisen, bei denen jedoch im Gegensatz zu letzteren:

- der Neurostatus und die psychomotorische Entwicklung bei Beginn der Anfallsmanifestationen normal sind;
- die epileptischen Anfälle keinen klinischen und/oder elektroenzephalographischen fokalen Einschlag aufweisen, und das EEG auch im anfallsfreien Intervall weder Herdbefunde noch schwere Allgemeinveränderungen zeigt,
- das CT keinen Hinweis auf eine organische Hirnaffektion liefert und
- die Anamnese in bezug auf durchgemachte relevante Hirnaffektionen stumm ist.

Es handelt sich somit um Fälle, die mit jenen der idiopathischen Gruppe des myoklonisch-astatischen Petit mal von Kruse [58] identisch sind. Sie entwickeln sich intellektuell 3 bis 4 mal häufiger als Kinder mit der symptomatischen Form, normal und sprechen gut auf Antiepileptika an [9, 38, 58].

Die Angaben über die Häufigkeit idiopathischer Formen des Lennox-Gastaut-Syndroms variieren erheblich je nach Krankengut, je nach Art der durchgeführten Hilfsuntersuchungen und je nach Strenge der für den Begriff „idiopathisch" angewandten Kriterien. Derartige Fälle sind jedenfalls bedeutend seltener als die offensichtlich symptomatischen anzutreffen.

2.3 Die sog. primär generalisierten frühkindlichen Epilepsieformen

Von Doose u. Mitarb. wurde 1970 eine Krankheitsgruppe – vorerst unter der Bezeichnung „zentrenzephales myoklonisch-astatisches Petit mal" – ausgesondert [22] und später als eine „primär generalisierte myoklonisch-astatische Epilepsie" bezeichnet [43], die folgende Besonderheiten gegenüber anderen Formen des *Lennox-Gastaut-Syndroms* aufweist:

- bedeutend häufigeres Auftreten bei Knaben als bei Mädchen,

- im Intervall-EEG oft stark ausgeprägte Theta-Rhythmen, hingegen nur selten fokale Veränderungen und
- häufige familiäre Epilepsiebelastung oder zumindest EEG-Zeichen einer erhöhten Anfallsbereitschaft bei Geschwistern und/oder Eltern der Patienten.

20% dieser Kinder weisen Zeichen einer vorbestehenden Hirnschädigung auf. Von den übrigen werden 50% im Krankheitsverlauf dement, was von DOOSE u. VÖLZKE bei der Mehrzahl der Patienten als Folge durchgemachter Petit mal-Staten aufgefaßt wird [23].

Ein solcher kausaler Zusammenhang läßt sich weder mit Sicherheit beweisen noch ausschließen. Es wäre aber auch denkbar, daß die Petit mal-Staten und die progrediente Demenz zwei voneinander unabhängige Manifestationen einer ungünstigen Entwicklung der Grundkrankheit sind. Wenn man überdies berücksichtigt, daß bei einem Teil der Patienten, die nicht an Petit mal-Staten litten, auch ein dementieller Verfall stattfindet, dann kommt man zum Schluß, daß mehrere Kinder dieser Gruppe die Kriterien für eine Zuordnung zu den idiopathischen sive zentrenzephalen sive generalisierten primären Epilepsien nicht erfüllen. Die sog. „primär generalisierte myoklonisch-astatische Epilepsie" scheint somit keine völlig homogene Gruppe zu bilden, die ihre Aussonderung aus dem *Lennox-Gastaut-Syndrom* rechtfertigen würde.

Dasselbe gilt für die von der gleichen Forschergruppe bereits vor 20 Jahren beschriebene [21] und von ihnen als eine andere Variante „zentrenzephaler" Epilepsien aufgefaßte *frühkindliche Grand mal-Petit mal-Epilepsie"*. Die betroffenen Kinder weisen eine vielfältige klinische und elektroenzephalographische Anfallssymptomatik sowie nicht selten Entwicklungsstörungen bereits zu Beginn der Erkrankung und/oder eine Demenz im Krankheitsverlauf auf.

3 Fokale (partielle) Anfallsformen

Symptomatik und Pathophysiologie

Es handelt sich hier um Anfallsformen, die im Kapitel V, S. 56, 70 und 76, genauer beschrieben werden und deren klinisch-elektroenzephalographische Symptomatik auf lokale zerebrale epileptische Entladungen hinweist.

Bei erhaltenem Bewußtsein auftretende, einen umschriebenen Körperteil erfassende Anfälle (Abb. 17) mit motorischen (klonische oder tonische Krämpfe) und/oder sensiblen (Parästhesien) Zeichen, werden als *fokale oder partielle Anfälle mit einfacher (elementarer) Symptomatik* klassifiziert. Ihr Ausgangsort liegt in der Regel in der Hirnrinde (s. Abb. 40, 42 u. 62, S. 72, 76 u. 110).

Subkortikale epileptische Entladungen führen zu klonischen Krämpfen der gesamten kontralateralen Körperhälfte. Derartige Halbseitenanfälle werden als hemiklonische bzw. – wenn sie mit einem Bewußtseinsverlust einhergehen – als ein Hemi-Grand mal [36] bezeichnet. Sie treten oft im Rahmen von Fieberinfekten vor allem bei Säuglingen und Kleinkindern auf und sind in der Regel von einer passageren, gelegentlich aber von einer permanenten Hemiplegie gefolgt und in solchem Fall als das Hémiconvulsions-Hémiplégie (HH) Syndrom bezeichnet [39,

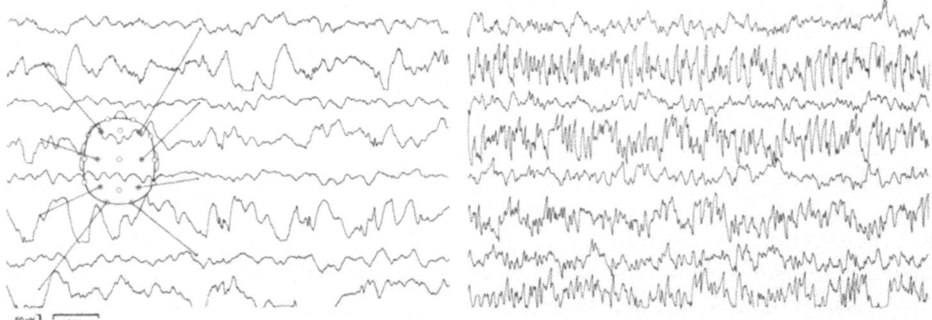

Abb. 17. EEG eines 7 Monate alten Säuglings mit fokal-motorischer, möglicherweise postenzephalitischer Epilepsie. *Links:* Im anfallsfreien Intervall massiver Delta-Wellenherd im Bereich der linken Hemisphäre mit Schwerpunkt parietal; dort sind auch einzelne Spitzen erkennbar. *Rechts:* Linksseitige, frontozentral betonte, irreguläre, scharfe 6–10/s Aktivität während eines Krampfanfalles mit Kopf- und Augenwendung nach rechts und klonischen Zuckungen der rechten Extremitäten. (EEG Nr. B 20.92; Ableitung gegen Durchschnittsreferenz nach Goldman-Offner)

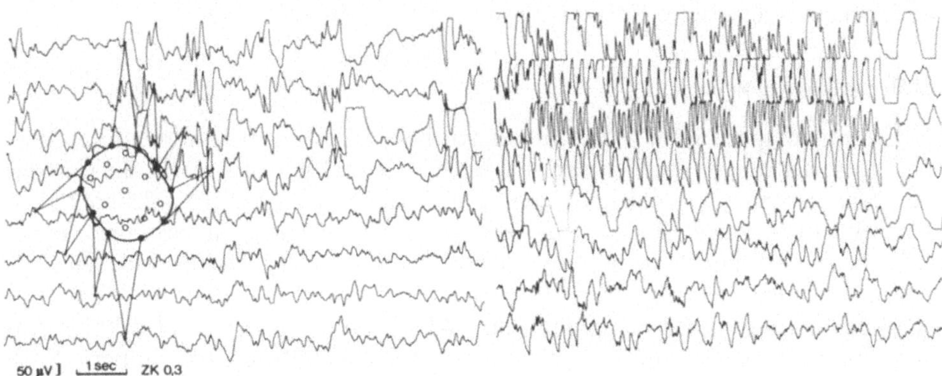

Abb. 18. EEG eines 1$^9/_{12}$jährigen Knaben mit seit 4 Monaten auftretenden, rezidivierenden psychomotorischen und Grand mal-Anfällen unbekannter Ätiologie. Metabolische Abklärung und CT-Befund normal. *Links:* Im anfallsfreien Intervall epileptogener Herdbefund temporal rechts. *Rechts:* Kontinuierliche Anfallsaktivität im Herdgebiet während einer durch Verwirrtheit und motorische Unruhe gekennzeichneten Symptomatik. (EEG Nr. L 72.98)

98]. Im Rahmen der Besprechung der Fieberkrämpfe werden wir auf dieses Thema zurückkommen.

Psychomotorische Anfälle (Abb. 18) mit Verwirrtheit, motorischer Unruhe, Automatismen und/oder traumähnlichen Zuständen („dreamy states") weisen auf epileptische Entladungen im limbischen System (s. S. 59) hin. Entgegen der verbreiteten Meinung können sie sich bereits in den ersten Lebensjahren manifestieren und gelegentlich einen nichtepileptischen Pavor nocturnus (s. S. 140) vortäuschen [14]. Dabei ist zu berücksichtigen, daß sämtliche Arten fokaler Anfälle bei Säuglingen und Kleinkindern klinisch schwerer als bei Kranken höherer Altersstufen zu erkennen sind. Dies wegen einer rascheren Tendenz zur Generalisierung epileptischer Erregungen, die ihren fokalen Beginn oft maskiert, und auch deswegen, weil ja Kinder dieser Altersstufe kaum imstande sind, präzis über ihre sensiblen oder sensorischen anfallsbedingten Empfindungen zu berichten [31].

Fokale Anfälle können die einzige Art epileptischer Manifestationen bilden oder aber mit anderen Anfallsformen – z. B. im Rahmen des *Lennox-Gastaut-Syndroms* – alternieren. Dabei ist zu beachten, daß ein alternierendes Auftreten fokaler und generalisierter Anfälle beim gleichen Kind nicht unbedingt zwei verschiedene epileptogene Hirnareale anzeigt. Auch bei unifokalen Störungen kann die Anfallssymptomatik je nach dem Funktionszustand zerebraler Hemmechanismen variieren. Sind diese imstande einer Propagation epileptischer Entladungen von ihrem Ursprungsort her entgegenzuwirken, so bleibt der Anfall fokal. Versagen die Hemmechanismen, so kommt es zu einer Ausbreitung der Erregung auf die Formatio reticularis des Hirnstammes und zu einer Generalisierung des Anfallsgeschehens. Derartige Variabilität des Ausprägungsgrades der Entladungen eines gleichen epileptogenen Areals bildet die pathophysiologische Grundlage des vom Jahre 1867 stammenden *Herpin*schen Gesetzes [45], welches besagt, daß wenn beim gleichen Kranken alternierend kleine und große Anfälle auftreten, die ersteren als rudimentäre Formen der letzteren aufzufassen sind.

Differentialdiagnose

Differentialdiagnostische Probleme bieten hauptsächlich die rudimentären psychomotorischen, gelegentlich aber auch die anderen fokalen Anfälle, die u. U. eine absencenartige Symptomatik aufweisen können (s. S. 53). In solchen Fällen kann das EEG entscheidende diagnostische Hinweise liefern, indem es häufig bereits im anfallsfreien Intervall, vor allem aber im Anfall selbst, umschriebene epileptogene Störungen zeigt.

Andererseits werden manchmal echte Absencen – wenn sie von stärkeren Automatismen begleitet sind – als psychomotorische Anfälle fehlinterpretiert. Auch hier ist der, generalisierte Spike-Wave-Paroxysmen aufweisende, EEG-Befund für die präzise Diagnose ausschlaggebend. Sie ist insofern unbedingt anzustreben, als ja Abklärung und Behandlung dieser beiden Anfallsformen unterschiedlich sind.

Innerhalb der Gruppe fokal-motorischer Anfälle soll man zwischen den organisch bedingten und jenen unterscheiden, denen keine zerebrale Herdaffektion zugrunde liegt [31, 97]. Die letzteren treten im Rahmen der auf S. 79 genauer beschriebenen *„Benignen Epilepsien des Kindesalters mit zentrotemporalen EEG-Spitzenpotentialen"* auf. Diese Epilepsieform manifestiert sich bei sonst gesunden Kindern meist erst nach Vollendung des 3. Lebensjahres. Sie ist klinisch durch motorische oder sensomotorische, einseitige, hauptsächlich faziobrachiale Krämpfe charakterisiert. Sie treten häufig während des Schlafes auf.

Betreffend der differentialdiagnostischen Abgrenzung fokaler, vor allem sensibler, epileptischer Anfälle und einer – bei Kindern keineswegs ungewöhnlichen – *Migraine accompagnée* verweisen wir auf Kapitel V, S. 111. Das Thema der *Aphasie* bei zerebralen Anfallsleiden werden wir ebenfalls noch später berühren (s. S. 124).

Ätiologie und Abklärungsgang

Die Ätiologie der benignen Epilepsie mit zentro-temporalen Spitzenpotentialen ist unbekannt. Bei ihrer Entstehung spielen vermutlich genetische Faktoren eine herausragende Rolle. Die anderen fokalen Epilepsien des Säuglings- und Kleinkindesalters haben eine uneinheitliche und häufig kaum eruierbare Ätiologie, die sich von jener generalisierter symptomatischer Epilepsien nicht grundsätzlich unterscheidet.

Die häufigste bekannte Ursache ist ein residualer prä- oder perinataler Hirnschaden [16, 31, 86, 110]. Schädel-Hirn-Traumen außerhalb des Geburtsvorganges gehören hingegen nicht zu den häufigen Ursachen einer Epilepsie bei Säuglingen und Kleinkindern, welche seltener als Schulkinder und Erwachsene Opfer von Verkehrsunfällen sind. Im allgemeinen führen Hirnkontusionen mit gedeckten Schädeltraumen bedeutend seltener als solche mit Impressionsfrakturen zu einer Epilepsie. Im Falle einer offenen, die Dura mater penetrierenden, zentro-parietalen Läsion besteht eine ca. 50%ige Wahrscheinlichkeit, eine posttraumatische Epilepsie zu entwickeln. Für weitere Details verweisen wir auf Kapitel VII, S. 144.

Im Gegensatz zu den an fokaler Epilepsie leidenden Kranken höherer Altersstufe werden bei Kindern – auch in der CT-Ära – nur ganz selten Hirntumore festgestellt [5]. Eine noch größere Rarität bilden zerebrale Insulte [113].

In der Gruppe zerebrovaskulärer Mißbildungen führt vor allem das *Sturge-Weber-Syndrom* zu fokalen epileptischen Anfällen. Dieses neurokutane Syndrom (enzephalofaziale Angiomatose) beruht einerseits auf einer Hypervaskularisation der Pia mater, hauptsächlich im okzipito-parieto-temporalen Bereich, und andererseits auf einem – in der Mehrzahl der Fälle einseitig lokalisierten – kapillaren „Naevus flammeus" im Gebiet eines oder mehrerer Trigeminusäste. Im CT-Bild lassen sich in solchen Fällen geschlängelte kortikale Verkalkungen und häufig auch Atrophien der betroffenen Hirnhemisphäre feststellen [113]. Das *Sturge-Weber-Syndrom* gehört zur Gruppe der Phakomatosen, der auch andere – nicht vaskuläre – u. a. das zentrale Nervensystem erfassende Fehlbildungen zugerechnet werden, wie die Neurofibromatose von RECKLINGHAUSEN und die bereits auf S. 18 erwähnte tuberöse Hirnsklerose *Bourneville*. Beide können ebenfalls mit fokalen epileptischen Anfällen einhergehen.

Nicht allgemein bekannt ist die Tatsache, daß im Rahmen *metabolischer Erkrankungen* nicht nur generalisierte, sondern häufig auch fokale, vor allem motorische Anfälle auftreten können. Die Liste möglicher, einem kindlichen Anfallsleiden zugrunde liegender, metabolischer Defekte umfaßt über 50 Positionen [112]. Zu einer Routineabklärung epileptischer Anfälle unklarer Genese gehört eine Blutzuckerbestimmung, wenn möglich sofort postiktal, zwecks Erfassung einer eventuellen Hypoglykämie (s. S. 39) sowie die Suche nach Hyponaträmie, Hypokalzämie und Hypomagnesämie. Breitere metabolische Untersuchungen sind – wie bereits auf S. 19 erwähnt – nur bei einer besonderen familiären Konstellation, bei Auftreten der Anfälle nach einer Nahrungsänderung sowie im Falle einer hartnäckigen Therapieresistenz erforderlich. Im übrigen werden aber in den deutschsprachigen Ländern die meisten metabolischen Defekte bereits im Rahmen eines Routine-Neugeborenenscreenings erfaßt.

Zu beachten ist, daß einer metabolischen, zu epileptischen Anfällen führenden, Dysfunktion u. U. eine Niereninsuffizienz zugrunde liegen kann. 4 bis 5 mal häufiger handelt es sich dabei um chronische als um akute Nierenleiden. Zu den letzteren gehören bei Kindern u. a. das hämolytisch-urämische Syndrom sowie das *Reye*-Syndrom, welches zugleich zerebrale, hepatische und renale Störungen umfaßt [56].

Die *Indikation zu einer CT-Hirnuntersuchung* bei Säuglingen und Kleinkindern mit fokalen epileptischen Anfällen ist immer dann gegeben, wenn weder anamnestische noch klinische eindeutige Hinweise für ein residuales oder metabolisches Leiden vorliegen.

Therapie und Prognose

Bei sämtlichen Formen fokaler Anfälle sind als gleichwertige Medikamente erster Wahl Phenytoin und Carbamazepin zu betrachten. Auf 2. Stelle steht das Phenobarbital, bzw. das Primidon, die allerdings bei Kindern Verhaltensstörungen mit Hyperexzitabilität und andere unerwünschte Nebenwirkungen auslösen können. Neuerdings gibt es auch Hinweise dafür, daß das Valproinat bei fokalen Anfällen nützlich sein kann [70, 102].

Kinder benötigen häufig und ertragen höhere Dosen der Antiepileptika pro kg/Körpergewicht als Erwachsene. Eine Anfangsdosis von Phenytoin beträgt 5 mg/Körpergewicht/Tag, verteilt auf 2 Tagesgaben. Bei ungenügendem therapeutischen Effekt wird dann die Dosis bis zu 8 mg/kg/Tag, bzw. bis zur Toleranzgrenze unter Kontrolle der Plasmakonzentration (s. S. 178) erhöht. Zur Behandlung von Kleinkindern eignen sich besonders Firmenpräparate in Form niedrig (50 mg) dosierter Tabletten (Tacosal) bzw. Kapseln (Epanutin) oder einer Suspension (Epanutin).

Die Therapie mit Carbamazepin wird einschleichend mit 2 × täglich 50 mg (¼ Tablette à 200 mg) begonnen und dann innert einiger Tage bis zu einer Durchschnittsdosis von 15–20 mg/kg/Tag erhöht. Wegen einer kurzen Halbwertszeit des Medikamentes soll diese Dosis auf 3 Tagesgaben verteilt werden, von denen die abendliche höher als die übrigen sein kann. Die handelsüblichen Präparate sind auch in Form von Sirup (Tegretol, Tegretal) bzw. von Saft (Timonil) erhältlich, was die Dosierung bei Kleinkindern erleichtert.

Bei Kindern mit organisch bedingten fokalen Anfällen hängt die *Prognose* wesentlich von der Art und dem Schweregrad der dem Leiden zugrunde liegenden Hirnaffektion ab. Anläßlich einer Nachuntersuchung im Erwachsenenalter von 100 Patienten mit einer in der Kindheit sich erstmals manifestierenden Temporallapen- (psychomotorischen) Epilepsie stellten LINDSAY et al. [69, 86] folgendes fest: 33% waren anfallsfrei und sozial unabhängig; 32% waren ebenfalls sozial unabhängig, jedoch nicht völlig anfallsfrei; 30% waren von ihren Eltern bzw. von sozialen Institutionen abhängig und 5% der Kranken starben vor der Vollendung des 15. Lebensjahres. Als eines der prognostisch ungünstigen Zeichen hat sich dabei ein Beginn der Anfälle vor dem Alter von $2^4/_{12}$ Jahren erwiesen.

4 Gelegenheitsanfälle

Jeder epileptische Anfall ist ein Symptom pathologisch gesteigerter Entladungen zerebraler Ganglienzellen. Eine solche Entladungssteigerung kommt nicht nur im Rahmen einer chronischen Epilepsie vor. Wie bereits auf S. 4 erwähnt, kann es auch bei einer Reihe akuter zerebraler oder allgemeiner Erkrankungen, bei endo- oder exogenen Intoxikationen, unmittelbar nach Schädel-Hirn-Traumen sowie bei besonderen Belastungssituationen (z. B. wesentliches Schlafmanko oder Exposition auf ungewöhnlich starke Lichtreize) zu epileptischen Manifestationen kommen. Sie werden als Gelegenheits- oder Okkasionsanfälle bezeichnet. In folgendem wollen wir uns mit zwei Arten von Gelegenheitsanfällen befassen, die im Kleinkindesalter relativ häufig anzutreffen sind: den Fieberkrämpfen und den epileptischen Anfällen bei Hypoglykämie.

4.1 Fieberkrämpfe

Klinische Symptomatik

Epileptische Anfälle, die bei Säuglingen und Kleinkindern, häufiger bei Knaben als bei Mädchen, *ausschließlich* im Verlauf fieberhafter, *nicht*zerebraler Erkrankungen auftreten, werden als *Fieber- oder Infektkrämpfe* bezeichnet [57]. Ihre Prävalenz beträgt 2–5% [83]. In $^2/_3$ der Fälle manifestieren sie sich erstmals im Alter zwischen 6 Monaten und 2 Jahren (frühstens mit 3 Monaten, spätestens bis zum 6. Lebensjahr). Sie werden anscheinend eher durch einen raschen Fieberanstieg als durch die maximale Fieberhöhe ausgelöst [68] und treten somit in der Regel in der Anfangsphase fieberhafter Erkrankungen auf.

Die *einfachen, unkomplizierten oder benignen Fieberkrämpfe* weisen folgende Charakteristika auf:

- klinische Symptomatik eines Grand mal-Anfalles mit Bewußtlosigkeit und generalisierten, meist tonisch-klonischen Krämpfen. Seltener nur tonische oder nur klonische Krämpfe oder aber Muskelatonie, jeweils ohne fokale iktale oder postiktale Zeichen,
- Anfallsdauer von einigen Minuten, ausnahmsweise bis zu 15 Minuten,
- Auftreten bei Kindern, die nicht an afebrilen epileptischen Anfällen leiden und keine Abnormitäten der psychomotorischen Entwicklung und des Neurostatus aufweisen,
- Fehlen anamnestischer Hinweise auf durchgemachte Hirnaffektionen, hingegen häufig (20–30% der Fälle) positive Anamnese betreffend Fieberkrämpfe bei Eltern und/oder Geschwistern des Patienten.

Als *komplizierte oder komplexe Fieberkrämpfe* werden solche bezeichnet, die den oben aufgeführten Kriterien nicht entsprechen. In diesen Fällen kann:

- der Anfall einen fokalen Charakter tragen, von neurologischen Ausfällen und/oder einem EEG-Herdbefund gefolgt sein,
- die Anfallsdauer 15 Minuten überschreiten bzw. ein Anfallsrezidiv sofort oder innerhalb einiger Stunden auftreten,

- die psychomotorische Entwicklung und/oder der Neurostatus bereits vor dem Auftreten der Krämpfe abnorm sein,
- die Anamnese auf eine familiäre Belastung mit Epilepsie hinweisen.

Eine besondere Form komplizierter Fieberkrämpfe bilden die bereits auf S. 30 erwähnten klonischen (seltener klonisch-tonischen oder tonischen) *Halbseitenanfälle*. GASTAUT teilt sie in zwei Gruppen ein, je nachdem ob sich die Krämpfe immer auf derselben Körperseite manifestieren oder aber seitenwechselnd auftreten [31].

Bei Kindern mit den letzterwähnten „crises à bascule" (Schaukelkrisen) zeigt das Intervall-EEG generalisierte Spitzen-Wellen-Paroxysmen. Die seitenwechselnde Anfallssymptomatik wäre hier auf einen noch nicht abgeschlossenen Reifungsprozeß interhemisphärischer kommissuraler Verbindungen zurückzuführen und sollte nicht als Ausdruck fokaler epileptogener Läsionen betrachtet werden.

Krämpfen, die sich stets auf derselben Körperseite manifestieren, folgt häufig eine Hemiparese oder gar Hemiplegie, die – wenn die Anfallsdauer nur einige Minuten beträgt – meistens transitorisch ist. Nach stundenlang dauernden Halbseitenanfällen kann die Hemiplegie bzw. Hemiparese permanent sein, was von GASTAUT und seiner Schule als ein *Hémiconvulsions-Hémiplégie (HH)-Syndrom* bezeichnet wird [39, 98].

Derartige irreversible neurologische Ausfälle werden vor allem bei Kindern beobachtet, die nicht nur unmittelbar, sondern noch während mehrerer Tage nach dem Anfall eine fokale Depression im EEG zeigen. Dabei besteht die Gefahr, daß später rezidivierende afebrile fokale Anfälle auftreten und sich somit das HH- in ein *HHE (Hémiconvulsions-Hémiplégie-Epilepsie)-Syndrom* umwandelt [34, 98].

Die *Ätiologie* dieser Syndrome bleibt unklar. TODD [109] hat die (transitorische) postparoxysmale Lähmung als Ausdruck eines Erschöpfungszustandes der kontralateralen Großhirnhemisphäre betrachtet. GASTAUT et al. [34] äußerten die Ansicht, daß es sich bei den Halbseitenkrämpfen und anschließenden Hemiplegien um Folgen zerebraler Thrombophlebitiden handeln könnte. Dies ist nicht die Meinung einiger anderer Autoren [4, 68]. Die neuropathologischen Untersuchungsresultate von SPITTLER [106a] bestätigen dennoch die Auffassung von GASTAUT et al. [34]. Der Erstgenannte hat bei Autopsien von Epilepsiekranken mit im Alter von 1–5 Jahren erworbenen Hemiparesen, Hirnnarbenzustände nachgewiesen, die einer venösen Abflußbehinderung zuzuordnen sind. Aufgrund einer klinisch, elektroenzephalographisch und angiographisch gut dokumentierten Fallbeobachtung macht HUBER darauf aufmerksam, daß auch eine Anomalie des karotidobasilären Shunts zu postparoxysmalen Hemiplegien prädestinieren kann. Bei einer persistierenden Arteria trigemina primitiva oder einer weiten Arteria communicans posterior kommt es im epileptischen Anfall zu einem verstärkten Blutabfluß aus dem Karotis- in das Basilarisstromgebiet, was eine relative Ischämie der betreffenden Großhirnhemisphäre zur Folge hat [48].

Differentialdiagnose

Bei Kindern mit einfachen Fieberkrämpfen und einer entsprechenden familiären Belastung ist die Diagnose meist leicht zu stellen. Anderenfalls, und dies besonders bei komplizierten Krämpfen bei Fieberanstieg, zeigt erst der weitere Verlauf, ob es sich „nur" um Fieberkrämpfe oder aber um eine – durch Fieber ausgelöste – Erstmanifestation einer Epilepsie im eigentlichen Sinne gehandelt hat.

Als *diagnostische Sofortmaßnahme* soll in allen unklaren Fällen, entweder an Ort und Stelle oder in einer pädiatrischen Spitalabteilung eine Untersuchung des Liquor cerebrospinalis erfolgen mit der Frage nach einer möglichen entzündlichen intrakraniellen Erkrankung (Meningitis, Meningoenzephalitis, zerebrale Thrombophlebitis oder Hirnabszeß). Ein solcher Verdacht besteht insbesondere bei Kindern, die Zeichen einer Infektion im Kopfbereich (z. B. Nasennebenhöhlen- oder Mittelohrentzündung, Furunkulose) aufweisen bzw. eine solche Infektion vor kurzem durchgemacht haben. Die Resultate einer Liquoruntersuchung sollen dabei mit Vorsicht und im klinischen Kontext interpretiert werden. Einerseits kommt es bei einer Meningitis vor, daß ein in der Anfangsphase der Erkrankung entnommene Liquor cerebrospinalis noch keine pathologischen Veränderungen aufweist [73]. Andererseits kann bei gewissen Patienten ohne entzündliche intrakranielle Leiden unmittelbar nach einem Krampfanfall eine transitorische leichte bis mäßige Pleozytose vorhanden sein [93].

Als weitere Affektionen kommen differentialdiagnostisch auch Intoxikationen, hypernaträmische Dehydratation, Insolationsfolgen („Encephalitis solaris"), Stromverletzungen sowie verkannte direkte (bereits auf S. 33 erwähnte) Schädelhirntraumen in Frage. Gelegentlich kann auch ein synkopaler Anfall bei Fieber einen Fieberkrampf vortäuschen [35]. Zur Rarität gehören Fälle, bei denen Fieberanstieg nicht ein Auslösungsfaktor des Anfalles, sondern ein epileptisches Anfallssymptom ist [66].

Therapie

Während des Krampfanfalles

Der Anfall klingt in den meisten Fällen spontan innerhalb weniger Minuten, vor dem Eintreffen des Arztes ab.

Bei prolongierten, statusartigen Anfällen soll möglichst sofort eine sehr langsame (s. S. 27) i. v.-Injektion von Clonazepam (Rivotril) 0,5–1,0 (1,5) mg bzw. von Diazepam (Valium) 5–10 mg erfolgen. Als Alternative kann eine Diazepam-Lösung (0,3–0,5 mg/kg Körpergewicht) rektal verabreicht werden, als Mikroklysmen (Diazepam-Desitin, Stesolid) oder nötigenfalls als eine mit Spritze und Gummischlauch applizierte Ampullenlösung [111].

Spricht das Kind auf eine solche Therapie nicht an, so ist eine notfallmäßige Einweisung in eine pädiatrische Spitalabteilung notwendig (s. auch S. 176).

Prophylaktische Maßnahmen

a) Bei einfachen Fieberkrämpfen. Nach dem ersten Krampfereignis erfolgt in der Regel keine prophylaktische Langzeittherapie.

Bei erneuter fieberhaften Infektion wird nebst fiebersenkenden physikalischen (kühle Umschläge auf Stirn und Extremitäten) und medikamentösen (Acetylsalizylsäure, Paracetamol) Maßnahmen bis zur Entfieberung auch Diazepam rektal in der oben angegebenen Dosierung appliziert. Eine Maximaldosis von 20 mg Diazepam pro Tag soll dabei nicht überschritten werden [24].

Es ist eine Ermessensfrage, ob man nach einem 2. einfachen Fieberkrampf eine antiepileptische Langzeittherapie (siehe unten) verschreiben soll. Ein diesbezüglicher Entscheid wird im Einvernehmen mit den Eltern des Kindes gefaßt.

b) Bei komplizierten Fieberkrämpfen. In der Regel ist hier eine prophylaktische antiepileptische Dauertherapie während zwei Jahren [24] oder gar bis zum Alter von 5 Jahren [111] angezeigt. Dafür eignet sich vor allem Phenobarbital (Luminal) in einer Durchschnittsdosis von 4 mg/kg Körpergewicht/Tag, verteilt auf 2 Tagesgaben. Die anzustrebende Plasmakonzentration beträgt 65 µmol/l (15 µg/ml). Falls das Phenobarbital aufgrund störender Nebenwirkungen abgesetzt werden muß, wird – unter Kontrolle der Leberwerte im Blutserum (s. S. 162) – Valproat (15–20 mg/kg/Tag) verabreicht.

Bei fieberhaften Infektionen wird wie bei Kindern mit einfachen Fieberkrämpfen (s. S. 37) vorgegangen.

Prognose

Nach erstem Fieberkrampf tritt bei einem Drittel der Kinder – meist innerhalb eines Jahres – ein zweiter Fieberkrampf auf. Etwa in der Hälfte dieser Fälle kommt es noch zu weiteren Rezidiven. Die Rezidivgefahr ist am größten, wenn der erste Fieberkrampf vor Vollendung des ersten Lebensjahres stattfand [82, 83].

Bei einfachen Fieberkrämpfen ist die *Prognose* gut. Tödliche Anfallskomplikationen kommen kaum vor [83]. Nur in 2,5% der Fälle treten bis zum 20. Lebensjahr afebrile epileptische Anfälle hinzu [7]. Zur Frage der Krämpfe im Rahmen infektiöser Krankheiten des Kindesalters hat sich vor 215 Jahren TISSOT wie folgt geäußert: „Das Gift, welches die Ursache der Krankheit enthält, reizet nämlich das Nervensystem..., und erregt jene für die Beistehenden so sehr, für den Arzt aber sowenig schrecklichen Anfälle, welcher wohl weiss, dass sie aufhören werden, sobald sich einiger Ausschlag zeiget, und der überhaupt niemals Gefahr von denselben befürchtet, wenn er sich überzeugen kann, dass das kranke Kind gut beschaffen ist, und dass die Anfälle blos von der so eben angezeigten Ursache berühren" [108].

Im Falle komplizierter Fieberkrämpfe ist die Prognose unsicher. FRANTZEN et al. haben [29] über einen zerebral vorgeschädigten Knaben berichtet, der nach Krämpfen, die 5 Stunden dauerten, gestorben ist. Auf die Gefahr einer irreversiblen Hemiparese bzw. Hemiplegie nach Halbseitenkrämpfen haben wir bereits auf S. 36 hingewiesen. Bei 17% der Kinder mit komplizierten Fieberkrämpfen treten bis zur Vollendung des 20. Lebensjahres afebrile epileptische Anfälle auf [7]. Die Beobachtungen von OUNSTED et al. [86] und von LENNOX-BUCHTHAL [68], daß es sich dabei am häufigsten um psychomotorische Attacken handelt, wurden von NELSON u. ELLENBERG [81] sowie von LEE et al. [64] nicht bestätigt. Man ist sich heute darüber einig, daß eine medikamentöse Langzeitprophylaxe zwar das Risiko eines Rezidivs der Fieberkrämpfe, nicht aber jenes einer späteren Epilepsie vermindert [57, 63].

Der *prognostische Wert des EEG* ist kontrovers [9, 29, 83]. Auch bei einfachen Fieberkrämpfen werden meist noch einige Tage nach dem Anfall Allgemeinveränderungen beobachtet. Die ihnen zugrundeliegende Dysfunktion zerebraler Ganglienzellen scheint sowohl durch eine postparoxysmale Erschöpfung als auch durch den Fieberzustand selbst bedingt zu sein [68]. Aus den nur bei Somnolenz resp. im leichten Schlaf und/oder bei Photostimulation registrierten Spitzenpotentialen darf man keine prognostischen Schlüsse ziehen. Im Wachzustand erfaßte, eindeutige Spike-Wave-Paroxysmen sind hingegen, besonders wenn sie anläßlich wiederholter Untersuchungen festgestellt wurden, als ein Hinweis für erhöhte Epilepsiegefährdung aufzufassen [24].

4.2 Epileptische Anfälle bei Hypoglykämie

Wie wir bereits auf S. 33 kurz erwähnt haben, soll bei epileptischen Manifestationen unklarer Genese die Möglichkeit von Gelegenheitsanfällen im Rahmen verschiedener metabolischer Erkrankungen bzw. metabolischer Entgleisungen in Betracht gezogen werden. An erster Stelle steht hier die *Hypoglykämie*. Blutzuckerwerte von weniger als 40 mg-% (2,2 mmol/l) vermindern die Wirkung inhibitorischer Elemente auf kortikale Ganglienzellen [116], was ihre Übererregbarkeit und u. U. klinische Epilepsiemanifestationen zur Folge hat. Diese treten nicht nur bei Kranken mit einer vorbestehenden Epilepsie auf, sondern auch bei solchen, die außerhalb hypoglykämischer Zustände keine Anfallsphänomene zeigen. Nur dann wird von „Gelegenheitsanfällen" oder „Gelegenheitskrämpfen" gesprochen. Sie weisen meist den Charakter eines Grand mal-Anfalles auf.

Mit Ausnahme der ketotischen Hypoglykämie werden bei Kleinkindern nur selten „spontane" hypoglykämische Zustände beobachtet. In Einzelfällen liegen ihnen Abnormitäten pankreatischer Betazellen (Adenom, Hyperplasie, Nesidioblastose[1]) oder andere innensekretorische bzw. metabolische Erkrankungen zugrunde [87, 119]. Bedeutend häufiger treten Hypoglykämien bei insulinbehandelten Diabeteskranken auf, in der Regel bei solchen, die höhere Dosen, und zwar mindestens 0,5 E/kg Körpergewicht/Tag erhalten. Schwere hypoglykämische Zustände manifestieren sich in 80% der Fälle nachts bzw. frühmorgens. Am meisten gefährdet sind dabei Kleinkinder. Besonders bei ihnen sollte also die abendliche Insulindosis möglichst tief gehalten und ein Spätimbiß regelmäßig verabreicht werden [50].

Die mittels semi-quantitativer Teststreifen (Hämoglukotest, Dextrostix) auch zu Hause mögliche, rasche und sichere Erkennung einer Hypoglykämie ist von großer praktischer Bedeutung. Auch der medizinische Laie kann mit dieser Methode bei klinisch ähnlicher Symptomatik zwischen Hypo- und Hyperglykämie unterscheiden und so gravierende therapeutische Fehler vermeiden. Überdies bildet eine solche Erkennung die Voraussetzung für vorbeugende Maßnahmen gegen zukünftige hypoglykämische Zustände, deren Rezidive u. U. zu einem zerebralen Dauerschaden und einer Residualepilepsie führen können.

Als therapeutische Sofortmaßnahme bei schwerer, mit Bewußtseinsverlust verlaufender Hypoglykämie sollte auch von nichtärztlichen Angehörigen des

---

1 Außerhalb der Langerhans-Inseln zerstreute, vermutlich vom Epithelium des Ductus pancreaticus stammende Betazellen

Kindes 1 mg Glucagon i.m. injiziert werden können. Eine Langzeitprophylaxe mit Antiepileptika ist in der Regel *nicht* angezeigt. Sie wird nur in Ausnahmefällen, und zwar bei jenen Kindern in Erwägung gezogen, bei denen es nicht gelingt rezidivierenden, schweren, von Krampfanfällen begleiteten Hypoglykämien vorzubeugen. In der Regel wird dann Phenobarbital verabreicht. Phenytoin ist kontraindiziert, da es eine diabetogene Wirkung ausübt [74, 91, 103] und somit die Grundkrankheit ungünstig beeinflussen kann.

5 Durch Emotionen ausgelöste synkopale Anfälle sive „respiratorische Affektkrämpfe"

Unter Einfluß unangenehmer Erlebnisse (Schmerz, Schreck, Hunger, unerfüllter Wunsch) kommt es hier zu zornigem Schreien oder Weinen, das nach kurzer Zeit, am Ende einer Exspiration abbricht und von einer Apnoe gefolgt wird. Wenn diese nicht länger als 20 Sekunden dauert und nicht von wesentlichen Herzrhythmusstörungen begleitet ist, dann zeigt das Kind lediglich eine Gesichtszyanose. Ein länger dauernder Atemstillstand führt zu Bewußtlosigkeit und Muskelatonie. Sie hält in der Regel nur einige Sekunden an, dann setzt die Atmung wieder ein.

Beim Entstehen solcher *„blauer" Synkopen* spielen anscheinend zwei Faktoren eine Rolle: eine durch Hyperventilation ausgelöste Hypokapnie und Konstriktion zerebraler Gefäße sowie eine auf dem Valsalvamechanismus beruhende Erhöhung des intrathorakalen Druckes, die zu einer venösen Stauung führt (s. auch S. 107). *„Weiße"*, durch eine Gesichtsblässe gekennzeichnete *Synkopen* werden vor allem bei Kindern beobachtet, bei denen die Emotion sehr rasch (noch bevor es zu einer Apnoe kommen konnte) eine Vagusreizung mit Bradykardie und Blutdruckabfall verursacht hat.

Beiden Arten synkopaler Anfälle liegt eine kurz dauernde zerebrale Hypoxie zugrunde [30, 35], die sich u.a. auch in einer diffusen Verlangsamung des EEG äußert (s. Abb. 61, S. 108). Hält die Hypoxie länger als etwa 30 Sekunden an, kann es zu einem transitorischen kortikalen Funktionsausfall, einer „EEG-Stille" und – als Ausdruck einer Enthemmung des Hirnstammes – zu tonischer Verkrampfung und einigen klonischen Muskelzuckungen kommen. Infolge einer 2–3 Minuten dauernden zerebralen Hypoxie kann eine solche „konvulsive Synkope" ausnahmsweise in einen klinisch und elektroenzephalographisch typischen Grand mal-Anfall übergehen (s. auch S. 108).

Die Erstmanifestation „respiratorischer Affektkrämpfe" erfolgt am häufigsten im Alter zwischen 6 Monaten und 2 Jahren praktisch niemals nach dem 4. Lebensjahr. Die Anfallsfrequenz beträgt meist ein bis einige Male im Monat. In der Regel sistieren die Anfälle spätestens bis zur Vollendung des 5. Lebensjahres spontan, ohne irgendwelche Spätfolgen [99].

Die *Diagnose* ist meist bereits aufgrund anamnestischer, den Auslösungsmechanismus betreffender Angaben möglich. Im Zweifelsfall kann man versuchen, unter polygraphischer (EEG-, EKG- und Atem-) Registrierung einen Anfall zu provozieren.

Da der Anfall üblicherweise höchstens eine Minute dauert ist eine *Behandlung* in der akuten Phase weder möglich noch notwendig. Zur Prophylaxe werden vor allem erzieherische Maßnahmen, evtl. aufgrund einer psychologischen Beratung, empfohlen. Bei Kindern mit häufig rezidivierenden „weißen" Synkopen sollte eine Langzeitbehandlung mit niedrigen Atropindosen (0,01 mg/kg Körpergewicht/ Tag) in Erwägung gezogen werden [111].

Die oben beschriebenen „respiratorischen Affektkrämpfe" werden in der französischen Literatur als „spasms du sanglots" und in der englischen als "breath-holding syncopes" oder "crying spells" bezeichnet. Als eine besondere Variante gelten „Schluchzsynkopen" ("sobbing syncopes"), bei denen die zerebrale Ischämie durch eine das Schluchzen begleitende oberflächliche Atmung (überwiegend Totraumventilation) und Bradykardie bedingt ist [30].

Literatur zu Kapitel IV

1. Aicardi J (1966) Sclérose tubéreuse de Bourneville et spasmes en flexion du nourrisson. Ann Pédiat: 42:3206–3033
2. Aicardi J (1982) Les myoclonies dans les maladies dégéneratives du système nerveux central chez l'enfant. Rev E.E.G Neurophysiol 12:15–20
3. Aicardi J, Chevrie JJ, Roussellie F (1969) Le syndrome spasmes en flexion, agénésie calleuse, anomalies chorio-rétiniennes. Arch franç Pédiat 26:1103–1120
4. Aicardi J, Chevrie JJ (1970) Convulsive status epilepticus in infants and children. Epilepsia 11:187–197
5. Aicardi J, Murnaghan K, Gandon Y, Baraton J (1983) Efficacité de la tomodensitométrie dans les épilepsies de l'enfant. Problèmes posés par son utilisation. J Neuroradiol 10:127–129
6. Alpers BJ (1960) Progressive cerebral degeneration of infancy. J nerv ment Dis 130:442–448
7. Annegers JF, Hauser WA, Elveback LR, Kurland LT (1979) The risk of epilepsy following febrile convulsions. Neurology 29:297–303
8. Beaumanoir A (1969) Les encéphalopathies épileptogènes. A propos des syndromes de West et de Lennox. Pädiat Fortbild Praxis (Basel) 26:61–75
9. Beaumanoir A (1976) Les épilepsies infantiles. Problèmes de diagnostic et de traitement. Editiones „Roche", Bâle
10. Bischoff A (1961) Familiäres Syndrom des Säuglingsalters mit Myoklonie (Blitz-Nick-Krämpfen), Hypsarythmie und schwerem psychomotorischen Entwicklungsrückstand. Psychiat Neurol Neurochir 64:133–148
11. Boltshauser E (1983) Degenerative Erkrankungen des Zentralnervensystems im Kindesalter, Huber, Bern-Stuttgart-Wien
12. Brett EM (1966) Minor epileptic status. J neurol sci 3:52–75
13. Dalla Bernardina B, Aicardi J, Goutières F, Plouin P (1978) Glycine encephalopathy. Neuropädiatrie 10:209–225
14. Dalla Bernardina B, Bureau M, Dravet C, Dulac O, Tassinari CA, Roger J (1980) Epilepsie bénigne de l'enfant avec crises à sémiologie affective. Rev E.E.G. Neurophysiol 10:8–18
15. Dalla Bernardina B, Capovilla G, Gattoni MB, Colamaria V, Bondavalli S, Bureau M (1982) Epilepsie myoclonique grave de la première année. Rev E.E.G. Neurophysiol 12:21–25
16. Degen R (1978) Die Ätiologie der kindlichen Epilepsien aufgrund anamnestischer Erhebungen im Vergleich mit einer Kontrollgruppe. Fortschr Neurol Psychiat 46:43–60
17. Deonna T, Voumard C (1979) Reversible cerebral atrophy and corticotrophin. Lancet 11:207
18. Doose H (1964) Zur Nosologie der Blitz-Nick-Salaam-Krämpfe. Arch Psychiat Nervenkr 206:28–48

19. Doose H (1964) Das akinetische Petit Mal. Arch Psychiat Nervenkr 205:625–636
20. Doose H (1964) Das akinetische Petit Mal. II. Verlaufsformen und Beziehungen zu den Blitz-Nick-Salaamkrämpfen und den Absencen. Arch Psychiat Nervenkr 205:637–654
21. Doose H, Völzke E, Scheffner D (1965) Verlaufsformen kindlicher Epilepsien mit Spike wave-Absencen. Arch Psychiat Neurol 207:394–415
22. Doose H, Gerken H, Leonhardt R, Völzke E, Völz C (1970) Centrencephalic myoclonic-astatic petit mal. Clinical and genetic investigations. Neuropädiatrie 2:59–78
23. Doose H, Völzke E (1979) Petit mal status in early childhood and dementia. Neuropädiatrie 10:10–14
24. Doose H, Fichsel H, Hanefeld F, Kruse R, Matthes D, Scheffner D, Scollo-Lavizzari G, Stenzel E, Weinmann HM (1983) Fieberkrämpfe – ein ernstzunehmendes Symptom. Der Kinderarzt 14:1265–1266
25. Dravet C (1965) Encéphalopathie épileptique de l'enfant avec pointe-onde lente diffuse. Thèse, Marseille
26. Dravet C, Bureau M (1981) L'épilepsie myoclonique benigne du nourrisson. Rev E.E.G Neurophysiol 11:438–444
27. Dumermuth G (1976) Elektroenzephalographie im Kindesalter. Thieme, Stuttgart-New York
28. Egli M (1982) Gibt es epileptische Synkopen? Schweiz Rundschau Med Praxis 71:1590–1594
29. Frantzen E, Lennox-Buchthal M, Nygaard A (1968) Longitudinal EEG and clinical study of children with febrile convulsions. Electroenceph clin Neurophysiol 24:197–212
30. Gastaut H (1974) Syncopes: generalized anoxic cerebral seizures. In: Vinken PJ, Bruyn GW (eds) Handbook of clinical neurology, Vol. 15, p. 815–835. North-Holland Amsterdam, American Elsevier New York
31. Gastaut H (1982) "Benign" or "Functional" (versus "Organic") epilepsies in different stages of life: an analysis of the corresponding age-related variations in the predisposition to epilepsy. In: Broughton RJ (ed) Henri Gastaut and the Marseilles School's Contribution to the Neurosciences. EEG clin Neurophysiol Suppl 35:17–44
32. Gastaut H (1982) The Lennox-Gastaut Syndrome. Comments on the syndrom's terminology and nosological position amongst the secondary generalized epilepsies of childhood. In: Broughton RJ (ed) Henri Gastaut und the Marseilles School's. Contribution to the Neurosciences. EEG clin Neurophysiol Suppl 35:71–84
33. Gastaut H, Roger A (1953) Etude électroencéphalographique des convulsions infantiles. Pédiatrie 8:603–614
34. Gastaut H, Vigouroux M, Trevisan C, Régis H (1957) Le syndrome „hémiconvulsion-hémi-plégie-épilepsie" (Syndrome HHE). Rev neurol 97:37–52
35. Gastaut H, Gastaut Y (1958) Syncopes et convulsions: à propos de la nature syncopale de certains spasmes du sanglots et de certaines convulsions essentielles, hyperthermiques ou à froid. Rev neurol 96:158–163
36. Gastaut H, Roger H, Faidherbe J, Ouachi S, Franck G (1962) Non-jacksonian hemiconvulsive seizures. One-sided generalized epilepsy. Epilepsia 3:56–68
37. Gastaut H, Roger J, Soulayrol R, Tassinari C, Regis H, Drave C, Bernhard P, Pinsard N, Saint Jean M (1966) Childhood epileptic encephalopathy with diffuse slow spike-waves (otherwise known as "petit mal variant") or Lennox Syndrome. Epilepsia 7:139–179
38. Gastaut H, Dravet C, Loubier D, Giove C, Viani F, Gastaut JA, Gastaut JL (1973) Evolution clinique et prognostique du syndrome de Lennox-Gastaut. In: Lugaresi E, Pazzaglia P, Tassinari C (eds) Evolution and prognosis of epilepsies, p 133–154. Aulo Gaggi, Bologna
39. Gastaut H, Broughton R, Tassinari CA, Roger J (1974) Unilateral epileptic seizures. In: Vinken PJ, Bruyn GW (eds) Handbook of clinical neurology, Vol 15, p. 235–245. North-Holland Amsterdam, American Elsevier New York
40. Gibbs FA, Gibbs EL, Lennox WG (1939) Influence of the blood sugar level on the wave and spike formation in petit mal epilepsy. Arch Neurol Psychiat (Chicago) 41:1111–1116
41. Gibbs FA, Gibbs EL (1952) Atlas of electroencephalography, Vol. 2. Addison-Wesley, Reading, Mass
42. Gugger R (1982) Lennox-Syndrom: Eine klinische und elektroenzephalographische Verlaufsstudie an 78 Kindern. Mediz Diss Bern

43. Gundel A, Baier W, Doose H, Hoovey Z (1981) Spectral analysis of EEG in the late course of primary generalized myoclonic-astatic epilepsy. I. Clinical data and EEG. Neuropediatrics 12:62–74
44. Hanefeld F, Sperner J, Rating D, Rausch H, Kaufmann HJ (1984) Renal and pancreatic calcification during treatment of infantile spasms with ACTH. Lancet, Vol 1:901
45. Herpin T (1867) Des accès incomplets d'épilepsie. Baillière, Paris
46. Hrachovy RA, Frost JD, Kellaway P, Zion TE (1983) Double-blind study of ACTH vs prednison therapy in infantile spasms. J Pediatr (St. Louis) 103:641–645
47. Hrachovy RA, Frost JD, Kellaway P (1984) Hypsarrhythmia: Variations on the theme. Epilepsia 25:317–325
48. Huber P (1962) Akute infantile Hemiplegie und A. trigemina primitiva. Schweizer Arch Neurol Neurochir Psychiat 89:245–255
49. Hunt JR (1922) On the occurrence of static seizures. J nerv ment Dis 56:351–356
50. Huracek J, Zuppinger K, Karbowski K (1984) Epileptische Manifestationen bei Typ-1-Diabetes. Schweiz Rundschau Med (Praxis) 73:753–757
51. Ito M, Takao T, Okuno T, Mikawa H (1983) Sequential CT studies of 24 children with infantile spasms on ACTH therapy. Dev Med Child Neurol 25:475–480
52. Janz D, Matthes A (1955) Die Propulsiv-Petit mal Epilepsie. Klinik und Verlauf der sog. Blitz-Nick- und Salaamkrämpfe. Karger, Basel
53. Karbowski K (1975) Das Elektroenzephalogramm im epileptischen Anfall. Huber, Bern-Stuttgart-Wien
54. Karbowski K (1976) Fattori determinanti delle forme di epilessia. Publ Med Ticinesi 41:63–66
55. Karbowski K, Vassella F, Schneider H (1970) Electro-encephalographic aspects of Lennox-Syndrome. Europ Neurol 4:301–311
56. Karbowski K, Wegmüller E (1983) Epileptische Anfälle und Myoklonien bei Niereninsuffizienz. Schweiz Rundschau Med (Praxis) 72:832–839
57. Kending EL et al (1980) Consensus statement. Febril seizures – long-term management of children with fever-associated seizures – NIH consensus development conference. Neuropediatrics 11:196–202
58. Kruse R (1968) Das myoklonisch-astatische Petit mal. Springer, Berlin-Heidelberg-New York
59. Kruse R, Scheffner D, Weinmann HM (1969) Ableitung und Beschreibung des kindlichen EEG. Destin-Werk Carl Klinke, Hamburg
60. Kruse R, Blankenhorn V (1973) Zusammenfassender Erfahrungsbericht über die klinische Anwendung und Wirksamkeit von Ro5-4023 (Clonazepam) auf verschiedene Formen epileptischer Anfälle. Acta neurol scand 49, Suppl 53:60–71
61. Lagenstein I, Willig RP, Kühne D (1979) Cranial computed tomography (CCT) findings in children treated with ACTH and Dexamethasone: first results. Neuropädiatrie 10:370–384
62. Lagenstein I, Sternowsky HJ, Rothe M, Bentele KHP (1980) CCT in different epilepsies with grand mal and focal seizures in 309 children: Relation to clinical and electroencephalographic data. Neuropediatrics 11:323–338
63. Lagenstein I, Stahnke N (1984) Epilepsien nach Fieberkrämpfen. Nervenarzt 55:173–178
64. Lee K, Diaz M, Melchior JC (1981) Temporal lobe epilepsy – Not a consequence of childhood febrile convulsions in Denmark. Acta Neurol Scand 63:231–236
65. Lennox WG (1945) The petit mal epilepsies; their treatment with Tridione. J.A.M.A. 129:1069–1074
66. Lennox WG (1953) Significance of febrile convulsions. Pediatrics 11:341–357
67. Lennox WG, Davis JP (1950) Clinical correlates of the fast and slow spike-wave electroencephalogram. Pediatrics 5:626–644
68. Lennox-Buchthal MA (1973) Febril convulsions. A reappraisal. Electroenceph clin Neurophysiol Suppl 32. Elsevier, Amsterdam-London-New York
69. Lindsay J, Ounsted C, Richards P (1979) Long-term outcome in children with temporal lobe seizures: social outcome and childhood factors. Develop Med Child Neurol 21:285–298
70. Loiseau P (1984) Rational use of Valproate: indications and drug regimen in epilepsy. Epilepsia 25 (Suppl. 1):65–72

71. Lombroso CT (1983) A prospective study of infantile spasms: clinical and therapeutic correlations. Epilepsia 24:135–158

72. Lombroso CT, Fejerman N (1977) Benign myoclonus of early infancy. Ann Neurol 1:138–143

73. Lorber J, Sunderland R (1980) Lumbar puncture in children with convulsions associated with fever. Lancet 1:785–786

74. Malherbe C, Burrill KC, Levin SR, Karam JH, Forsham PH (1972) Effect of Diphenylhydantoin on insulin secretion in man. New Engl J Med 286:339–342

75. Markand ON, Garg BP, Brandt IK (1982) Nonketotic hyperglycinemia: Electroencephalographic and evoked potential abnormalities. Neurology 32:151–156

76. Matsumoto A, Watanabe K, Negoro T, Sugiura M, Iwase K, Hara K, Miyazaki S (1981) Infantile spasms: Etiological factors, clinical aspects and long term prognosis in 200 cases. Europ J Pediatr 135:239–244

77. Matsumoto A, Watanabe K, Negoro T, Sugiura M, Iwase K, Hara K, Miyazaki S (1981) Long term prognosis after infantile spasms: a statistical study of prognostic factors in 200 cases. Develop Med Child Neurol 23:51–65

78. Matthes A (1984) Epilepsie. Diagnostik und Therapie für Klinik und Praxis. 4. Aufl. Thieme Stuttgart

79. Merlis JK (1970) Proposal for an international classification of the epilepsies. Epilepsia, Amst 11:114–119

80. Müller J, Müller D (1975) Differentialdiagnostische Schwierigkeiten beim myoklonisch-astatischen Petit Mal-Status. Schweiz Arch Neurol Neurochir Psychiat 117:241–254

81. Nelson KB, Ellenberg JH (1976) Predictors of epilepsy in children who have experienced febrile seizures. N Engl J Med 295:1029–1033

82. Nelson KB, Ellenberg JH (1978) Prognosis in children with febril seizures. Pediatrics 61:720–727

83. Nelson KB, Ellenberg JH (1983) Febrile seizures. In: Dreifuss FE (ed) Pediatric epileptology. Classification and management of seizures in the child, p. 173–198. Wright, Boston-Bristol-London

84. Ohtahara S (1978) Clinico-electrical delineation of epileptic encephalopathies in childhood. Asian med J 21:499–509

85. Ohtahara S, Ihsida T, Oka E, Yamatogi Y, Inoue H, Ohtsuka Y, Kanada S (1976) On the specific age dependent epileptic syndrome: The early-infantile epileptic encephalopathy with suppression-burst (japan.). Brain Develop (Tokio) 8:270–280

86. Ounsted C, Lindsay J, Norman R (1966) Biological factors in temporal lobe epilepsy. Clinics in Developmental Medicine, No 22. W. Heinemann Medical Books, London

87. Pagliara AS (1977) Hypoglycemia. In Rudolph AM, Pediatrics, 16th ed, p. 716–729. Appleton-Century-Crofts, New York

88. Palencia R, Martin Gonzalez C, Blanco Quiros A (1982) Tratamiento de los espasmos infantiles con acido valproico? Una alternativa? Rev Esp Pediatr 38:419–424

89. Pampiglione G, Harden A (1974) An infantile form of neuronal "storage" disease with characteristic evolution of neurophysiological features. Brain 97:355–360

90. Pavone L, Incorpora G, La Rosa M, Li Volti S, Mollica F (1981) Treatment of infantile spasms with sodium dipropylacetic. Dev Med Child Neurol 23:454–461

91. Pavone L, Mazzone D, Grasso S, Prato F, Raiti S (1982) Diabetes mellitus in a mongoloid child with chronic diphenylhydantoin therapy. Acta paediat Scand 71:523–524

92. Pinsard N, Saint Jean M (1982) West's Syndrome. In: Broughton RJ (ed) Henri Gastaut and the Marseilles School's Contribution to the Neurosciences. EEG clin Neurophysiol Suppl 35:59–69

93. Prokesch RC, Rimland D, Petrini JL, Fein AB (1983) Cerebrospinal fluid pleocytosis after seizures. South Med J 76:322–327

94. Richardt HH, Siemes H (1984) Diskussionsbemerkung zur Valproattherapie bei BNS-Anfällen. 25. Jubiläumstagung der Deutschen Sektion der Intern. Liga gegen Epilepsie in Kehl. Zusammenfassungen der Referate, S. 77

95. Riikonen R (1983) Infantile spasms: Some new theoretical aspects. Epilepsia 24:159–168

96. Riikonen R (1984) Infantile spasms: Modern practical aspects. Acta paediatr Scand 73:1–12

97. Roger J, Dravet C, Menendez P, Bureau M (1981) Les épilepsies partielles de l'enfant – evolution et facteurs de pronostic. Rev E.E.G. Neurophysiol 11:431–437
98. Roger J, Dravet C, Bureau M (1982) Unilateral seizures: Hemiconvulsions-Hemiplegia Syndrome (HH) and Hemiconvulsions-Hemiplegia-Epilepsy (HHE). In: Broughton RJ (ed) Henri Gastaut and the Marseilles School's Contribution to the Neurosciences. EEG clin Neurophysiol Suppl 35:211–221
99. Scheffner D (1984) Epilepsien. In Remschmidt H, Schmidt MH (Hrsg) Kinder- und Jugendpsychiatrie in Klinik und Praxis, Bd II, S. 211–246, Thieme, Stuttgart
100. Schmidt D (1984) Behandlung der Epilepsien. 2. Aufl. Thieme, Stuttgart-New York
101. Schneider H, Vassella F, Karbowski K (1970) The Lennox Syndrom. A clinical study of 40 children. Europ Neurol 4:289–300
102. Shakir RA, Johnson RH, Lambie DG, Melville ID, Nanda RN (1981) Comparison of sodium valproate and phenytoin as single drug treatment in epilepsy. Epilepsia 22:27–33
103. Siegel EG, Janjic D, Wollheim CB (1982) Phenytoin inhibition of insulin release. Studies on the involvement of Ca^{2+} fluxes in rat pancreatic islets. Diabetes 31:265–269
104. Siemes H, Siegert M, Aksu F, Emrich R, Hanefeld F, Scheffner D (1984) CSF protein profile in infantile spasms. Influence of etiology and ACTH or dexamethasone treatment. Epilepsia 25:368–376
105. Sorel L (1964) L'épilepsie myokinétique grave de la première enfance avec pointe-onde lente (petit mal variant) et son traitement. Rev neurol 110:215–233
106. Sorel L, Dusaucy-Bauloye A (1958) A propos de 21 cas d'hypsarrhytmie de Gibbs. Son traitement spectaculaire par l'ACTH. Acta neurol psychiat belg 58:130–141
106a. Spittler JF (1979) Sind die „postiktalen" Hemiparesen iktogen? In: Doose H, Gross-Selbeck G (Hrsg) Epilepsie 1978, p. 78–80. Thieme, Stuttgart
107. Tassinari CA, Dravet C, Roger J, Cano JP, Gastaut H (1972) Tonic status epilepticus precipitated by intravenous benzodiazepine in five patients with Lennox-Gastaut syndrome. Epilepsia 13:421–435
108. Tissot SA (1770) Traité de l'épilepsie, Faisant le Tome troisieme du Traité des nerfs et de leurs maladies. Chapuis Lausanne et Didot, le jeune, Paris. Deutsche Übersetzung von Ch. F. Held (1786): Herrn S. A. Tissot's medicinisches, praktisches Handbuch aus dessen sämtlichen Schriften herausgezogen. Abhandlung von der fallenden Sucht, p. 401 und 472. FG Jacobäer. Leipzig
109. Todd RB (1856) Clinical lectures on paralysis, certain diseases of the brain and other affections of the nervous system. 2nd Ed., Churchill, London
110. Vassella F (1981) Prä- und perinatale Hirnschäden und Epilepsie. Schweiz Rundschau Med (Praxis) 70:1540–1545
111. Vassella F (1983) Gelegenheitskrämpfe. Informationsblatt Schweiz Liga gegen Epilepsie 1:3–12
112. Vassella F (1983) Metabolisch bedingte epileptische Anfälle im Kindesalter. Schweiz Rundschau Med (Praxis) 72:827–831
113. Vassella F (1984) Epileptische Manifestationen zerebrovaskulärer Genese im Kindesalter. Schweiz Rundschau Med (Praxis) 73:759–763
114. Vassella F (1984) Blitz-, Nick- und Salaamkrämpfe (Propulsiv-Petit mal, West-Syndrom). In Mumenthaler M (Hrsg.) Synkopen und Sturzanfälle, p. 35–39, Thieme, Stuttgart-New York
115. Vassella F, Pavlincova E, Schneider HJ, Rudin HJ, Karbowski K (1973) Treatment of infantile spasms and Lennox-Gastaut syndrome with Clonazepam (Rivotril). Epilepsia 14:165–175
116. Vieth J (1977) Neurophysiologische und neuropharmakologische Grundlagen zerebraler Krampfanfälle. Kopfklinik 2:30–35
117. West WJ (1841) On a peculiar form of infantile convulsions. Lancet vol 1:724–725
118. Zellweger H (1948) Krämpfe im Kindesalter. Kapitel 3, Blitz-Nick- und Salaamkrämpfe (Grußkrämpfe). Helv paediat Acta suppl V, p. 141–193, Schwabe, Basel
119. Zuppinger K (1980) Hypoglykämie. In: Bachmann et al (eds) Pädiatrie in Klinik und Praxis, Bd II, S 14.135–14.139. Fischer u. Thieme, Stuttgart

V. Anfallsformen bei Schulkindern, Jugendlichen und Erwachsenen

1 Leerer Blick, Unansprechbarkeit von 5–30 Sekunden Dauer

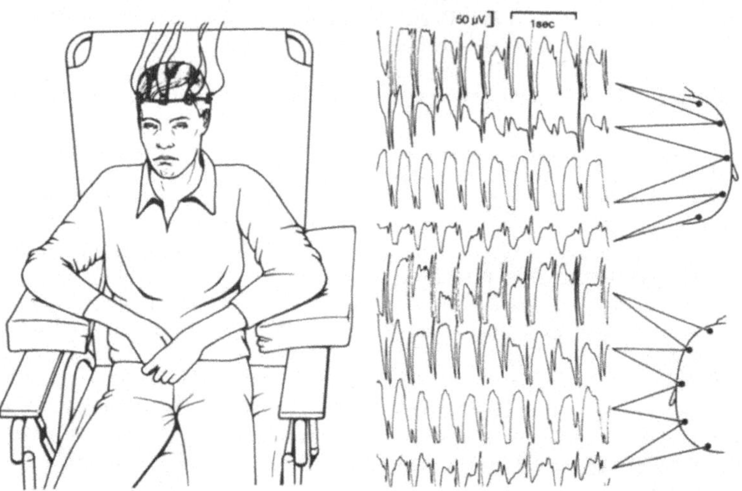

Abb. 19. Simultanes Doppelbild eines Jugendlichen und seiner EEG-Kurve während einer epileptischen Absence, gezeichnet nach Video-Aufnahmen. Die Spike-Wave-Aktivität ist linksbetont. (Erwin J., 15 Jahre. EEG Nr. K 63.60)

Differentialdiagnose

1.1 Absencen im Rahmen einer idiopathischen generalisierten Epilepsie („typische" Absencen)

1.2 Absencen im Rahmen einer symptomatischen generalisierten Epilepsie („atypische" Absencen)

1.3 Absencen im Rahmen einer schwer klassifizierbaren generalisierten Epilepsie

1.4 Rudimentäre, absencenartige Anfallsmanifestationen einer fokalen („partiellen") Epilepsie

1.5 Absencenartige, nicht epileptische Phänomene bei zerebraler Ischämie

1.1 Absencen im Rahmen einer idiopathischen generalisierten Epilepsie („typische" Absencen)

Die reinste Form einer idiopathischen generalisierten Epilepsie mit Absencen wird in der deutschsprachigen medizinischen Literatur als *Pyknolepsie* [84] bezeichnet. Sie weist folgende Charakteristika auf:

- Erstmanifestation in der Regel im Alter zwischen 5 und 11 Jahren, am häufigsten im 7. und 8. Lebensjahr, mit Bevorzugung des weiblichen Geschlechts (60% der Fälle).
- Tägliches Wiederkehren mehrerer Absencen, vor allem kurz nach dem Aufwachen oder bei Müdigkeit. Gelegentlich nacheinander folgende „Kettenabsencen" oder gar diskontinuierlicher Absencen-Status (s. S. 63).
- Plötzlicher Beginn und plötzliches Ende einer Absence, die im Durchschnitt um 10 Sekunden dauert und nicht selten durch Anruf oder Schütteln unterbrochen werden kann. Danach nimmt der Kranke seine vorher ausgeübte Tätigkeit wieder auf als ob nichts geschehen wäre. Er weist eine Amnesie für das Anfallsereignis auf.
- Klinisches Anfallsbild entweder auf eine „seelische Pause" mit Bewußtseinsstörung und abwesendem Blick beschränkt („einfache Absence") oder durch vegetative und/oder motorische Begleitsymptome gekennzeichnet („komplexe Absence"). Es handelt sich dabei am häufigsten um unregelmäßige Atmung, Lidflattern, vertikale Augenbewegungen, leichte um 3/s Kopf- und Armzukkungen, orale oder Fingerautomatismen mäßiger Intensität. Videographische Erfahrungen weisen daraufhin [176], daß diese Begleitsymptome in einer bestimmten Reihenfolge auftreten indem sie zuerst den okulären Bereich des Kopfes, dann die periorale Gesichtsmuskulatur und zuletzt die Extremitäten umfassen. Selten kommt es zum Einnässen („enuretische Absence") oder zum Sturz infolge eines Verlustes des Haltetonus („atonische Absence").
- Typisches EEG-Muster während einer Absence in Form symmetrisch über beiden Hemisphären ausgebreiteter („bilateral-synchroner") um 3/s Spitzen-Wellen (Spike-Wave-) Komplexe. Sie treten abrupt auf, weisen ein frontales Spannungsmaximum und gegen Ende der Absence eine Frequenzverlangsamung auf (Abb. 20). In Fällen mit „komplexen Absencen" gestatten sie eine – klinisch nicht immer problemlose [175] – Abgrenzung gegenüber psychomotorischen Anfällen (s. S. 56). Bei Spike-Wave-Paroxysmen, die kürzer als 4–5 Sekunden dauern, läßt sich in der Regel nur mittels einer gleichzeitigen psychometrischen Untersuchung ein klinisches Anfallskorrelat erfassen [142].
- Im Absenceintervall annähernd normale EEG-Grundaktivität, keine Herdbefunde, häufig Spike-Wave-Komplexe einzeln oder in kleinen Gruppen. Ihre eventuellen Asymmetrien bilden kein verläßliches lokalisatorisches Zeichen, da sie häufig während der gleichen oder von einer zur anderen Untersuchung seitenwechselnde Projektionen zeigen.
- Persönliche Anamnese ohne Hinweise für durchgemachte relevante Hirnaffektionen.
- Altersentsprechende psychomotorische Entwicklung und normaler Neurostatus.

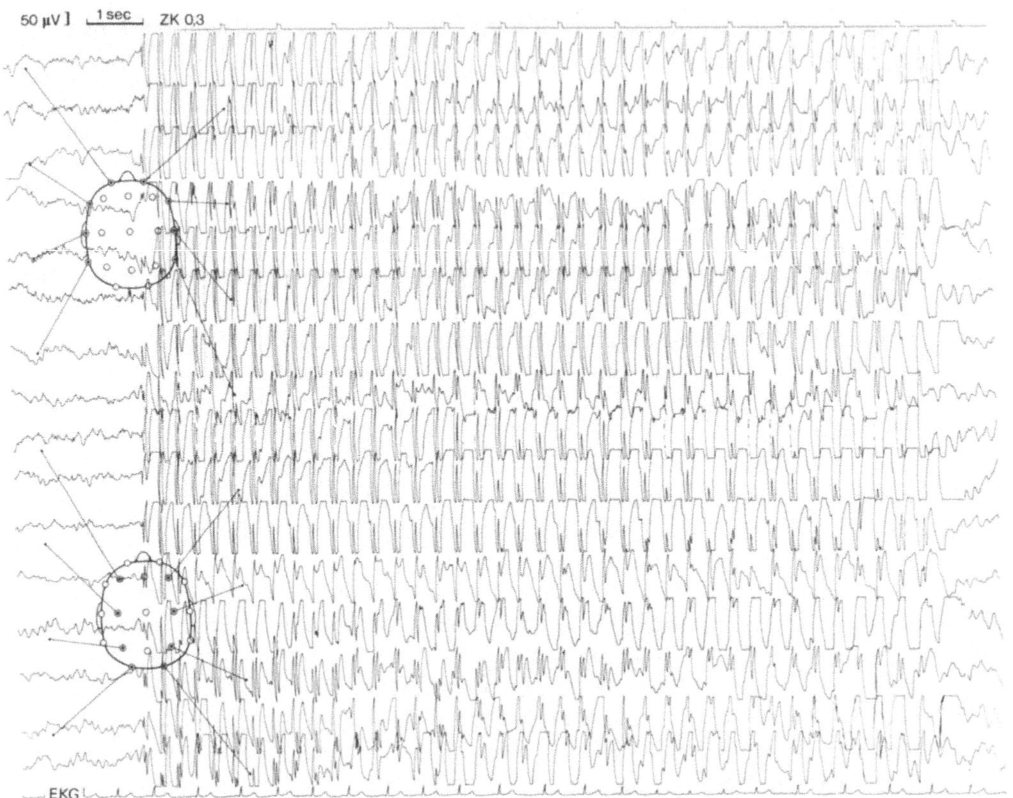

Abb. 20. EEG-Muster während einer 15 Sekunden dauernden typischen Absence beim Kind. Die bilateral-synchronen Spike-Wave-Komplexe zeigen in der 1. Absencenphase eine Frequenz von 3/s und verlangsamen sich später auf 2,5/s. (EEG Nr. L 40.29; Ableitung gegen Durchschnitts-referenz nach Goldman-Offner)

Zu beachten ist, daß die pyknoleptischen Absencen durch eine 3- bis 4 minu-tige *Hyperventilation* – also durch tiefes Ein- und Ausatmen – häufig *provoziert* werden können. Ein positives Ergebnis eines solchen einfachen diagnostischen Testes kann die Abgrenzung der Absencen gegenüber einer banalen Unaufmerk-samkeit und „Verträumtheit" gesunder Kinder erleichtern.

Bei der juvenilen idiopathischen Epilepsie mit Absencen („nicht pyknoleptische Absencenepilepsie") zeigt das Erkrankungsalter einen Gipfel zwischen dem 10. und 14. Lebensjahr. Das Überwiegen weiblicher gegenüber männlichen Patienten ist weniger deutlich ausgeprägt als bei der Pyknolepsie. Die Absencen treten hier *nicht* tagtäglich gehäuft, sondern entweder zykloleptisch, das heißt periodisch ge-häuft, oder spanioleptisch, also selten und vereinzelt, auf [84]. Bei manchen Pa-tienten werden dabei statt 3/s Spitzen-Wellen, multiple Spitzen-Wellen-Komplexe elektroenzephalographisch erfaßt (Abb. 21). Ansonsten gibt es keine relevanten Unterschiede gegenüber der Pyknolepsie.

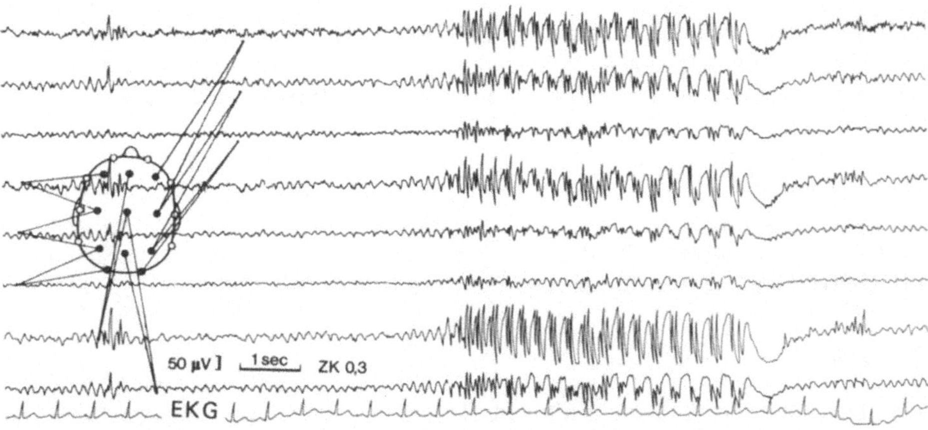

Abb. 21. Paroxysmale, multiple Spike-Wave-Komplexe mit Spannungsmaximum frontozentral in der Mittellinie und einer geringfügig stärkeren Ausbreitung nach rechts, während einer 6 Sekunden dauernden Absence beim Erwachsenen. Der 37 jährige Mann leidet seit der Pubertät an therapieresistenten Absencen und seltenen Grand mal-Anfällen. (EEG Nr. H 5.92)

Terminologische und ätiopathogenetische Daten

Weder die Ätiologie noch der Ausgangsort der gesteigerten neuronalen Entladungen sind bei Pyknolepsie bekannt. Sie galt noch vor 20 Jahren als ein Musterbeispiel einer „zentrenzephalen Epilepsie" mit mutmaßlichem Entstehungsort in den mittelliniennahen Strukturen des oberen Hirnstammes (vgl. S. 2). Die Richtigkeit dieser Annahme wurde später in Frage gestellt [7]. Tierexperimentelle Untersuchungen von GLOOR [59] weisen darauf hin, daß beim Entstehen des hirnelektrischen Absencen-Korrelats der bilateral-synchronen Spike-Wave-Komplexe, folgende drei zerebrale Ebenen beteiligt sind:

– Die Hirnrinde, die eine herabgesetzte Erregbarkeitsschwelle aufweist.
– Das thalamische retikuläre System, welches die mittelliniennahen und die intralaminären Kerne umfaßt, und dem die Rolle eines Auslösers („Triggers") kortikaler Spike-Wave-Paroxysmen zukommt.
– Schließlich die Formatio reticularis des Hirnstammes, deren Aktivitätsminderung das Auftreten der Spike-Wave-Paroxysmen begünstigt.

Die Häufigkeit der Fälle mit bekannter familiärer Epilepsiebelastung ist relativ groß und beträgt je nach Autor 7–25%. Bei monozygoten Zwillingen fand LENNOX [111] eine Konkordanz von 84,3% für 3/s Spike-Wave-Paroxysmen. METRAKOS und METRAKOS [129] haben nachgewiesen, daß ihre Penetranz zwischen dem 5. und 17. Lebensjahr am größten ist. 45% der Zwillingsgeschwister von Kranken mit einer „zentrenzephalen Epilepsie" zeigten ebenfalls generalisierte Spike-Wave-Ausbrüche im EEG. Bei älteren Zwillingsgeschwistern sowie bei den Eltern der Zwillinge konnte nur selten und nach dem 42. Lebensjahr gar nicht mehr eine Spike-Wave-Aktivität erfaßt werden [130]. METRAKOS und METRAKOS haben einen autosomal-dominanten Erbgang für eine Epilepsie mit 3/s Spike-Wave-Paroxysmen postuliert [129]. DOOSE und Mitarbeiter [42, 58] teilen diese Ansicht nicht und sind der Auffassung, daß für das Entstehen dieser Epilepsieform mehrere voneinander unabhängige genetische Faktoren verantwortlich sind. Ob und gegebenenfalls welche Rolle im ätiologischen Bündel auch exogene Noxen spielen, bleibt nach wie vor unbekannt.

Von praktischer Bedeutung ist die Tatsache, daß die typische Pyknolepsie so gut wie niemals Ausdruck eines grob organischen zerebralen Leidens, insbesondere eines Hirntumors ist. Somit *erübrigt sich hier eine computertomographische (CT) Hirnuntersuchung*. Bei der nicht pyknoleptischen Absencenepilepsie kommt in Ausnahmefällen eine organische Genese in Frage [94].

Therapie

Die Therapie der Wahl ist Valproat (Depakine, Ergenyl, Convulex, Leptilan, Mylproin, Orfiril). Die Durchschnittsdosis beträgt 20–25 mg/kg Körpergewicht/ Tag, verteilt auf 3 Tagesgaben. Magensaftresistente Dragées sind den Tabletten – die relativ häufig Magenbeschwerden verursachen – vorzuziehen. Wegen Gefahr einer Lebertoxizität [30, 179, 203] sollen vor Beginn und während der Valproat-Behandlung Kontrollen der Leberfunktionen erfolgen (s. S. 162). Aus gleichen Gründen wird die Therapie einschleichend (Beginn mit 10 mg/kg KG/Tag) eingeleitet.

Als Alternativbehandlung ist Ethosuximid (Suxinutin, Petinimid, Petnidan, Pyknolepsinum, Simatin) 20–25 mg/kg Körpergewicht/Tag mit Zusatz niedriger Phenobarbitaldosen zu empfehlen. Bei therapieresistenten Fällen können Valproat und Ethosuximid miteinander kombiniert werden. Das relativ toxische Ethadion (Petidion, Petidiol) wird heutzutage nur noch ausnahmsweise angewendet.

Mit einer allmählichen Medikamentenreduktion soll frühstens nach einer 3jährigen Absencenfreiheit begonnen werden, vorausgesetzt, daß das EEG keine Spike-Wave-Paroxysmen aufweist. Persönlich neigen wir dazu in der Pubertätsphase die Therapie nicht abzubauen. Es gibt aber Literaturhinweise dafür, daß die Rezidivgefahr in der Pubertät nicht überdurchschnittlich groß ist [48, 184, 186].

Prognose

Die Angaben betreffend der Heilungsquote, bzw. betreffend eines späteren Hinzutretens von Grand mal-Anfällen variieren erheblich [11, 33, 116, 157]. Die frühere Meinung von JANZ [84], daß Pyknolepsien in der Regel ein „Petit mal-Vorspiel späterer Grand mal-Epilepsien bedeuten", trifft anscheinend vor allem bei nicht oder bei nicht adäquat behandelten Patienten zu. In den meisten Fällen kann der Krankheitsverlauf durch die Art der Therapie wesentlich beeinflußt werden. Adäquat behandelte Kinder werden gewöhnlich absencenfrei und leiden auch nicht an Grand mal-Anfällen [37, 43, 136]. Bei Patienten, bei denen die Absencen bis ins Erwachsenenalter oder gar bis ins Senium fortdauern [140, 160] ist hingegen ihr Alternieren mit Grand mal-Anfällen die Regel. Das Fortdauern von Absencen als *einzige* Art epileptischer Manifestation bis in die höhere Altersstufe ist eine Rarität.

1.2 Absencen im Rahmen einer symptomatischen generalisierten Epilepsie („atypische" Absencen)

Hier einzuordnen sind all jene Patienten mit Absencen, bei denen die anamnestischen Daten, die Resultate psychologischer, neurologischer und/oder elektroenzephalographischer Untersuchungen einen zugrundeliegenden organischen Hirnschaden anzeigen. In solchen Fällen kann:

– die Anamnese auf durchgemachte *relevante* Hirnaffektionen hinweisen,
– die psychomotorische Entwicklung und der Neurostatus abnorm sein,
– das EEG irreguläre Spike-Wave-Komplexe variabler, gewöhnlich niedriger, Frequenz oder gar polymorphe Spitzenpotentiale zeigen. Sie weisen oft eine Seitenbetonung und/oder einen fokalen Beginn bzw. ein fokales Abklingen auf (Abb. 22).

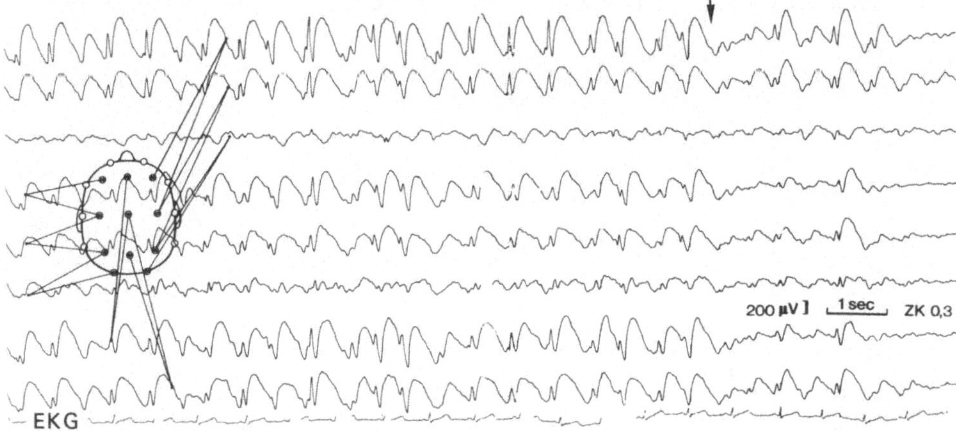

Abb. 22. Langsame (um 1,5/s) Spike-Wave-Aktivität, die fronto-zentral rechts betont ist und nach Ansprechen des Patienten (Pfeil) über der linken Hemisphäre (4. und 5. Linie) prompt, über der rechten (1. und 2. Linie) mit Verzögerung abklingt. Der 10jährige Knabe leidet seit einem schweren Schädel-Hirn-Trauma im Alter von 7 Jahren alternierend an atypischen Absencen und Grand mal-Anfällen. (EEG Nr. K 10.69)

Dabei unterscheiden sich die Absencen in ihrer klinischen Phänomenologie nicht oder nur wenig von jenen bei Pyknolepsie. In der Regel treten sie nicht täglich gehäuft, sondern vereinzelt auf und zeigen einen weniger abrupten Beginn und ein weniger abruptes Abklingen als dies bei pyknoleptischen Absencen der Fall ist.

Absencen im Rahmen einer symptomatischen generalisierten Epilepsie können im Vorschul- oder Schulalter beginnen. Sie manifestieren sich aber häufig bereits in den ersten Lebensjahren, wobei dann die Übergänge zu den im Kapitel IV, S. 23, beschriebenen frühkindlichen epileptischen Syndromen fließend sind. In anderen Fällen treten die „atypischen" Absencen erstmals nach dem 20. Lebensjahr auf [160].

Terminologische und ätiopathogenetische Daten

Auf Grund der Ergebnisse von EEG-Ableitungen mit Tiefenelektroden ist bei Absencen im Rahmen symptomatischer generalisierter Epilepsien der Ausgangsort gesteigerter neuronaler Entladungen in den vorderen Anteilen der Medianfläche der Frontalrinde zu vermuten. Die Spike-Wave-Paroxysmen wären dabei als Ausdruck einer sekundären Generalisierung epileptischer Erregungen aufzufassen [7, 86, 137, 144, 191].

Die Ätiologie kann vielfach nicht eruiert werden. Anscheinend am häufigsten handelt es sich um Folgen residualer perinataler oder im Säuglingsalter erworbener Affektionen traumatischer oder infektiöser Genese. Bei einem Teil der Patienten können narbige oder atrophische Veränderungen bzw. Arachnoidalzysten anläßlich einer computertomographischen (CT) Hirnuntersuchung nachgewiesen werden [104]. Von anderen möglichen Ursachen sind vor allem phakomatöse Fehlbildungen (tuberöse Hirnsklerose Bourneville oder M. Recklinghausen), sowie Schädel-Hirn-Traumen im Kindes- bzw. im Jugendalter, zu erwähnen. Hirn-

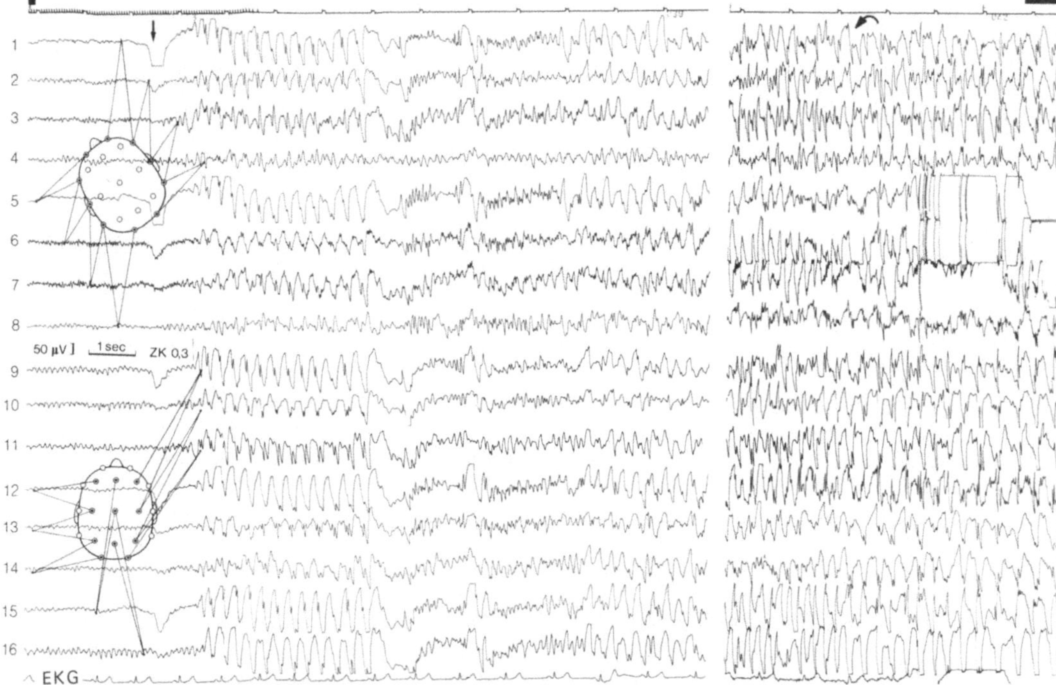

Abb. 23. Durch Lidschluß (↓) während Photostimulation wird bei einer 22jährigen Frau vorerst eine Absence ausgelöst. Sie ist von 3/s Spike-Wave-Komplexen begleitet, die vor allem in den parasagittalen Regionen rechts akzentuiert sind. Danach allmählicher Wandel in einen Adversivanfall nach links (⌃). Gleichzeitig irreguläre, polymorphe EEG-Anfallsaktivität mit deutlicher Rechtsbetonung. Dies ist am besten in den postzentralen und parietookzipitalen Regionen erkennbar (vgl. *10./11.* und *13./14.* Linie). Zwischen den beiden Bildteilen wurde ein Kurvenabschnitt von 24 Sekunden ausgelassen. Seit einer Glomerulonephritis im Alter von 9 Jahren leidet die Patientin alternierend an Absencen und Krampfanfällen. Der Neurostatus und das CT sind normal. (EEG Nr. L 65.62)

tumoren bilden eine Rarität. Eine solche Möglichkeit soll dann differentialdiagnostisch in Erwägung gezogen werden, wenn sich die Absencen erstmals im Erwachsenenalter manifestieren und die Anamnese in bezug auf durchgemachte Hirnaffektionen stumm ist.

Therapie

Die Behandlung unterscheidet sich nicht von der einer Pyknolepsie (s. S. 50). Bei Therapieresistenz auf Valproat oder Ethosuximid kann hier Mesuximid sive Methsuximid (Petinutin) oder aber Clonazepam (Rivotril) angewendet werden.

Prognose

Sie variiert von Fall zu Fall erheblich und hängt hauptsächlich von der Art und dem Schweregrad der dem Leiden zugrundeliegenden Hirnaffektion ab. Im allgemeinen muß hier häufiger als bei der Pyknolepsie, sowohl mit Therapieresistenz, als auch mit einem Hinzutreten von Grand mal-Anfällen gerechnet werden. Gelegentlich werden die Absencen von psychomotorischen Anfällen abgelöst oder sie treten alternierend mit letzteren auf [41, 147]. Ausnahmsweise kann es im Laufe des gleichen paroxysmalen Geschehens zu einem Wandel einer Absence in eine andere Anfallsform kommen (Abb. 23).

1.3 Absencen im Rahmen einer schwer klassifizierbaren generalisierten Epilepsie

Bei 25–30% aller Patienten mit Absencen und generalisierten Spike-Wave-Paroxysmen werden minime klinische und/oder elektroenzephalographische (Abb. 19) Besonderheiten erfaßt, die weder eine eindeutige Zuordnung zur Gruppe idiopathischer, noch zu jener symptomatischer Epilepsien gestatten [33, 137]. Für derartige Fälle wurde die Bezeichnung eines „intermediären Petit mal" vorgeschlagen [116]. Sie werden gemäß den auf S. 50 dargestellten Richtlinien behandelt und müssen in der Regel nur dann neuroradiologisch abgeklärt werden, wenn bei klinischen und elektroenzephalographischen Kontrolluntersuchungen eine Progredienz der Befunde festgestellt wird.

1.4 Absencenartige Anfälle bei fokalen Epilepsien

Die Unterscheidung zwischen Absencen im Rahmen generalisierter Epilepsieformen und absencenartigen Anfällen bei fokalen sive partiellen Epilepsien kann schwierig sein. Dies vor allem allein aufgrund der Anamnese, gelegentlich aber sogar bei direkter Beobachtung des Anfallsgeschehens. Am häufigsten handelt es sich dabei um abortive psychomotorische Attacken („fausses absences temporales"), bei denen es nicht oder nur in einer abgeschwächten Form zu Automatismen und/oder zu einer psychomotorischen Unruhe gekommen ist (s. S. 50). Sie können sich sowohl bei Kindern als auch bei Erwachsenen verschiedener Altersstufen manifestieren. Bei behandelten Patienten mit fokal-motorischen Jackson-

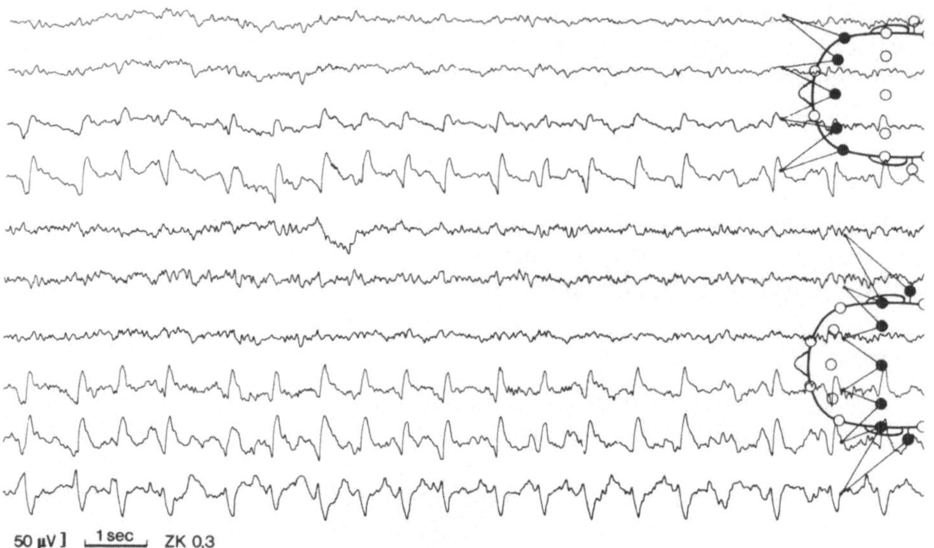

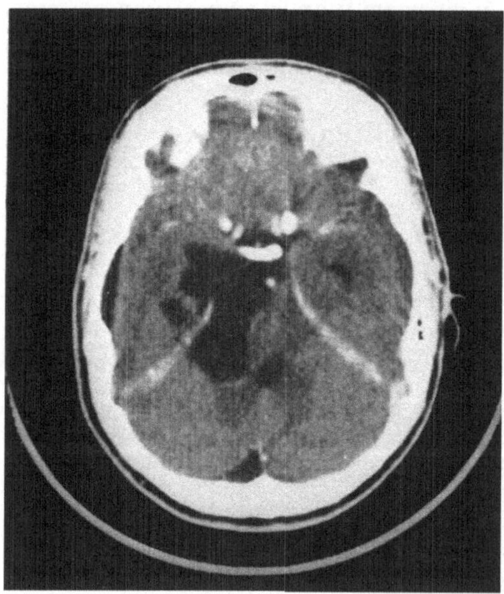

▲ Abb. 24. Linkstemporale EEG-Anfallsentladungen (Sharp waves bzw. Sharp-and-Slow-Waves) während eines rudimentären ("absencenartigen") psychomotorischen Anfalles. Bei der 37 jährigen Frau wurde nachträglich im CT ein pathologischer – auf eine Arachnoidalzyste verdächtiger – Prozeß festgestellt. Eine weitere Abklärung fand nicht statt. (EEG Nr. L 79.88)

◄ Abb. 25. CT-Hirnbild der gleichen Patientin wie in Abb. 24. Es zeigt einen breiten hypodensen Bezirk infratentoriell links, der sich bis nach temporal ausdehnt. (CT nach Kontrastmittel, Nr. 2098/84)

bzw. Adversivanfällen wird gelegentlich ebenfalls eine auf Sprechhemmung, Mydriase und/oder Lidflattern beschränkte Symptomatik beobachtet [91]. Dies vor allem bei Affektionen der supplementären motorischen Region [143, 144] (s. S. 72).

Bei erstmaligem Auftreten absencenartiger Störungen im Erwachsenenalter muß immer die Möglichkeit rudimentärer fokaler Anfälle in Betracht gezogen werden. Lokal umschriebene Veränderungen in einem im anfallsfreien Intervall aufgenommenen EEG erhärten diesen Verdacht. Diagnostisch beweisend sind fokale Anfallsentladungen, die während einer solchen Krise elektroenzephalographisch erfaßt wurden (Abb. 24 u. 25). Die Unterscheidung zwischen Absencen im Rahmen generalisierter Epilepsieformen und absencenähnlichen fokalen Krisen ist nicht nur im Hinblick auf unterschiedliche Therapie, sondern auch insofern relevant, als es sich bei den letzteren nicht selten um den Ausdruck eines operationsbedürftigen zerebralen Leidens (Tumor, Gefäßmißbildung) handelt. Bezüglich Ätiopathogenese, Abklärung, Therapie und Prognose fokaler Epilepsien verweisen wir auf S. 58–60 und 71–72.

1.5 Absencenartige nichtepileptische Phänomene bei zerebraler Ischämie

Von den nichtepileptischen Erkrankungen *in der mittleren und höheren Altersstufe* werden vor allem flüchtige Symptome einer leichteren zerebralen Ischämie mit Absencen verwechselt. Einige Sekunden dauernde Bewußtseinsstörungen im Rahmen eines Adams-Stokes-Syndroms, einer Husten- bzw. Lachsynkope oder einer vertebrobasilären Insuffizienz sind sekundäre hypoxische zerebrale Phänomene, denen im Gegensatz zu epileptischen Absencen keine Zunahme, sondern eine Abnahme der neuronalen Entladungsfrequenz zugrunde liegt.

Die Diagnose läßt sich häufig bereits aufgrund des vom Patienten geschilderten Auslösungsmechanismus stellen. In Zweifelsfällen kann man versuchen, derartige Anfälle während einer polygraphischen (elektroenzephalographischen und elektrokardiographischen) Untersuchung zu erfassen bzw. zu provozieren, oder aber Langzeitaufzeichnungen mittels eines Miniatur-EEG/EKG-Recorders zu veranlassen. Im EEG werden dann keine Spitzen, bzw. Spitzen-Wellen-Komplexe, sondern eine Verlangsamung und – im Falle einer länger dauernden Ischämie – eine passagere völlige Depression der Hirnstromaktivität beobachtet (s. S. 107). Die Therapie richtet sich nach der Art der Grundkrankheit.

2 Verwirrtheits-, Unruhe- und/oder traumähnliche Zustände von einer ½–2 Minuten Dauer

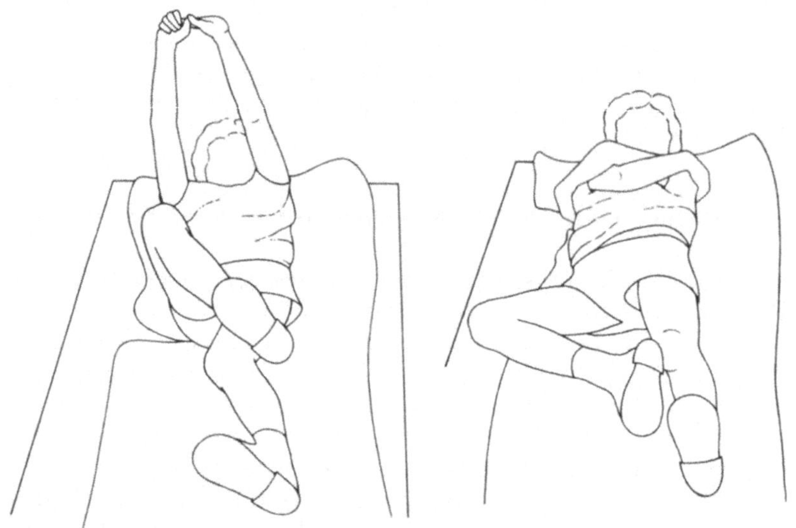

Abb. 26. Durch Verwirrtheit und motorische Unruhe gekennzeichnete Anfallssymptomatik. Bewegungsabläufe gezeichnet nach Filmaufnahmen. (Mario G., 9 Jahre)

Allerwahrscheinlichste Diagnose: *Psychomotorische Anfälle im Rahmen einer Temporallappen-Epilepsie (sive: psychomotorische Epilepsie).* Differentialdiagnose s. S. 60/61)

Charakteristika

– Erstmanifestation sowohl bei Kindern als auch bei Erwachsenen verschiedener Altersstufen möglich. Das Maximum der Erkrankungshäufigkeit liegt zwischen dem 10. und 20. Lebensjahr [84].
– Anfallsfrequenz individuell variabel, meist periodisch gehäuft ein paar mal wöchentlich bis ein paar mal monatlich, selten mehrmals täglich, ausnahmsweise statusartig (s. S. 64).
– Formenreiche klinische Anfallssymptomatik gekennzeichnet durch: Schleichend einsetzende Verwirrtheit, Unansprechbarkeit, einfache Automatismen – am häufigsten aus der oralen Sphäre wie Schmatzen, Schlucken oder Kauen –, motorische Unruhe, gelegentlich auch komplizierte, allerdings sinnlose Handlungen (Abb. 26); darauffolgende allmähliche Reorientierungsphase [25, 36, 44, 75, 84, 183, 201].
– Häufig subjektive traumähnliche Phänomene („dreamy state") entweder als Aura, die einen psychomotorischen Anfall einleitet, oder als ein eigenständi-

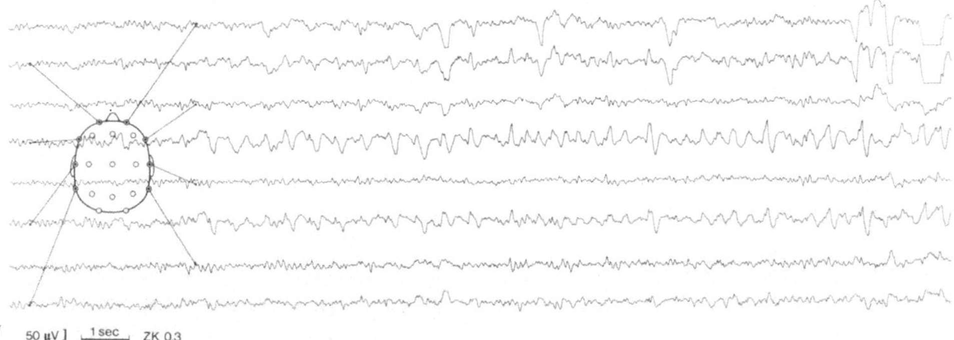

27 50 µV] 1 sec ZK 0,3

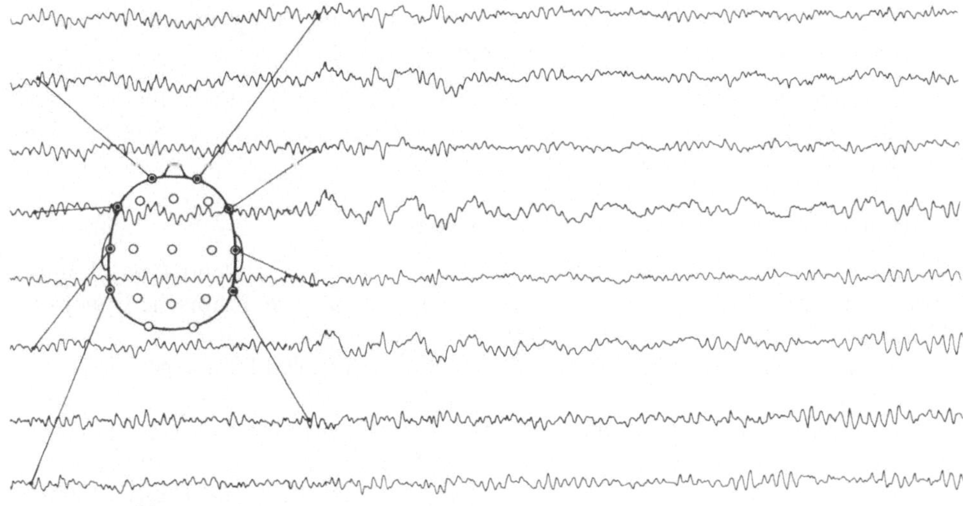

28 50 µV] 1 sec ZK 0,3

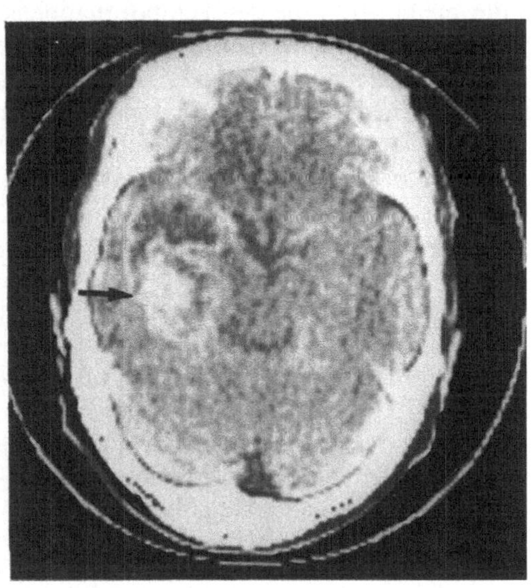

29

Abb. 27. Linkstemporale EEG-Anfallsentladungen (4. und 6. Linie) im psychomotorischen, tumorbedingten, Anfall. (EEG Nr. L 17.82; Ableitung gegen Durchschnittsreferenz nach Goldman-Offner)

Abb. 28. Gleiche Untersuchung wie in Abb. 27. Im anfallsfreien Intervall linkstemporaler, diskontinuierlicher Herd langsamer (Delta-) Wellen

Abb. 29. CT-Hirnbild des gleichen Patienten wie in Abb. 27 und 28. Pathologische, auf ein Gliom hinweisende, Hyperdensität in der Inselregion und im Stammganglienbereich links. In der Randzone auch hypodense Areale. (CT nach Kontrastmittel, Nr. 1329/83)

ges Anfallsgeschehen. Dabei treten Déjà-vu- oder Jamais-vu-Erlebnisse auf, bei denen ein fremdes als ein bereits erlebtes Ereignis und ein gut Bekanntes als ein Fremdes empfunden wird. Gelegentlich auch Geruchs- oder Geschmackshalluzinationen meist von unangenehmem Charakter („Uncinatus-Anfälle"); es liegen ihnen überdurchschnittlich häufig Temporallappen-Tumoren zugrunde [131, 195].

– Seltener andersartige Anfallsmanifestationen, wie absencenartige Störungen (s. S. 54) oder synkopenartige Phänomene (s. S. 94).

– Temporal – etwas häufiger links als rechts – lokalisierte EEG-Veränderungen; im Anfall Dauerentladungen unterschiedlicher Morphologie (Abb. 27); im anfallsfreien Intervall bei ca. $^1/_3$ der Patienten eindeutige Spitzenpotentiale und bei einem weiteren Drittel unspezifische Störungen (Abb. 28). Bei einem Teil der restlichen Kranken gelingt es durch eine Untersuchung im Schlaf, temporale EEG-Veränderungen zu aktivieren [35, 138, 202].

Zu beachten: Für diagnostische Zwecke kann man gelegentlich einen psychomotorischen Anfall durch eine 3- bis 4 minutige Hyperventilation (s. S. 48) provozieren [118].

Terminologische und ätiopathogenetische Daten

Für diese Epilepsieform werden folgende Namen *synonym* verwendet: psychomotorische Epilepsie, Temporal- bzw. Schläfenlappenepilepsie, limbische Epilepsie, Uncinatus-Krisen, Oral Petit mal, Dämmerattacken.

Gemäß der aktuellen Klassifikation der Internationalen Liga gegen Epilepsie (s. S. 2) wird die psychomotorische Epilepsie den partiellen, sive fokalen Epilepsien zugeordnet und ein psychomotorischer Anfall als partieller Anfall mit komplexer Symptomatologie bezeichnet. Es handelt sich hier insofern um einen partiellen Anfall, als die Steigerung und Synchronisierung der neuronalen Entladungen – zumindest in der 1. Anfallsphase – nur bestimmte Hirnstrukturen, nämlich das limbische System, umfaßt. Zu diesem System (Abb. 30) gehören bekanntlich kortikale und subkortikale Formationen der medianen Teile des Temporallappens: der Hippocampus, die Area entorhinalis und der Nucleus amygdalae sowie die bereits zum Frontallappen gehörende Area septalis und der ganze, oberhalb des Balkens liegende Gyrus cinguli. Mit Hilfe stereo-elektroenzephalographischer Tiefenableitungen (s. S. 179) lassen sich fünf verschiedene anatomisch-klinische Typen psychomotorischer Anfälle ermitteln, von denen dem temporobasal-limbischen die größte Bedeutung zukommt [201].

Das limbische System ist durch eine besonders niedrige Anfallsschwelle gekennzeichnet. Es besitzt zahlreiche Verbindungen mit anderen Hirnbezirken, insbesondere auch mit der retikulären Formation des höheren Hirnstammes [3]. Auf diesem Wege kommt es nicht selten zu einer Generalisierung epileptischer Erregungen und zu einem Übergang eines psychomotorischen in einen Grand mal-Anfall. Treten diese beiden Anfallsformen nicht unmittelbar nacheinander, sondern alternierend auf, bleibt es häufig ungewiß, ob sie den Ausdruck einer unterschiedlichen Intensität und Ausbreitung von gleich lokalisierten limbischen Entladungen bilden, oder aber durch zwei verschieden lokalisierte epileptogene Areale bedingt sind.

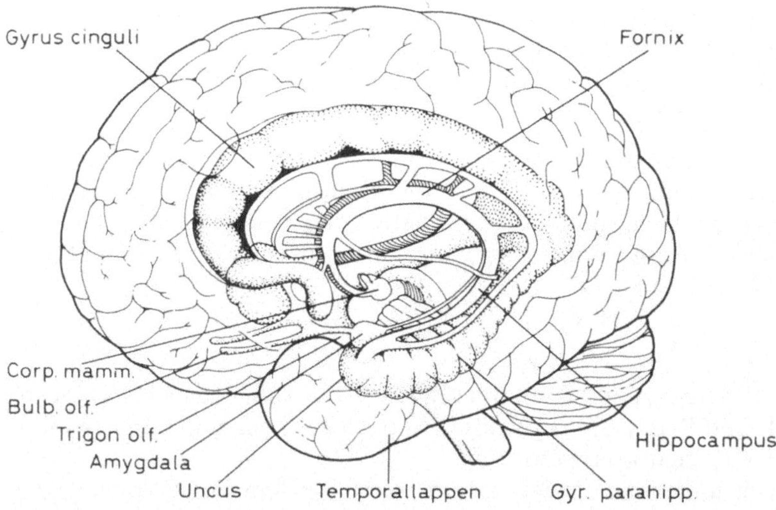

Abb. 30. Schematische Darstellung des limbischen Systems. (Aus AKERT [3] und SNYDER [174])

In 50 bis 75% der Fälle läßt sich die Ätiologie der psychomotorischen Epilepsie nicht eruieren. Unter den Fällen mit bekannter Ursache überwiegen mit 20% diejenigen mit traumatischen, entweder perinatalen oder späteren Hirnschäden [84]. Die Häufigkeit der Hirntumoren (Abb. 29) wird – je nach Krankengut – mit 5 bis 10% angegeben [57, 64, 78, 84, 168]. Bei zwei Drittel der tumorbedingten psychomotorischen Epilepsien liegen Schläfenlappengeschwülste vor [69].

Eine psychomotorische Epilepsie kann auch – obwohl seltener als eine generalisierte Epilepsieform – familiär vorkommen [87]. In einem großen Krankengut von nahezu 2000 Probanden mit psychomotorischen Anfällen hat JANZ [84] in 6,5% eine Belastung mit Epilepsie in der Verwandtschaft festgestellt. Bei selektionierten Patienten wurden kürzlich sogar 19% ermittelt [190]. Es wurden auch Fälle von monozygoten Zwillingspaaren mit einer psychomotorischen Epilepsie beschrieben, in deren Aszendenz und Deszendenz ein gehäuftes Auftreten temporaler EEG-Veränderungen beobachtet wurde [9].

Es ist aber zu betonen, daß eine rein genetische Ursache der psychomotorischen Epilepsie *eine Ausnahme* darstellt, und daß diese Ätiologie erst nach Ausschluß anderer möglicher exogener Faktoren und bei einer eindeutig positiven familiären Epilepsieanamnese angenommen werden darf.

Indikationen zu einer neuroradiologischen Abklärung

Eine Abklärung mittels computertomographischer (CT) Hirnuntersuchung ist angezeigt:

– Bei Beginn des Leidens nach dem 25. Lebensjahr, falls seine Genese durch eine durchgemachte schwere Hirnaffektion (Enzephalitis, offenes Schädelhirntrauma, zerebrovaskulärer Insult) nicht erklärt werden kann.

- Bei jüngeren Patienten mit neurologischen Abnormitäten und/oder einem Herdbefund im EEG unklarer Genese.
- Bei sämtlichen Fällen, die bei Verlaufsuntersuchungen eine Zunahme der neurologischen und/oder elektroenzephalographischen Symptomatik aufweisen.

Die neusten technisch-diagnostischen, sehr kostspieligen Verfahren, die Positronen-Emissions-Tomographie [182] und die Kernspinotomographie [1] sind bisher nur in wenigen hoch spezialisierten Zentren verfügbar. Die genauen Indikationen für diese Untersuchungen werden erst in einem späteren Zeitpunkt festgelegt werden können.

Therapie

Als gleichwertige Mittel erster Wahl werden Carbamazepin (Tegretol, Tegretal, Sirtal, Timonil) und Phenytoin (Epanutin, Antisacer, Citrullamon, Phenhydan, Phenytoin, Tacosal, Zentropil) betrachtet.

Grundsätzlich sollte man die Behandlung nur mit einem dieser Mittel beginnen. Bei Carbamazepin ist eine einschleichende Therapieeinleitung angezeigt. Zu Beginn werden nur 100 mg 2 × täglich verabreicht (s. S. 156). Die mittlere, therapeutisch wirksame Dosis beträgt bei Erwachsenen 10–15, und bei Kindern 15–20 mg/kg KG/Tag. Sie soll auf 3 Tagesgaben verteilt werden. Bei Bedarf kann diese Dosis allmählich – unter Kontrolle der Plasmakonzentration – bis zur Toleranzgrenze gesteigert werden. Die Durchschnittsdosierung von Phenytoin beträgt bei Erwachsenen 4, und bei Kindern 5–6 mg/kg KG/Tag. Wurde weder mit Carbamazepin noch mit Phenytoin in Monotherapie eine Anfallsfreiheit erreicht, können beide Mittel miteinander kombiniert werden.

Wenn notwendig kann auch Primidon (Mysoline, Liskantin, Mylepsin) entweder in Monotherapie oder in Kombination mit Phenytoin oder mit Carbamazepin angewendet werden. Seine Durchschnittsdosierung beträgt bei Erwachsenen 12 und bei Kindern 15 mg/kg KG/Tag. Als Medikamente dritter Wahl gelten: das Sultiam (Ospolot) und die Acetylharnstoffe (Pheneturid, Comitiadon).

Betreffend der seltenen Indikationen für eine operative Behandlung [21, 201] verweisen wir auf S. 179.

Prognose

Sie hängt vom Grundleiden ab. Bei Patienten ohne Hirntumore bzw. andere operationsbedürftige Leiden haben Tsai u. Schmidt [189] in nahezu $^2/_3$ der Fälle eine mindestens 2 Jahre anhaltende Anfallsfreiheit unter adäquater Pharmakotherapie festgestellt. Allerdings erlitt später die Mehrzahl der Kranken Anfallsrezidive, so daß eine 10jährige Anfallsfreiheit schließlich nur bei 6,5% des gesamten Patientenkollektivs nachzuweisen war. Betreffend der Langzeitprognose bei Patienten mit einer psychomotorischen Epilepsie, die bereits im Kleinkindes- bzw. Kindesalter begonnen hat, verweisen wir auf S. 34.

Differentialdiagnose

Die Unterscheidung von den auf S. 47 erwähnten „komplexen Absencen" kann ohne ein im Anfall abgeleitetes EEG schwierig sein. Ausnahmsweise werden

Übergangsformen zwischen Absencen und psychomotorischen Anfällen ange-troffen, die auch mit Hilfe eines Anfalls-EEG nicht klassifiziert werden können [93]. Diagnostische Schwierigkeiten bieten auch rezidivierende Verwirrtheitszu-stände ohne Vollbild einer psychomotorischen Attacke. Wenn weder das Wach- noch das Schlaf-EEG relevante temporale Veränderungen aufweisen, dann müs-sen differentialdiagnostisch folgende nicht epileptische Erkrankungen in Betracht gezogen werden: Hypoglykämische Zustände, anfallsartige vegetative Störungen im Rahmen eines Phäochromozytoms, beta-adrenerge Krisen [45], intermittieren-de vertebro-basiläre Insuffizienz, Hyperventilationstetanie oder andere psycho-gene Ausnahmezustände. Auch nächtliche Störungen (s. S. 140) wie Pavor noc-turnus oder Somnambulismus werden gelegentlich mit psychomotorischen An-fällen verwechselt.

3 Verwirrtheit und Antriebsstörungen während Stunden bis Tagen („Dämmerzustand")

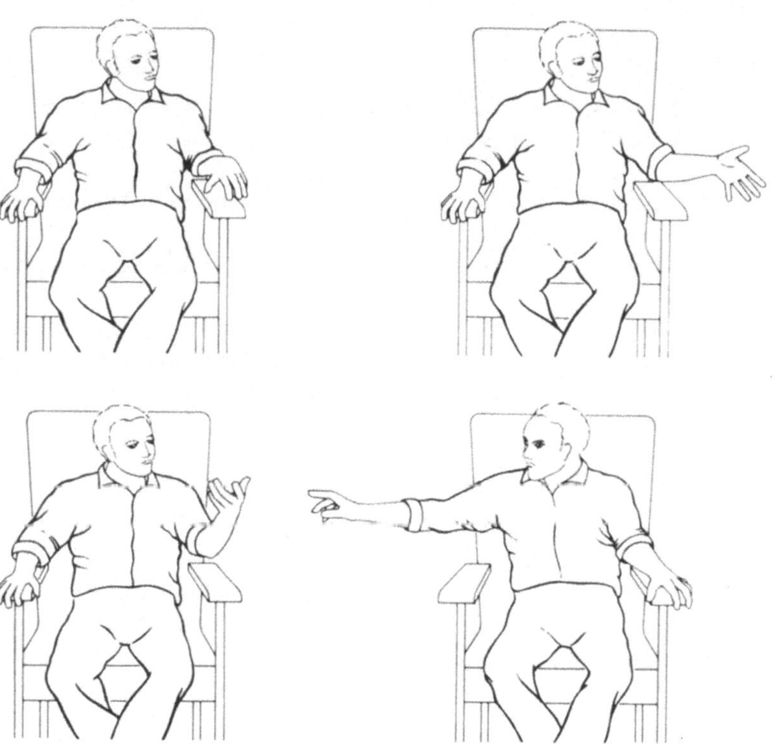

Abb. 31. Verwirrter, stark gestikulierender Epilepsiekranker im Status psychomotoricus. Ge-zeichnet nach Filmaufnahmen. (Giovanni M., 43 Jahre)

Differentialdiagnose

3.1 Dämmerzustand als direkter Ausdruck eines prolongierten epileptischen An-
    fallsgeschehens, etwa eines kontinuierlichen Petit mal-Status oder eines Sta-
    tus psychomotoricus
3.2 Postparoxysmaler Dämmerzustand
3.3 Organisches Psychosyndrom im Rahmen einer Progredienz des zerebralen
    Grundleidens (Tumor, Atrophie), welches sich bis dahin nur in epileptischen
    Anfällen äußerte
3.4 Exogene, mit Epilepsie nur indirekt verbundene Dämmerzustände, zum Bei-
    spiel bei einer Intoxikation mit Antikonvulsiva, oder infolge einer Hirnkon-
    tusion bzw. einer intrakraniellen Blutung nach Sturz im epileptischen Anfall
3.5 Verschiedenartige psychische Ausnahmezustände nicht epileptischer Genese

---

3.1 Dämmerzustand als direkter Ausdruck
eines prolongierten epileptischen Anfallsgeschehens

3.1.1 Petit mal-Status

Charakteristika [89, 100, 111]

- Auftreten meist bei Jugendlichen oder Erwachsenen und kaum vor dem 10.
  Lebensjahr; nach dem 40. Lebensjahr bedeutend häufiger bei Frauen als bei
  Männern.
- In der Vorgeschichte meist Einzelabsencen und/oder Grand mal-Anfälle. Sel-
  ten eine völlig stumme Epilepsieanamnese.
- Manifestationen gelegentlich entweder unmittelbar vor oder nach einem
  Grand mal-Anfall.
- Symptomatik in etwa $^2/_3$ der Fälle durch Antriebslosigkeit, Apathie und
  Schwerbesinnlichkeit gekennzeichnet. Der Patient wirkt unsicher und weist ei-
  ne Reihe intellektueller Fehlleistungen auf. Seltener werden lediglich Konzen-
  trationsstörungen und Unwohlsein oder aber schwere, bis zur Lethargie rei-
  chende psychopathologische Bilder beobachtet.
- Im EEG kontinuierliche, bilateral-synchrone, frontal betonte, meist irreguläre oder nur rudimentäre Spike-Wave-Formationen, die beim Augenöffnen
  entweder nicht oder nur passager blockiert werden.

Zu beachten: Die Ergebnisse eines „in flagranti" abgeleiteten EEG (Abb. 32)
sind für die Diagnose ausschlaggebend. Wenn während der ärztlichen Untersuchung der Dämmerzustand noch andauert, sollte sofort eine EEG-Untersuchung
veranlaßt werden.

Terminologische und ätiopathogenetische Daten

Folgende Namen werden für einen Petit mal-Status *synonym* verwendet: Kontinuierlicher Absencenstatus, Epilepsia minor continua, Lennoxscher Dämmerzu-

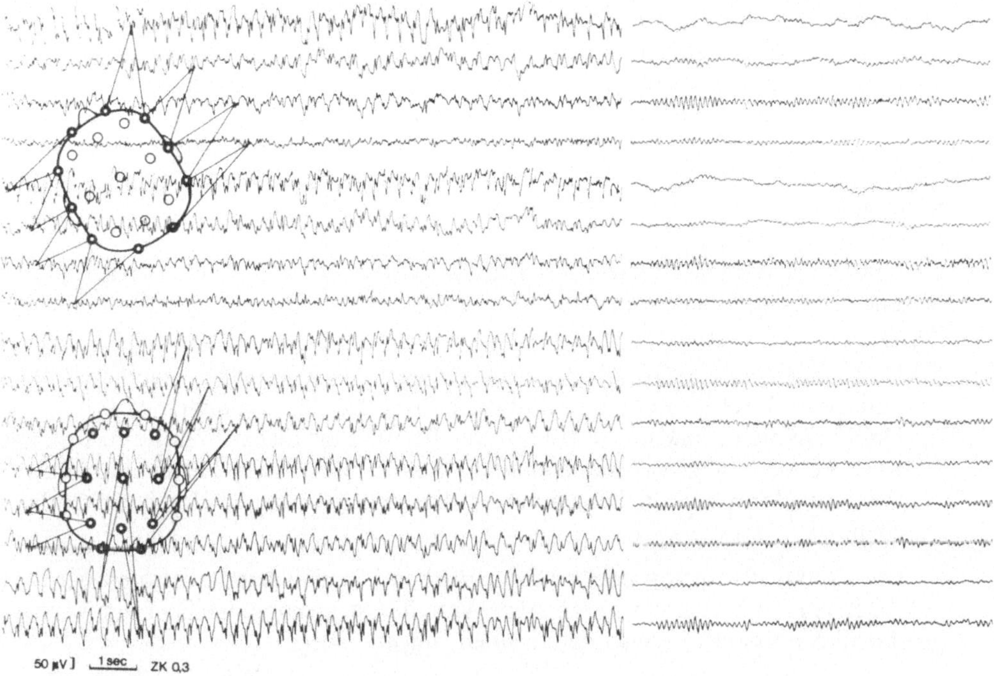

Abb. 32. EEG einer 40jährigen, seit Pubertät an Dämmerzuständen leidenden, Frau. *Links:* vor Behandlung, während eines kontinuierlichen Petit mal-Status mit rudimentärer klinischer Symptomatik, *rechts:* 4 Tage später unter Ethosuximid (Suxinutin)-Therapie. (EEG Nr. E 23.44)

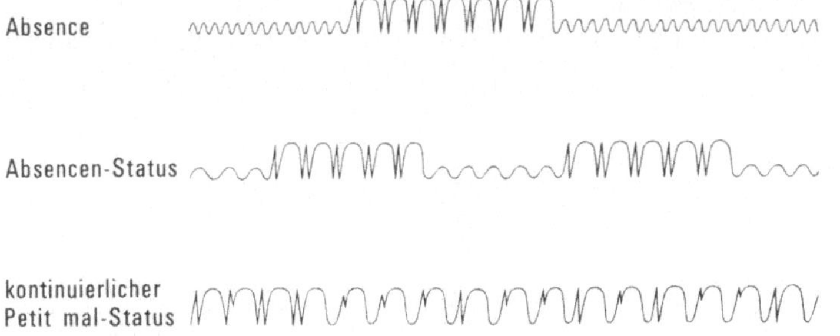

Abb. 33. Schematische Darstellung der EEG-Veränderungen bei einer Einzelabsence, einem Absencen-Status i.e.S. und einem kontinuierlichen Petit mal-Status

stand, Spike-Wave-Stupor. Ein Petit mal-Status ist *nicht* identisch mit einem Absencenstatus im engeren Sinne („diskontinuierlicher Absencenstatus"), der durch typische klinisch und elektroenzephalographisch voneinander abgrenzbare Absencen, in deren Intervall der Kranke das Bewußtsein nicht völlig wiedererlangt, gekennzeichnet ist (Abb. 33).

Ein Petit mal-Status, der bei Patienten mit einer vorbestehenden typischen Absencenepilepsie (s. S. 47) auftritt, bildet eine besondere Manifestationsart der letzteren und ist somit Ausdruck eines „idiopathischen" sive „generalisierten primären" Leidens. Ansonsten muß auch die Möglichkeit einer symptomatischen oder „generalisierten sekundären" Epilepsie (s. S. 51) in Betracht gezogen werden. Dies insbesondere dann, wenn das EEG asymmetrische oder gar fokale Veränderungen aufweist. Eindeutig organischer Genese sind Dämmerzustände, die im Kleinkindesalter im Rahmen des Lennox-Gastaut-Syndroms (s. Kapitel IV/2, S. 26) auftreten und durch eine langsame, diffuse Spike-Wave-Aktivität im EEG gekennzeichnet sind.

Die klinische Symptomatik des Petit mal-Status weist auf eine Dysfunktion folgender, für das Erhalten des Bewußtseins verantwortlicher Hirnstrukturen [32, 39] hin:

- Des aufsteigenden retikulären Systems, welches die Vigilanz sichert und das seinerseits durch frontale und limbische Projektionen moduliert wird.
- Der kortikalen Funktionskreise, welche für die Bewußtseinsinhalte zuständig sind. Sie umfassen hauptsächlich die Parietallappen beider Hemisphären, die Gyri cingulares und die benachbarten Areale der medianen Hemisphärenflächen.

Die Funktionsstörung dieser mutmaßlichen „Bewußtseinssubstrate" beruht auf einer lang anhaltenden neuronalen Aktivitätssteigerung, welcher ein Versagen kortiko-retikulärer Hemmechanismen zugrunde liegt.

Therapie

Während des Status i. v.-Injektion von Benzodiazepinderivaten. Dabei wird das Clonazepam (Rivotril) 1–2(3) mg – wegen einer anscheinend längeren Wirkungsdauer – dem Diazepam (Valium) 10–20 mg vorgezogen. Das Phenytoin ist *kontra*indiziert, da es u. U. einen Petit mal-Status fördern kann (s. auch S. 177).

Intervall-Behandlung mit Valproat oder Ethosuximid, wie bei Absencenepilepsie üblich (s. S. 50).

3.1.2 Kontinuierlicher Status psychomotoricus

Charakteristika [90]

- Auftreten meist bei Jugendlichen und Erwachsenen und nur ausnahmsweise vor dem 10. und nach dem 60. Lebensjahr, geringfügig häufiger bei Männern als bei Frauen.
- In der Vorgeschichte meist psychomotorische Einzelanfälle und/oder Grand mal-Anfälle. Daneben aber Vorkommen auch bei bis dahin Gesunden in akuten Stadien zerebraler Affektionen viraler, vaskulärer oder traumatischer Genese.
- Gelegentlich Manifestation entweder unmittelbar vor oder nach einem Grand mal-Anfall.
- Klinische Symptomatik formenreich, von Fall zu Fall variabel. Am häufigsten: Verwirrtheit, zeitliche und räumliche Desorientierung, Antriebsstörung, Sprachperseverationen. Manchmal Angstgefühle, Jamais-vu- oder Déjà-vu-Erlebnisse und Körperschemastörungen, oder aber produktiv-psychotische

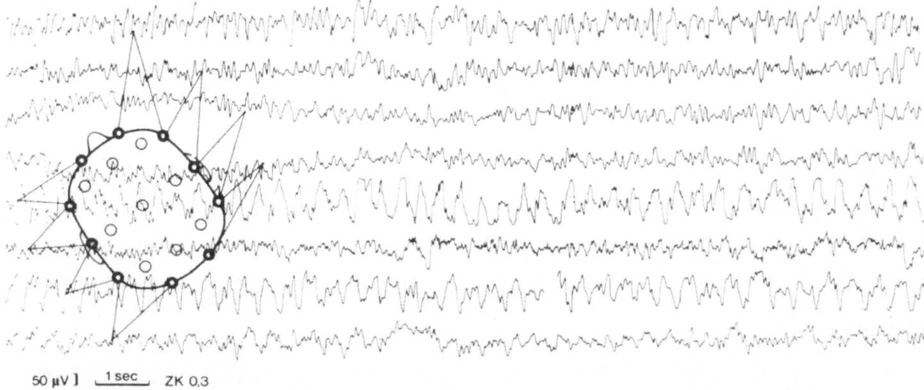

Abb. 34. Kontinuierliche epileptogene EEG-Aktivität temporal links (mit Phasenumkehr zwischen der 5. und 7. Linie) bei dem in Abb. 31 dargestellten Mann im Status psychomotoricus. (EEG Nr. K 1.49)

Symptome mit Wahnideen, Halluzinationen und Zwangshandlungen (s. Abb. 31).

– Im EEG meist temporal oder fronto-temporal lokalisierte, in der Regel einseitige oder einseitig betonte Anfallsaktivität individuell variabler Morphologie, Frequenz und Regelmäßigkeit. Sie tritt entweder kontinuierlich (Abb. 34) oder diskontinuierlich und dann in Form krisenhafter, nacheinander folgender Entladungsmuster in Erscheinung.

Zu beachten: Wie bei einem Petit mal-Status (s. S. 62) sind auch hier die Ergebnisse eines „in flagranti" abgeleiteten EEG für die Diagnose ausschlaggebend.

Terminologische und ätiopathogenetische Daten

Folgende Namen werden für den kontinuierlichen Status psychomotoricus synonym verwendet: Aura continua, temporaler Status epilepticus, kontinuierlicher Status partieller Anfälle mit komplexer Symptomatologie. Er sollte von einem diskontinuierlichen Status psychomotoricus abgegrenzt werden, der durch nacheinander folgende, klinisch und elektroenzephalographisch typische psychomotorische Einzelanfälle charakterisiert ist.

Sowohl der kontinuierliche als auch der diskontinuierliche Status psychomotoricus bilden eine besondere Manifestationsart der psychomotorischen Epilepsie und weisen somit die gleiche Ätiopathogenese wie die letztere auf (s. S. 58). Der Status ist dabei als Ausdruck eines längeren Versagens zerebraler Hemmechanismen und einer anhaltenden epileptischen Aktivitätssteigerung im Bereich der limbischen Formationen zu betrachten.

Der Pathomechanismus der nach medikamentöser Unterdrückung des Status gelegentlich zu beobachtenden psychotischen Episoden ist umstritten. Sie fallen unter den Oberbegriff der „alternativen Psychosen" [181], während welcher die Anfallspotentiale aus dem Elektroenzephalogramm verschwinden. Diese nicht nur bei Kranken mit einer psychomotorischen Epilepsie, sondern auch bei generalisierten Epilepsieformen zu beobachtende „forcierte EEG-Normalisierung" hat LANDOLT als Ausdruck einer Bremsung epileptischer Entladungen sowohl infolge medikamentöser Einwirkung als auch wegen einer emotionalen Spannung interpretiert [108, 109]. WOLF hingegen ist der Ansicht, daß dieser „Normalisierung" ein Projektionswandel epileptischer Erregungen zugrunde liegt. Sie würden demnach nicht mehr zum temporalen Neokortex projizieren, sondern stattdessen stärker im Bereich der limbischen bzw. retikulären Formation ausgeprägt sein [204, 205].

Therapie

Während des Status psychomotoricus – gleich wie bei einem Petit mal-Status (s. S. 64) – i. v.-Injektionen von Benzodiazepinderivaten (Rivotril oder Diazepam). Sie weisen neben einer antiepileptischen auch eine tranquillisierende Wirkung auf und verhindern möglicherweise das Auftreten obenerwähnter „alternativer Psychosen". In Fällen, bei denen es nicht gelingt, den Status mit Benzodiazepinderivaten rasch zu kupieren, wird Phenytoin (Phenhydan) angewandt, in der Regel mit einer initialen i. v.-Injektion von 500 mg, gefolgt von einer 12 stündigen Infusion von weiteren 750 mg (Phenhydan-Infusionskonzentrat).

Im störungsfreien Intervall Langzeittherapie mit Carbamazepin, Phenytoin oder Primidon, wie bei der psychomotorischen Epilepsie üblich (s. S. 60).

3.1.3 Schwer klassifizierbare epileptische Dämmerzustände

Dazu gehören einerseits psychische Ausnahmezustände, die bei Personen mit stummer Epilepsieanamnese im 5. bis 7. Lebensdezennium auftreten und von einer generalisierten atypischen Spike-Wave-Aktivität im EEG begleitet sind ["Continuing ictal confusion de novo in later life" (47)], und andererseits Kombinations- und Übergangsformen zwischen einem Petit mal-Status und einem Status psychomotoricus ["Borderline cases of Petit mal-Status" (71, 72)].

Ein Teil dieser Patienten reagiert ebenso gut wie jene mit typischem Petit mal-Status auf i. v.-Injektionen von Benzodiazepinderivaten. Gelegentlich besteht aber eine Therapieresistenz. Bei all diesen Fällen handelt es sich in der Regel um den Ausdruck einer symptomatischen („generalisierten sekundären") Epilepsieform. Ihre Ätiologie läßt sich allerdings häufig nicht eruieren.

3.2 Postparoxysmale Dämmerzustände

Eine Verwirrtheit und motorische Unruhe wird häufig unmittelbar nach Grand mal-Anfällen bzw. nach psychomotorischen Attacken beobachtet. In den meisten Fällen bilden sich diese Symptome innert weniger Minuten zurück. Ausnahmsweise kann aber ein derartiger Verwirrtheitszustand stunden- bis tagelang anhalten. Die Unterscheidung von einem Petit mal-Status bzw. Status psychomotoricus ist hier nur aufgrund des EEG möglich, welches keine Anfallsaktivität, hingegen langsame Abläufe aus dem Delta-Frequenzbereich aufweist.

Das Fehlen von Anfallsaktivität im Oberflächen-EEG schließt allerdings die Möglichkeit von Anfallsentladungen im Bereich der Formatio reticularis bzw. des limbischen Systems nicht aus [201]. Entgegen den früheren Auffassungen, daß es sich bei den postparoxysmalen Dämmerzuständen um „Erschöpfungspsychosen" infolge eines Anfallsgeschehens handelt, wird gegenwärtig angenommen, daß diesem psychopathologischen Bild tief lokalisierte, im konventionellen EEG nicht faßbare Anfallsaktivität zugrunde liegt [72, 205].

3.3 Organisches Psychosyndrom

Bei Patienten mit progredienten zerebralen Erkrankungen tumoröser oder atrophischer Genese bilden öfters epileptische Anfälle während Monaten oder Jahren

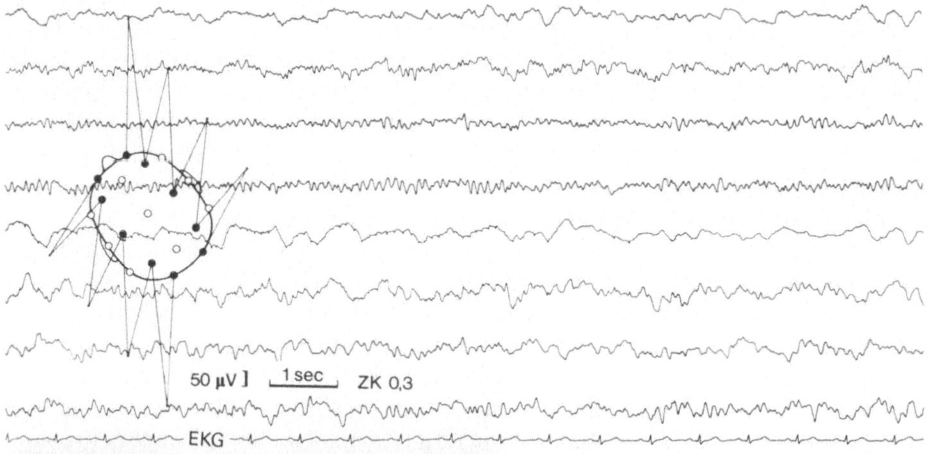

▲ **Abb. 35.** Ausgedehnte hirnelektrische Störung im Bereich der linken Hemisphäre mit Schwerpunkt der langsamen (Delta-) Wellen frontal (5. Linie). Die 59jährige Frau wies seit wenigen Wochen eine psychomotorische Verlangsamung auf und wurde mit Verdachtsdiagnose eines epileptischen Dämmerzustandes zur EEG-Untersuchung zugewiesen. (EEG Nr. L 65.36)

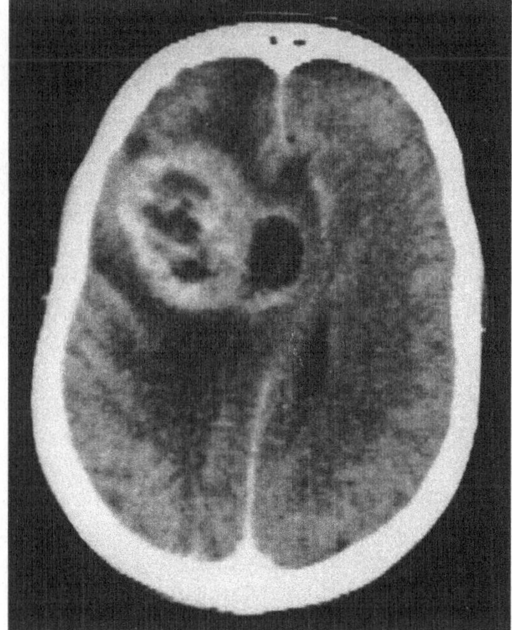

◄ **Abb. 36.** CT-Hirnbild der gleichen Patientin wie in Abb. 35. Großer, teils nekrotischer Tumor frontal und frontopräzentral links. (CT nach Kontrastmittel, Nr. 547/84)

das einzige Krankheitszeichen. In einer späteren Phase kommt es dann zu Bewußtseinseinengung und Antriebsstörungen, die anfänglich irrtümlicherweise als Ausdruck eines „Petit mal-Status" aufgefaßt werden können. Die Resultate einer EEG-Untersuchung – die keine statusartige Anfallsaktivität, hingegen einen Herdbefund aufweist – liefern in solchen Fällen entscheidende diagnostische Hinweise (Abb. 35 u. 36).

3.4 Exogene Dämmerzustände bei Epilepsiekranken

Zu den häufigsten Dämmerzuständen bei Epilepsiekranken gehören jene infolge einer Intoxikation mit Antiepileptika. Der klinischen Symptomatik geht hier oft eine Verlangsamung des EEG-Grundrhythmus voran. Müdigkeitsgefühl und Antriebsstörung wird bei Überdosierung verschiedener antiepileptischer Substanzen (Phenobarbital, Phenytoin, Carbamazepin, Valproat) beobachtet. Bei Epilepsiekranken, die unter Polytherapie stehen, ist es also aufgrund des klinischen Bildes häufig nicht möglich, das „schuldige" Medikament zu identifizieren und eine entsprechende Dosisreduktion vorzunehmen. Behilflich dabei ist die Bestimmung der Plasmakonzentration einzelner antiepileptischer Substanzen (s. S. 178).

Eine andere – allerdings seltenere – exogene Störung bildet das Schädel-Hirntrauma beim Sturz im epileptischen Anfall. Eine ungewöhnlich lange postkonvulsive Bewußtseinsstörung bzw. eine erneute Somnolenz oder Verwirrtheit nach passagerer Aufhellung des Bewußtseins weist auf die Möglichkeit einer Hirnkontusion oder gar eines intrakraniellen Hämatoms hin. Eine Mydriasis kann die Seite des Hämatoms anzeigen, ein blutiger Liquor cerebrospinalis erhärtet die Diagnose. Notfallmäßige CT-Untersuchung und Hospitalisation auf einer neurochirurgischen Abteilung sind in derartigen Fällen unerläßlich.

3.5 Psychische Ausnahmezustände nichtepileptischer Genese

Verschiedenartige sowohl *direkte zerebrale Affektionen* entzündlicher, vaskulärer oder traumatischer Genese *als auch schwere metabolische Störungen*, insbesondere Urämie, Hypoglykämie (Abb. 37), Präkoma diabeticum oder hepaticum, können einem erschwerten Auffassungsvermögen und psychomotorischer Verlangsamung zugrunde liegen. Bei Patienten mit Meningealzeichen liefern dann häufig die Untersuchung des Liquor cerebrospinalis und in anderen Fällen die Bestimmung der biochemischen Blutwerte entscheidende diagnostische Hinweise.

Unter Umständen muß als Ursache eines psychischen Ausnahmezustandes auch ein Drogenabusus und – bei Personen höherer Altersstufe – eine *„amnestische Episode"* in Betracht gezogen werden. Die letztere ist durch plötzlich einsetzende, Stunden dauernde Verwirrtheit, zeitliche, seltener auch örtliche Desorientiertheit, gestörte Merkfähigkeit und eine sich über Stunden bis Jahre erstreckende retrograde Amnesie gekennzeichnet. Sie tritt gelegentlich nach physischen Anstrengungen, Baden, Haarewaschen, chiropraktischen Manipulationen, bzw. Schädel- oder Halswirbelsäulentraumen, auf. Ihre Pathogenese ist nicht genau

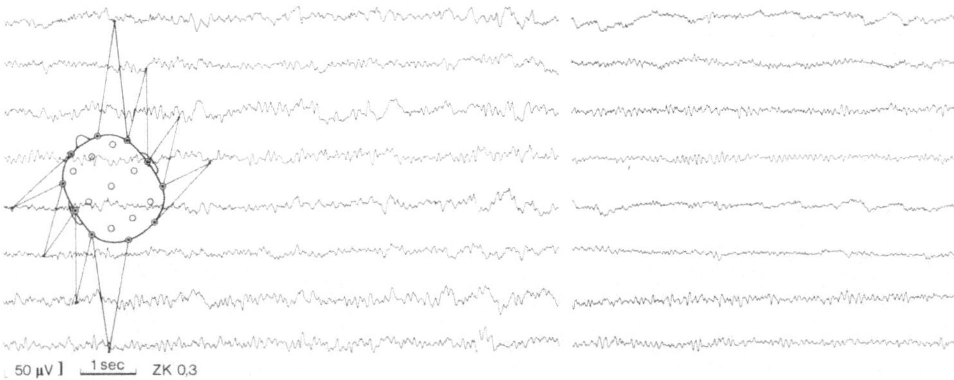

Abb. 37. Metabolisch bedingte Verwirrtheit und EEG-Veränderungen bei einem 37jährigen, an Hyperinsulinismus leidenden Mann. *Links:* während eines hypoglykämischen Zustandes (Blutzucker 18 mg-%) diffuse Häufung von Theta- und Delta-Wellen sowie – vor allem im Bereich der rechten Hemisphäre – einzelne steilere Potentiale. *Rechts:* 6 Minuten später, nach i.v. Glucose-Injektion, Rückbildung der elektroenzephalographischen (und klinischen) Symptomatik. (EEG Nr. E 35.57)

bekannt, in erster Linie wird aber eine passagere Durchblutungsinsuffizienz im vertebrobasilären Stromgebiet vermutet [134]. Fließende Übergänge zwischen einer amnestischen Episode und einem epileptischen Dämmerzustand vaskulärer Genese kommen vor [92, 165].

Aufgrund ihrer klinischen Phänomenologie sind *hysterische Dämmerzustände* nicht immer leicht von epileptischen zu differenzieren. Nach RABE hat ihr Erscheinungsbild häufig einen demonstrativen oder appellativen Charakter [149]. Gelegentlich können die zugrundeliegenden spezifisch-neurotischen Konfliktsituationen anamnestisch eruiert werden, dies öfters bei einer von früher her als „hysterisch" bekannten Persönlichkeitsstruktur. Ein während der Dauer des Dämmerzustandes abgeleitetes normales oder nur unspezifisch verändertes EEG erhärtet die Diagnose.

Ebenfalls schwierig kann u. U. die Abgrenzung epileptischer Dämmerzustände von *Bewußtseinstrübungen im Rahmen einer Migräne-Attacke des A. basilaris-Gebietes* [19] sein. Dies besonders dann, wenn es infolge eines vasospastischen Geschehens sekundär zu einer neuronalen Übererregbarkeit und epileptogenen EEG-Entladungen kommt (s. S. 128). Dieser Migränetyp wird besonders häufig bei jüngeren Frauen beobachtet und ist in seiner klassischen Form durch einen okzipitalen Kopfschmerz, Schwindel, Tinnitus, Dysarthrie und Ataxie, gekennzeichnet.

Weniger bekannt ist die Tatsache, daß es auch im Rahmen eines *Narkolepsie-Kataplexie-Syndroms* zu Minuten, Stunden oder gar Tage anhaltenden Dämmerzuständen mit Hypovigilanz, hypnagogen Halluzinationen, Amnesie und automatischen Handlungen, kommen kann [61, 68, 192]. In diesen Fällen ist die Abgrenzung von einem epileptischen Dämmerzustand aufgrund einer – auf andere narkoleptisch-kataplektische Symptome hinweisenden – Anamnese sowie eventuell aufgrund eines im Dämmerzustand abgeleiteten EEG, möglich.

4 Anfallsartige seitliche Wendebewegungen der Augen, des Kopfes und des Körpers

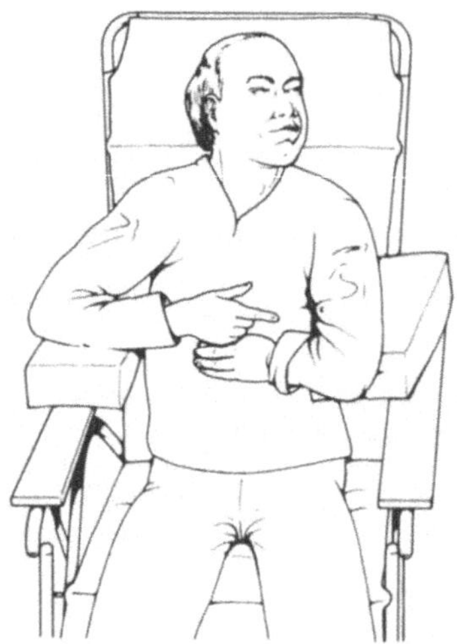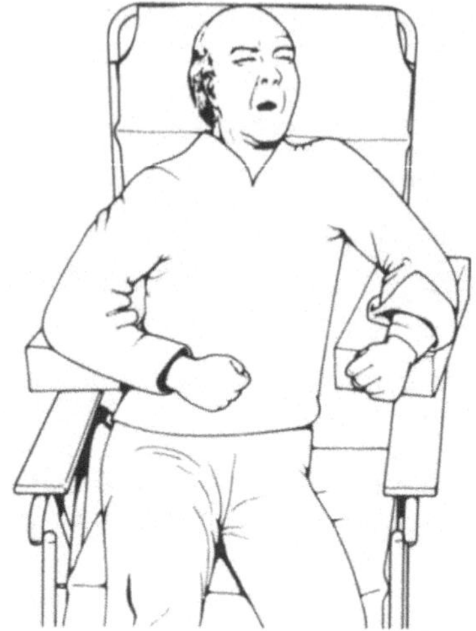

Abb. 38. Bewegungsabläufe im Adversivanfall gezeichnet nach Video-Aufnahmen. (Walter H., 50 Jahre)

Differentialdiagnose

4.1 Einfache epileptische Adversivkrämpfe
4.2 Adversivkrämpfe mit „Fechterstellung"
4.3 Adversive Jackson-Anfälle
4.4 Wendebewegungen im Rahmen anderer epileptischer Anfallsformen
4.5 Wendebewegungen bei nichtepileptischen neurologischen Erkrankungen

---

4.1 Einfache epileptische Adversivkrämpfe

Charakteristika [17, 31, 84, 88]

- Auftreten häufiger im Erwachsenen- als im Kindesalter.
- Erhaltenes Bewußtsein während oder zumindest in der ersten Phase des Anfallsgeschehens. Gelegentlich Einleitung durch optische, akustische oder vestibuläre (Vertigo) Auren.
- Anfallsablauf gekennzeichnet durch eine tonische seitliche Wendebewegung vor allem der Augen und des Kopfes, des Oberkörpers, selten auch eine Drehung des ganzen Körpers (Abb. 38).
- Anfallsdauer 1 Minute bzw. wenige Minuten. Selten statusartiges Auftreten während mehrerer Stunden oder gar Tagen. Gelegentlich Generalisierung und Übergang in einen Grand mal-Anfall.

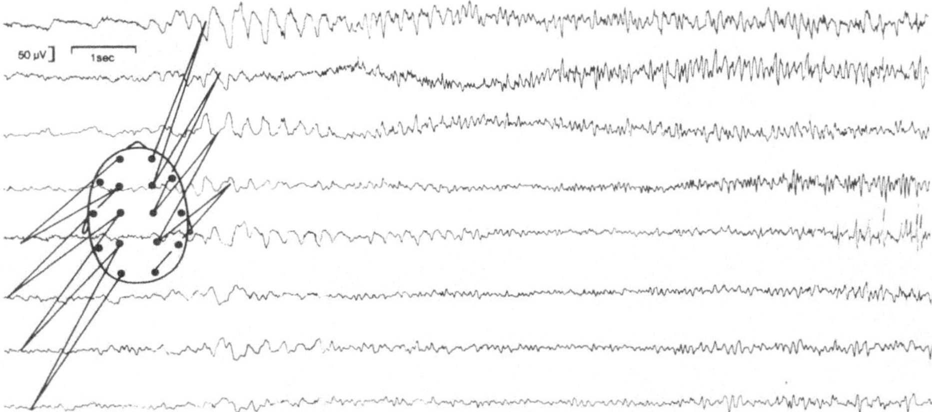

Abb. 39. EEG-Anfallsmuster in der 1. Phase eines Adversivkrampfes mit Blick- und Kopfwendung nach links. Vorerst paroxysmale Gruppe spannungsreicher Delta-Wellen frontal rechts mit Projektion zur Gegenseite. Anschließend, mit Maximum frontopräzentral rechts (2. Linie), Spitzenaktivität allmählich zunehmender Amplitude und abnehmender Frequenz. (EEG Nr. D 47.10)

- Im EEG bereits einige Sekunden vor Auftreten der klinischen Anfallssymptomatik meist kontralaterale Veränderungen, sei es in Form einer Kurvendepression, fokaler Verlangsamung oder fokaler scharfer Potentiale. Danach rhythmische Spitzenentladungen, deren Amplitude allmählich zunimmt und Frequenz von 18 c/s auf 12 c/s abnimmt (Abb. 39).
- Uneinheitliche EEG-Befunde im anfallsfreien Intervall je nach der Art des Grundleidens. Am häufigsten fokale Spitzen oder langsame Wellen, seltener normale bzw. allgemein veränderte Kurvenbilder.
- Ebenfalls uneinheitliche Befunde bei einer neurologischen Untersuchung.

Terminologische und ätiopathogenetische Daten

Echte „bewußte" Adversivkrämpfe gehören gemäß der Klassifikation der Internationalen Liga gegen Epilepsie zur Gruppe „partieller Anfälle mit einfacher Symptomatologie" [29]. Ihr Ausgangsort liegt im Neokortex. Sie zeigen in der Regel ein kontraversives Drehverhalten im Sinne einer Wendung des Kopfes, der Augen und evtl. auch anderer Körperteile von der Herdseite weg. Bedeutend seltener erfolgt eine solche Wendung zu der Herdseite, also ipsiversiv.

Adversivkrämpfen, die ohne eine sensorische Aura auftreten, liegen gesteigerte neuronale Entladungen in den frontalen Konvexitätsfeldern 6aβ und 8αβδ zugrunde (Abb. 40).

Eventuelle, den Anfall einleitende optische, auditive oder vestibuläre Auren zeigen einen primären Ausgangsort epileptischer Erregungen in den okzipitalen, temporalen bzw. parietalen sensorischen Rindenfeldern an. Übergang eines Adversivkrampfes in einen Grand mal-Anfall oder alternierendes Auftreten von Adversivkrämpfen und von Grand mal-Anfällen weist auf eine Insuffizienz der zerebralen Hemmechanismen und/oder auf eine große Ausdehnung des epileptogenen Areals hin.

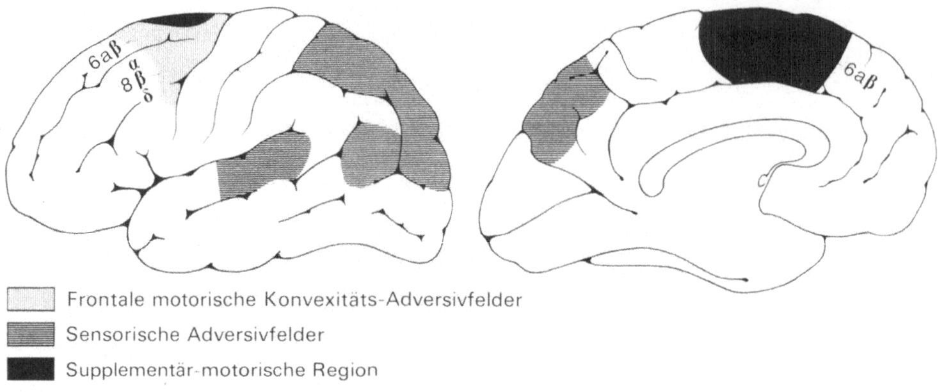

Frontale motorische Konvexitäts-Adversivfelder

Sensorische Adversivfelder

Supplementär-motorische Region

Abb. 40. Darstellung wichtigster kortikaler Adversivfelder. (Nach FOERSTER [51])

Bei etwa $^1/_3$ der Kranken mit echten Adversivkrämpfen liegt ein frontaler Hirntumor, am häufigsten entweder ein Astrozytom oder ein Meningeom, vor. In einem weiteren Drittel der Fälle handelt es sich um Residuen nach perinatalen oder späteren Hirntraumen. Beim restlichen Drittel der Patienten sind die Anfälle durch andere bekannte – degenerative, postenzephalitische oder vaskuläre – oder unbekannte Hirnaffektionen bedingt [17, 70, 84].

Indikationen zu einer neuroradiologischen Abklärung

Bei jedem Patienten mit echten Adversivkrämpfen, deren Genese durch eine durchgemachte schwere Hirnaffektion nicht erklärt werden kann, ist eine Abklärung mittels computertomographischer (CT) Hirnuntersuchung angezeigt. Wird sie in den ersten Stunden nach dem Anfall durchgeführt, muß mit der Möglichkeit von falsch positiven Befunden gerechnet werden [38].

Therapie

Phenytoin und Carbamazepin sind als gleichwertige pharmakologische Mittel erster Wahl zu betrachten. Für das Dosierungsschema verweisen wir auf Seite 60 sowie auf Tabelle 3, S. 155. Das altbewährte Phenobarbital ist auch hier wirksam, wird jedoch wegen hypnotischen Nebenerscheinungen seltener angewendet.

4.2 Adversivkrämpfe mit „Fechterstellung"

Wenn es im Laufe eines „bewußten", durch seitliche Kopf- und Augenwendung charakterisierten Krampfanfalles auch zu einer Hebung, Beugung und Abduktion eines Armes und zur seitlichen Drehung des Rumpfes kommt, dann besteht der Verdacht, daß epileptische Entladungen von der sogenannten supplementären motorischen Region, der Area 6aβ an der Medianfläche des Frontallappens, ausgehen (s. Abb. 40). Da in dieser Region nicht nur kontralaterale, sondern auch – obschon in schwächerer Ausprägung – ipsilaterale Körperfunktionen repräsentiert sind, kann gelegentlich die Drehrichtung im Anfall ipsiversiv sein [84, 144].

Das Anfalls-EEG zeigt hier unter Umständen keine wesentlichen Veränderungen oder es weist Spitzenentladungen in der Mittellinie [88], beidseitige Delta-Rhythmen [200], bzw. Spike-Wave-Paroxysmen auf. Die letzteren sind Ausdruck einer sogenannten sekundären bilateralen Synchronie [191], die möglicherweise durch Vermittlung des unterhalb der supplementären motorischen Region gelegenen Gyrus cinguli zustande kommt.

Den Anfällen aus der supplementären motorischen Region gehen nicht selten Abdominalschmerzen, Übelkeit oder sensible Mißempfindungen verschiedener Körperteile, voraus. Vor oder während des Anfalles kann es auch zu anderen Symptomen wie Vokalisation- oder Sprechhemmung, Pupillenveränderungen, Gefühl des Errötens oder Herzklopfen kommen [144].

Bezüglich Ätiologie, Indikation zu einer neuroradiologischen Abklärung sowie Therapie verweisen wir auf unsere Ausführungen auf den Seiten 71 u. 72.

4.3 Adversive Jackson-Anfälle

Im Gegensatz zu den „echten" Adversivkrämpfen ist hier die seitliche Wendung des Kopfes, der Augen bzw. anderer Körperteile nur ein Teilsymptom eines Anfallsgeschehens, das durch lokale Zuckungen, am häufigsten der Finger einer Hand oder eines Mundwinkels eingeleitet wird, sich dann auf die anderen Körperteile – gemäß ihrer topischen Repräsentation in der Präzentralregion – ausbreitet und schließlich auch die frontalen Adversivfelder umfaßt. In diesem Augenblick kommt es zu einem tonischen, kontralateral zum Herd gerichteten Adversivkrampf.

Klonische ipsilaterale Kopfzuckungen ohne Beteiligung der Augenbulbi werden hingegen dann beobachtet, wenn sich die epileptische Erregung auf die kortikale Repräsentation der Halsmuskulatur ausbreiten und es in der Folge zu Krämpfen des kontralateralen Musculus sternocleidomastoideus kommt [84]. Die Funktion des letzeren besteht bekanntlich in einer Kopfwendung zur Gegenseite, was im Endresultat eine Kopfdrehung zur Seite des Herdes ergibt.

Bezüglich anderer ätiopathogenetischer Daten der Jackson-Epilepsie verweisen wir auf S. 77 u. 78.

4.4 Wendebewegungen im Rahmen anderer epileptischer Anfallsformen

Tonische oder klonische Adversivkrämpfe können im Rahmen von Grand mal-, Petit mal- und psychomotorischen Anfällen auftreten. Sie unterscheiden sich von den echten Adversivkrämpfen dadurch, daß der Kranke die Wendebewegung nicht mehr bewußt erlebt. Es wird hier deshalb von „unbewußten" Adversivanfällen gesprochen [84].

– Adversivkrämpfe, die gleichzeitig mit oder sofort nach einer Bewußtlosigkeit in der ersten Phase eines Grand mal-Anfalles auftreten, unterscheiden sich hinsichtlich Art der Adversivbewegung kaum von den „bewußten" Adversivkrämpfen. In beiden Fällen handelt es sich um eine tonische Verkrampfung des Kopfes, welcher dann eine Drehung des Rumpfes folgen kann. Derartige

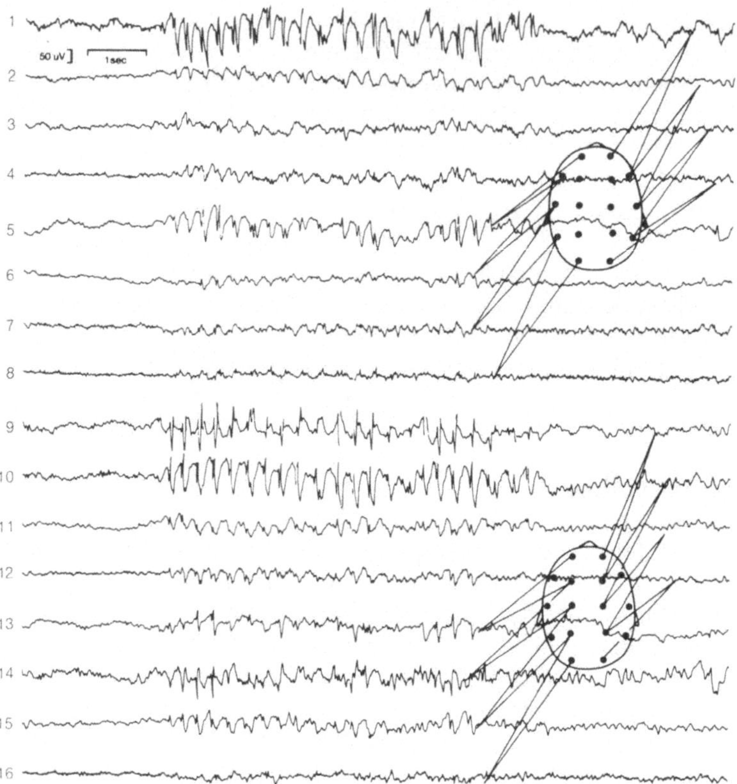

Abb. 41. Hauptsächlich rechts lokalisierte frontale Spike-Wave-Komplexe (am stärksten in der 1. und der 10. Linie ausgeprägt) während einer Absence mit ipsilateral gerichteten Kopfzukkungen. Der 22jährige Mann leidet an einer postenzephalitischen Epilepsie mit variablen Anfallsmanifestationen. (EEG Nr. 11.506, aus KARBOWSKI [88])

Anfälle liefern – im Gegensatz zu den echten Adversivkrämpfen – keine sicheren Hinweise für den primären Ausgangsort epileptischer Erregungen [139].

– Adversiv-Petit mal-Anfälle mit abrupt ohne Aura einsetzender Bewußtseinsstörung und klonisch-ruckartigen Wendebewegungen des Kopfes und der Augen werden gelegentlich sowohl im Rahmen einer typischen pyknoleptischen (s. S. 47), als auch bei einer atypischen (s. S. 51) Absencenepilepsie beobachtet. Während bei der ersteren das EEG ein bilateral-synchrones 3 c/s Spike-Wave-Muster aufweist, werden bei der letzteren asymmetrische Spike-Waves registriert (Abb. 41). Sie können von Fall zu Fall entweder auf der Seite der Wendebewegungen oder aber kontralateral betont sein.

– Die bei ca. 10% psychomotorischer Anfälle (s. S. 56) zu beobachtenden Wendebewegungen der Augen, des Kopfes und des Rumpfes werden häufig durch optische, akustische oder vestibuläre Auren eingeleitet. Sie lassen sich aufgrund der folgenden Merkmale von den echten Adversivkrämpfen unterscheiden: Sie werden vom Patienten nicht bewußt erlebt; sie weisen einen weniger krampfhaften Charakter auf und können manchmal willkürliche Bewegungen vortäuschen; sie münden niemals in eine Fechterstellung; sie klingen öfters mit einem kurzen Dämmerzustand ab [84].

4.5 Wendebewegungen bei nichtepileptischen neurologischen Erkrankungen

- Bei einer *Torticollis spasticus sive spasmodicus* treten vorerst intermittierend, später dauernd, zwanghafte, krampfartige seitliche Kopfwendungen auf. Im Gegensatz zu epileptischen Adversivkrämpfen sparen sie die Augenbewegungen aus, weisen keinen anfallsartigen Charakter auf und werden von keinen hirnelektrischen, im Oberflächen-EEG faßbaren epilepsiespezifischen Veränderungen begleitet. Öfters handelt es sich dabei um ein Teilsymptom einer extrapyramidalen Hyperkinese. Andere, monosymptomatische Formen werden als „idiopathisch" bezeichnet. In gewissen Fällen wird schließlich eine Psychogenität diskutiert [155].
- Eine seitliche, als *„déviation conjugée"* bezeichnete Kopf- und Augenwendung wird bei akuten, meist vaskulären, kortikalen Affektionen mit Beteiligung der 8. Brodmannschen frontalen Area, beobachtet. Da es sich hier – im Gegensatz zu einem epileptischen Adversivkrampf – um Ausfalls- und nicht um Reizsymptome handelt, erfolgt diese déviation conjugée zur Seite der Läsion und nicht, wie bei einem Adversivkrampf, zur Gegenseite. Während eines solchen meist Stunden bis Tage dauernden und in der Regel von einer kontralateralen Hemiplegie begleiteten Zustandes werden im EEG einseitige oder herdförmige langsame Abläufe, hingegen keine Anfallspotentiale, registriert.
- Minuten bis Stunden anhaltende, in der Regel nach oben und nicht seitlich gerichtete, Blickkrämpfe können im Rahmen eines postenzephalitischen Parkinson-Syndroms oder als Nebenwirkung einer Neuroleptikaeinnahme auftreten. Solche *„okulogyre Krisen"* [22] sind gelegentlich von einer Retroflexion des Kopfes begleitet. Bei Berücksichtigung des gesamten klinischen Krankheitsbildes bietet die diagnostische Abgrenzung gegenüber epileptischen Adversivkrämpfen meist keine Schwierigkeiten.

5 Anfallsartige lokale
oder lokal beginnende Muskelzuckungen (Myoklonien)

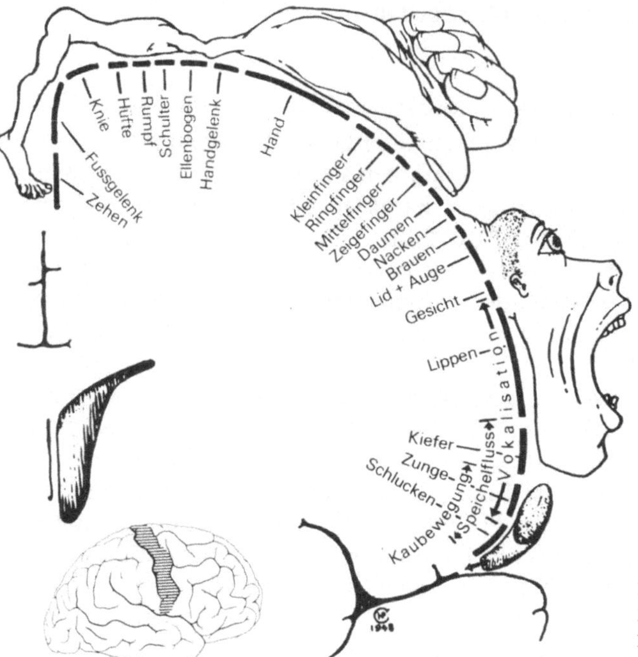

Abb. 42. Kortikale, motorische Körperrepräsentation in der Präzentralwindung. (Nach PENFIELD u. RASMUSSEN [145])

Differentialdiagnose

5.1 Jacksonsche epileptische Anfälle und ihre Varianten
5.2 Fokale Anfälle im Rahmen einer benignen Epilepsie des Kindesalters mit zentrotemporalen EEG-Spitzenpotentialen
5.3 Hemifazialer Spasmus
5.4 Spinale Myoklonien
5.5 Myoklonien im Rahmen verschiedener zerebraler Affektionen bzw. Allgemeinerkrankungen mit zerebralem Befall
5.6 Psychogene Muskelzuckungen

5.1 Jacksonsche epileptische Anfälle und ihre Varianten

Charakteristika

– Auftreten in jeder Altersstufe möglich.
– In der Regel erhaltenes Bewußtsein während des Anfalles oder zumindest in der ersten Anfallsphase.

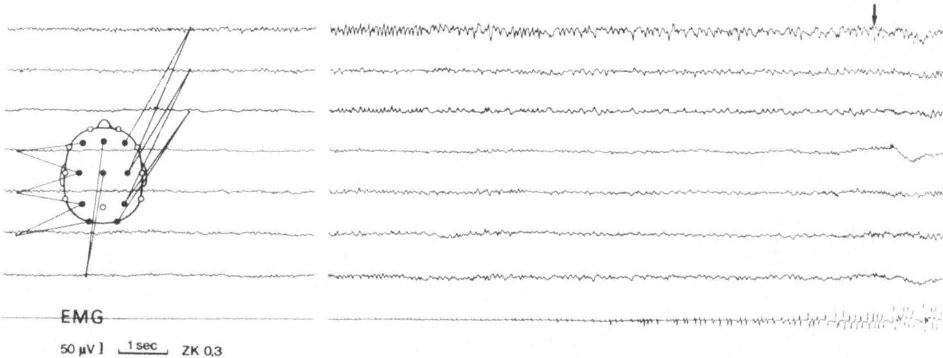

Abb. 43. Polygraphische Registrierung eines Jackson-Anfalles. *Links:* Beginnphase einer unregelmäßigen EEG-Anfallsaktivität frontopräzentral rechts (1. Linie). *Rechts:* 25 Sekunden später. Die EEG-Veränderungen sind bedeutend stärker ausgeprägt. Im Oberflächen-EMG des linken M. zygomaticus (8. Linie) ist erst jetzt eine, an Intensität zunehmende, Muskelaktivität feststellbar: Weitere 15 Sekunden später (Pfeil) treten klinisch erkennbare Muskelzuckungen des linken Mundwinkels auf. Die Ursache dieser im Alter von 50 Jahren neu aufgetretenen Jackson-Anfälle konnte bisher nicht geklärt werden. (EEG Nr. L 77.49)

– Anfallsablauf charakterisiert durch plötzliches Auftreten von Muskelzuckungen in einem umschriebenen Körperabschnitt, am häufigsten im Bereich einer Hand oder eines Mundwinkels. In seltenen Fällen Sistieren der Zuckungen innerhalb einer Minute. Häufiger aber ihre allmähliche Ausbreitung („Jackson-Marsch") auf weitere Körperteile [80] gemäß einer bestimmten, ihrer Repräsentation in der Präzentralwindung entsprechenden Reihenfolge (Abb. 42). Übergang entweder in einen Adversivanfall (s. S. 73) oder einen Grand mal-Anfall (s. S. 101) möglich. Ausnahmsweise Persistieren lokaler Myoklonien stunden- oder gar tagelang, meist auch während des Schlafes [„Epilepsia partialis continua Koževnikov" (98)].
– Im Anfalls-EEG (Abb. 43) uneinheitliche Befunde je nach Lokalisation, Ausdehnung und Aktivitätsgrad des epileptogenen Areals [88]. Entweder streng fokale Entladungen in der kontralateralen Präzentralregion, oder Veränderungen, die eine ganze Hemisphäre umfassen, oder aber – und dies vor allem bei den lokalen Muskelzuckungen ohne Jackson-Marsch – keine faßbare EEG-Anfallsaktivität [200].
– Im anfallsfreien Intervall individuell verschiedene EEG-Befunde, je nach Art des Grundleidens.
– Ebenfalls uneinheitliche Resultate einer neurologischen Untersuchung.

Terminologische und ätiopathogenetische Daten

Jackson-Anfälle und ihre Varianten gehören gemäß der Klassifikation der Internationalen Liga gegen Epilepsie zur Gruppe „partieller Anfälle mit einfacher Symptomatologie" [29]. Ihr Ausgangsort liegt in der Hirnrinde des Gyrus praecentralis [197, 200]. Die phänomenologischen Unterschiede zwischen anfallsartigen lokalen Muskelzuckungen ohne Jackson-Marsch, Dauerzuckungen im Sinne

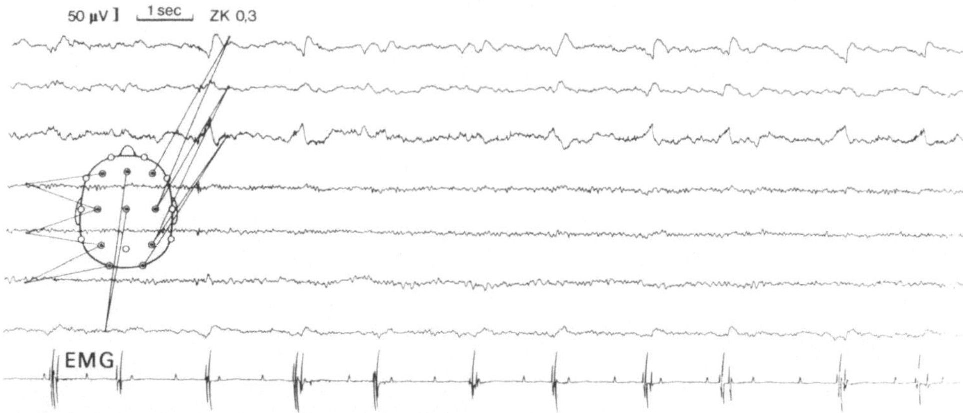

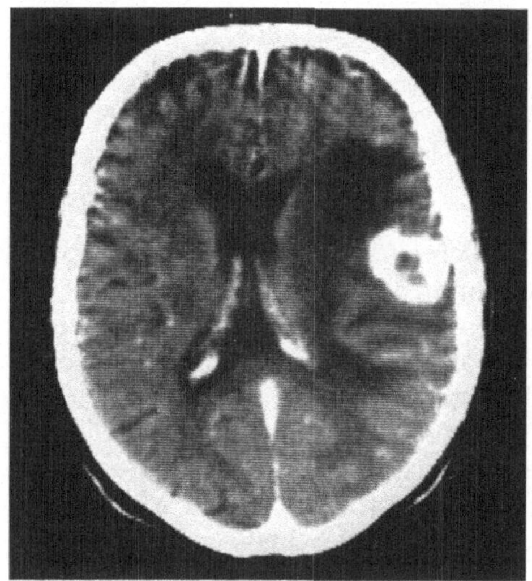

▲ **Abb. 44.** Polygraphische Registrierung während einer "Epilepsia partialis continua" bei einer 65 jährigen Frau mit Hirnabszeß der rechten suprasylviischen Präzentralregion. Diffuse Verlangsamung im Bereich der rechten Hemisphäre (Linien 1–3). Dort auch – mit Phasenumkehr über der Zentralregion – steilere Wellenformen synchron zu den meisten elektromyographisch registrierten (8. Linie) Muskelzuckungen des linken M. biceps brachii. (EEG Nr. L 39.09)

◄ **Abb. 45.** Hirn-CT-Bild der gleichen Patientin wie in Abb. 44. (CT nach Kontrastmittel Nr. B-83/7861)

einer Epilepsia partialis continua und einem Jackson-Anfall oder gar einem Status von Jackson-Anfällen spiegeln in erster Linie eine unterschiedliche Funktionsfähigkeit zerebraler Hemmechanismen wider.

Ähnlich den Kranken mit echten Adversivkrämpfen leiden auch jene mit Jackson-Anfällen in zirka $^1/_3$ der Fälle an einem Hirntumor. Bei einem weiteren Drittel der Patienten handelt es sich um Residuen nach Schädel-Hirn-Trauma. In den restlichen Fällen liegen dem Leiden andere, entweder bekannte oder unbekannte zerebrale Affektionen zugrunde [70, 84, 153].

Bei der Epilepsia partialis continua Koževnikov (Abb. 44 u. 45) werden nebst Tumoren und residualen Hirnschäden häufig auch zerebrovaskuläre Läsionen erfaßt [114, 127]. In manchen dieser Fälle werden vorbestehende subklinische ischämische Herde erst infolge des Neuauftretens einer metabolischen Dysfunktion klinisch manifest. Oft handelt es sich dabei um ein hyperosmolares nichtketoazidotisches diabetisches Koma [50]. In Osteuropa wird die Koževnikov'sche Epilepsie auch im Rahmen von Arbo-Virus-Enzephalitiden beobachtet.

Indikationen zu einer neuroradiologischen Abklärung

Bei jedem Patienten mit Jackson-Anfällen und ihren Varianten, deren Genese weder durch einen residualen Hirnschaden, noch durch eine akute vaskulär-metabolische Erkrankung erklärt werden kann, ist eine computer-tomographische (CT) Hirnuntersuchung angezeigt.

Therapie

In der ersten Anfallsphase kann u. U. die Ausbreitung lokaler Muskelzuckungen auf weitere Körperteile durch eine Ligatur bzw. durch Festhalten der betroffenen Extremität gebremst werden [80, 84, 88, 185].

Zur pharmakologischen Dauertherapie eignen sich vor allem Phenytoin, Carbamazepin und Phenobarbital. Für das Dosierungsschema verweisen wir auf S. 60 und auf Tabelle 3, S. 155.

5.2 Fokale Anfälle im Rahmen einer benignen Epilepsie des Kindesalters mit zentrotemporalen EEG-Spitzenpotentialen

Charakteristika [14, 16, 113]

- Erstmanifestation im Alter zwischen 2 und 13 Jahren, am häufigsten zwischen dem 4. und 10. Lebensjahr. Leichte Bevorzugung des männlichen Geschlechtes.
- Bei $^2/_3$ der Patienten treten die Anfälle während des Schlafes, einzeln oder in Serien auf.
- In der ersten Anfallsphase kommt es gelegentlich zu halbseitigen Parästhesien der Zunge, Wangeninnenseite oder der Lippe, einem starken Speichelfluß und/oder einer Dysarthrie beziehungsweise Anarthrie. Danach einseitige, häufiger tonische als klonische Krämpfe der Gesichtsmuskulatur mit Ausbreitung auf den Arm und seltener auch auf das Bein. Gelegentlich – unter Schwinden des Bewußtseins – Übergang in einen Grand mal-Anfall. Postiktal keine Hemiparese, hingegen oft transitorische Sprachstörung. Die Anfälle können gelegentlich mit Absencen alternieren.
  Im EEG werden bereits im anfallsfreien Intervall zentral („rolandisch") bis zentro-temporal lokalisierte bi- bis triphasische Sharp-and-slow-wave-Komplexe registriert (Abb. 46). Sie treten am häufigsten entweder kontralateral zu den klinischen Anfallsmanifestationen oder beidseits, aber kontralateral betont, auf, können aber auch von der einen zur anderen Untersuchung oder gar während der gleichen Untersuchung eine wechselnde Seitenbetonung zeigen. Diese EEG-Veränderungen werden im Einschlafstadium und leichten Schlaf aktiviert und können dann auch gelegentlich von generalisierten um 3/s Spike-wave-Komplexen abgelöst werden.
- Während eines Anfalles kommt es vorerst zu einer Frequenz- und Amplitudenzunahme der fokalen Sharp-and-slow-wave-Komplexe und dann u. U. zu ihrer Ausbreitung auf eine ganze Hemisphäre bzw. zu einer Generalisierung.

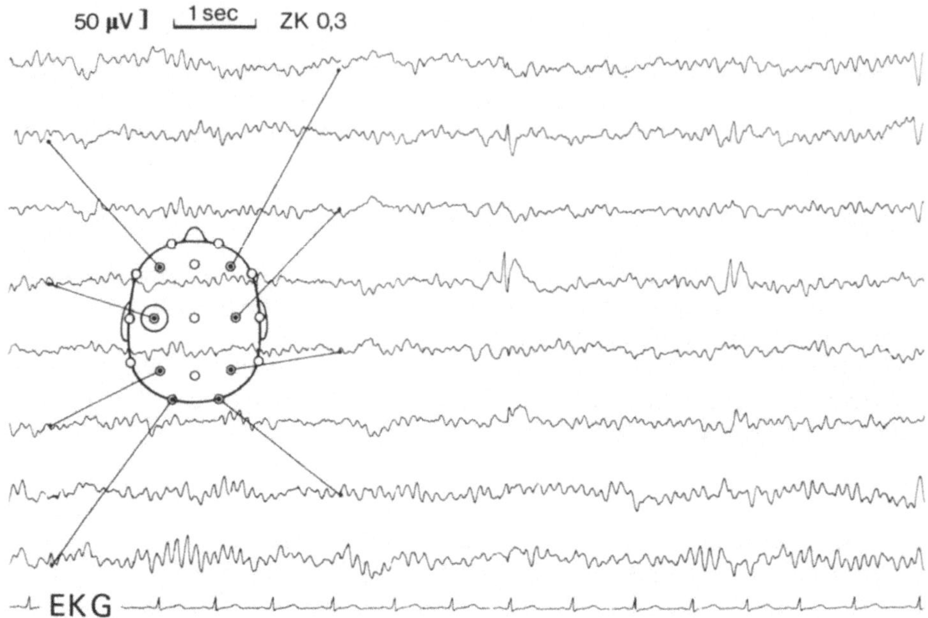

Abb. 46. Einzelne Sharp-and-slow-wave-Komplexe zentral links (4. Linie) mit Projektion nach fronto-präzentral, bei einem 9jährigen Mädchen mit benigner fokaler Epilepsie. (EEG im anfallsfreien Intervall, Nr. K 26.49; Ableitung gegen Durchschnittsreferenz nach Goldman-Offner)

— Der Neurostatus außerhalb der Anfälle und die psychomotorische Entwicklung sind normal.

Ätiopathogenetische Daten

Weder die Ätiologie, noch der Ausgangsort epileptischer neuronaler Entladungen sind bekannt. Anamnestische Hinweise für eine Risikogeburt oder ein leichtes Schädel-Hirn-Trauma im frühen Kindesalter finden sich bei 16% der Patienten. Mit etwa gleicher Häufigkeit ist eine familiäre Belastung mit Epilepsie gesichert.

Möglicherweise liegt dieser Epilepsieform eine genetisch bedingte erhöhte Anfallsbereitschaft zugrunde, die durch leichtere erworbene Hirnaffektionen aktiviert und dann klinisch und elektroenzephalographisch manifest wird. Grob organische zerebrale Leiden, insbesondere Hirntumoren werden in Fällen mit einer typischen klinischen und elektroenzephalographischen Symptomatologie nicht beobachtet. Insofern erübrigt sich hier eine computer-tomographische (CT) Hirnuntersuchung.

Therapie

Bei einem einmaligen Anfall oder bei Anfällen, die in jährlichen und in noch längeren Abständen auftreten, kann auf eine antiepileptische Dauertherapie verzichtet werden. Bei höherer Anfallsfrequenz ist bis zum 14. Lebensjahr eine Monotherapie entweder mit Phenytoin bzw. Carbamazepin, oder – in Fällen mit generalisierten Spike-Wave-Komplexen – mit Valproat, angezeigt.

Prognose

Sie ist als sehr gut zu bezeichnen, da ein Teil der Kinder nur einen Anfall oder nur einzelne Anfälle erlitten und die anderen auf Monotherapie gut ansprechen. Nach der Pubertät kommt es in der Regel zu einem vollständigen Sistieren der Anfälle und zur Rückbildung der Sharp-and-slow-wave-Komplexe im EEG.

5.3 Hemifazialer Spasmus

Es handelt sich dabei um anfallsartig auftretende einseitige Zuckungen im Bereich des M. orbicularis orbitae, die sich auf die ganze Gesichtshälfte ausbreiten und u.U. in einen tonischen Gesichtskrampf übergehen. Sie werden gelegentlich durch Emotionen bzw. durch Betätigung der Gesichtsmuskulatur ausgelöst [121]. Die hemifazialen Spasmen sind von keinen EEG-Veränderungen begleitet und zeigen keine Ausbreitung auf die anderen Körperteile. Bei der Differentialdiagnose gegenüber fokalen epileptischen Anfällen kann auch die elektromyographische (EMG) Untersuchung behilflich sein, indem sie in Fällen mit hemifazialem Spasmus, bei simultaner Ableitung aus verschiedenen Muskeln der betroffenen Gesichtshälfte absolut synchron entladene Einheitspotentiale zeigt [119].

Die Erkrankung beginnt in der Regel nach dem 40. Lebensjahr, gelegentlich als Spätkomplikation einer peripheren Fazialislähmung oder aber als Ausdruck irritativer Affektionen im Bereich der hinteren Schädelgrube wie ein Kleinhirn-Brückenwinkel-Tumor, ein Pons-Gliom oder eine Arachnitis. Fälle ohne faßbare Ätiologie wurden während Jahrzehnten als „essentiell" etikettiert. Gegenwärtig bestehen Hinweise dafür, daß es sich hier in der Tat um Folgen einer Kompression und/oder Distorsion des Nervus facialis an der Hirnbasis infolge arterieller Schlängelung (Tortuositas) einer der zerebellären Arterien handelt. In solchen Fällen kommt – nach Sicherung der Diagnose durch eine Vertebralis-Angiographie – eine operative Verlagerung der entsprechenden Arterie in Frage [82, 206]. In anderen Fällen empfiehlt sich ein Therapieversuch mit Carbamazepin (Tegretol) in einer langsam steigenden Dosierung beginnend mit 2×100 mg/die [121].

5.4 Spinale Myoklonien

Spinale Affektionen degenerativer, vaskulärer oder tumoröser Genese können ausnahmsweise infolge eines Reizzustandes der Vorderhorn-Motoneurone zu lokalisierten Myoklonien im Bereich des Rumpfes oder der Extremitäten führen [10]. Sie persistieren im Schlaf und werden verständlicherweise von keinen EEG-Veränderungen begleitet. Einem spontan, anfallsweise auftretenden Extremitätenklonus kann möglicherweise auch eine Reizung der Pyramidenbahn im Bereich des spinalen Seitenstranges zugrunde liegen. Bei einer derartigen *Brown-Séquardschen* „Spinalepilepsie" lassen sich in der Regel bei einer neurologischen Untersuchung auch andere Zeichen einer Rückenmarksläsion feststellen [20].

5.5 Myoklonien im Rahmen verschiedener zerebraler Affektionen bzw. Allgemeinerkrankungen mit zerebralem Befall

Sie treten meistens entweder diffus oder mit wechselnder Lokalisation auf und werden auf S. 84 und folgenden ausführlicher beschrieben. Hier möchten wir nur darauf hinweisen, daß auch bei diffusen Stoffwechselstörungen bzw. bei verschiedenartigen diffusen zerebralen Affektionen – wie zum Beispiel die Creutzfeldt-Jakobsche Erkrankung – die Myoklonien, besonders in der ersten Krankheitsphase, lokal bzw. lokal betont sein können. In manchen dieser Fälle liefert das EEG bereits im Frühstadium entscheidende diagnostische Hinweise. Bei anderen Kranken gelingt es erst nach Verlaufskontrollen und im Rahmen einer eingehenden klinischen Beobachtung die Genese der Myoklonien zu eruieren.

5.6 Psychogene Muskelzuckungen

Bei der Differentialdiagnose ticartiger abrupter Muskelzuckungen hauptsächlich im Gesichts- und Halsbereich muß auch die Möglichkeit psychogener Ursachen in Betracht gezogen werden. Allerdings ist eine Unterscheidung gegenüber Myoklonien anderer Genese insofern schwierig als zwischen beiden Gruppen keine grundsätzlichen phänomenologischen Unterschiede bestehen. Negative Resultate einer eingehenden neurologisch/elektroenzephalographischen Untersuchung einerseits und genaue Anamnese mit sorgfältigem Erheben möglicher psychogener Ursachen sowie eine psychologisch-psychiatrische testologische Abklärung andererseits können in manchen Fällen zur Diagnosestellung beitragen [66].

6 Anfallsartige bilaterale Muskelzuckungen (Myoklonien)

Differentialdiagnose

6.1 Myoklonien im Rahmen einer Impulsiv-Petit mal-Epilepsie
6.2 Myoklonien im Rahmen progredienter epileptischer Syndrome
6.3 Myoklonien im Rahmen anderer zerebraler Erkrankungen
6.4 Myoklonien im Rahmen metabolischer oder toxischer Allgemeinerkrankungen
6.5 Abnorm gesteigerte Schreckreaktion (Hyperekplexie, Syncinésie sursaut, Startle disease)
6.6 Physiologische Einschlafmyoklonien

6.1 Myoklonien im Rahmen einer Impulsiv-Petit mal-Epilepsie

Charakteristika

– Erstmanifestation in der Regel im Alter zwischen 10 und 20 Jahren mit Häufigkeitsgipfel im 13. bis 17. Lebensjahr.

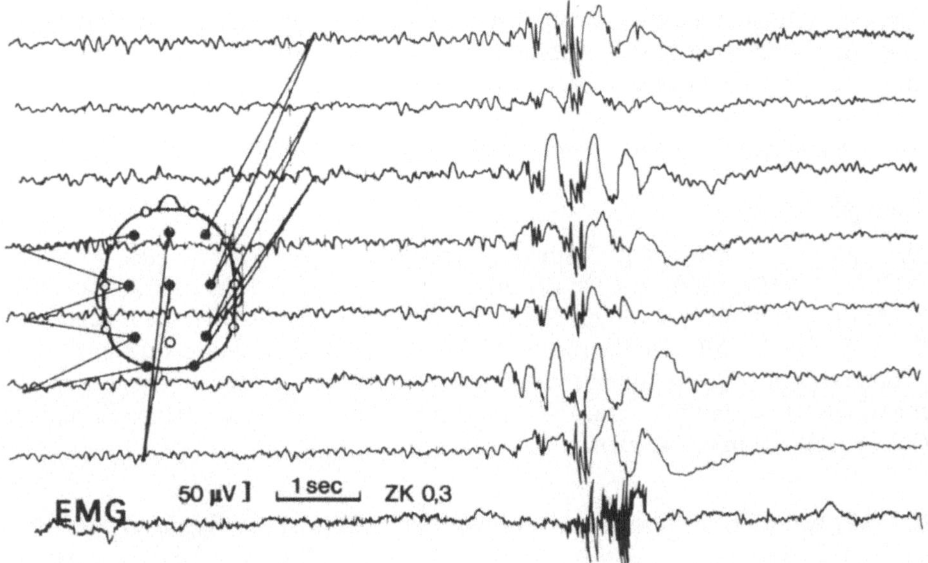

Abb. 47. Polygraphische Registrierung während eines kurzen Impulsiv-Petit mal-Anfalles. Multiple Spitzen-Wellen-Komplexe im EEG gehen der myoklonischen Zuckung (8. Linie: Oberflächen-EMG des M. biceps brachii links) etwas voran. (EEG Nr. K 27.50)

- Anfallsablauf gekennzeichnet durch blitzartige, bilaterale Muskelzuckungen vorwiegend am Schultergürtel bzw. an den Armen, selten auch an den Beinen, was dann zu einem Sturz mit anschließendem sofortigem Aufstehen führen kann. Dabei keine erkennbaren Bewußtseinsstörungen.
- Auftreten bevorzugt kurz nach dem Aufwachen, häufig alternierend mit Grand mal-Anfällen.
- Provozierbarkeit durch photische Reize sowie durch Schlafentzug.
- Im EEG häufig bereits im anfallsfreien Intervall paroxysmale Spitzen bzw. Spitzen-Wellen-Komplexe. Im Anfall – synchron zu den Myoklonien – stärker ausgeprägte, generalisierte multiple Spitzen-Wellen mit bifrontalem Spannungsmaximum (Abb. 47). Keine wesentlichen Veränderungen der Grundaktivität.
- Fehlende anamnestische Hinweise für durchgemachte relevante Hirnaffektionen.
- Normale psychomotorische Entwicklung und normaler Neurostatus.

Terminologische und ätiopathogenetische Daten

Epilepsie mit derartigen Anfallsmanifestationen wurde bereits 1867 von HERPIN unter der Bezeichnung „commotions épileptiques" beschrieben [67] und 90 Jahre später von JANZ als eigenständige nosologische Einheit aufgefaßt [83, 85]. Synonym wird sie in der Literatur auch als eine „Benigne juvenile myoklonische epilepsie" bezeichnet [6]. Ätiologie und Ausgangsort gesteigerter neuronaler Entladungen sind hier unbekannt. Eine familiäre Epilepsie-Belastung läßt sich bei etwa

25% der Patienten eruieren. Ähnlich der typischen Absencen-Epilepsie wird auch jene mit Impulsiv-Petit mal-Anfällen der Gruppe „idiopathischer" oder „generalisierter primärer" Epilepsieformen zugeordnet. Da ihr kein grob organisches zerebrales Leiden, insbesondere kein Hirntumor, zugrunde liegt, besteht *keine Notwendigkeit zur computertomographischen (CT) Hirnuntersuchung.*

Therapie

Das Mittel der Wahl stellt Valproat (Depakine, Ergenyl, Convulex, Leptilan, Mylproin, Orfiril) dar, mit Dosierungen gemäß den auf S. 50 und in Tabelle 3, S. 155 dargestellten Richtlinien. Sollte bis zum Erreichen der therapeutischen Toleranzgrenze der Effekt ungenügend bleiben, ist eine Umstellung auf Barbiturate (Luminal oder Mysolin) in einer auf S. 155 angegebenen Dosierung angezeigt. Bei therapieresistenten Fällen muß Valproat mit Barbituraten oder Benzodiazepinen (Rivotril) kombiniert werden.

6.2 Myoklonien im Rahmen progredienter epileptischer Syndrome

Es handelt sich hier um eine Assoziation von beidseitigen, aber meist eine einseitige Betonung aufweisenden Myoklonien, welche durch Lichtreize und Intentionsbewegungen gefördert werden, mit generalisierten klonischen oder tonisch-klonischen epileptischen Anfällen und einer progredienten Demenz [55].

Aus diesem, früher unter dem Eponym der *Unverricht-Lundborgschen Epilepsie* bekannten Syndrom, hat man in den letzten Jahrzehnten eine Unterform ausgesondert, die als *Lafora-Typ* bezeichnet [73] wird und bei der im Gehirn (n. dentatus, substantia nigra, n. ruber, thalamus), aber auch in den Skelett- und Herzmuskeln, der Haut, der Retina und der Leber intrazytoplasmatische Einschlußkörperchen nachgewiesen werden können.

Die Myoklonus-Epilepsie vom Lafora-Typ tritt gelegentlich bei Kindern mit Konsanguinität der Eltern auf und wird möglicherweise autosomal-rezessiv vererbt. Sie manifestiert sich zwischen dem 12. und dem 17. Lebensjahr, mit Häufigkeitsgipfel um das 15. Lebensjahr, führt rasch zu einer schweren Demenz und innert weniger Jahre zum Tode. Visuelle Halluzinationen gehören zu den häufigen Krankheitssymptomen [156]. Das EEG weist hier einerseits progrediente Veränderungen der Grundaktivität und andererseits Paroxysmen von Spitzen bzw. Spitzen-Wellen-Komplexen auf, die nicht immer synchron mit den Myoklonien auftreten. Ausschlaggebend für die Diagnose ist der Nachweis von Lafora-Einschlußkörperchen im bioptischen Material aus der Leber und/oder der Haut [13, 26, 156]. Ohne einen solchen Nachweis kann – besonders in der ersten Krankheitsphase – eine differentialdiagnostische Abgrenzung gegenüber anderen Unterformen der Myoklonus-Epilepsie sowie gegenüber einer Dyssynergia myoclonica progressiva RAMSAY-HUNT auf Schwierigkeiten stoßen. Bei der letzterwähnten Erkrankung stehen eine zerebelläre Ataxie und ein Aktionsmyoklonus im Vordergrund des klinischen Bildes. Epileptische Anfälle kommen vor, sind aber nicht obligat. Die Progredienz ist bedeutend langsamer als bei der Myoklonus-Epilepsie und im Elektroenzephalogramm kann die Grundaktivität während mehreren Jahren praktisch normal bleiben.

6.3 Myoklonien im Rahmen anderer zerebraler Erkrankungen

6.3.1 Mit Beginn im Jugendalter

– *Syndrome de Gilles de la Tourette* (Maladie des tics convulsifs, generalisierte Ticerkrankung)

Es handelt sich hier um ein wellenförmig-progredient verlaufendes Krankheitsbild mit Tics und Myoklonien, Ausstoßen von unartikulierten Lauten und von groben, oft obszönen Worten (Koprolalie) sowie Nachsprechen von Worten (Echolalie) und Nachahmen von Handlungen (Echopraxie). Die Krankheit tritt dreimal häufiger bei männlichen als bei weiblichen Personen auf. Sie beginnt zwischen dem 3. und 15. Lebensjahr – ausnahmsweise auch im Erwachsenenalter [120] – mit Tics, die vorerst meist auf den Gesichtsbereich (Augenblinzeln, Grimassenschneiden) beschränkt sind und sich erst später generalisieren. Die Koprolalie, Echolalie und Echopraxie kommen erst Monate oder gar Jahre später hinzu. Bei etwa der Hälfte der Patienten werden – meist diskrete – Abweichungen von der Norm bei den neurologischen und/oder psychologischen Untersuchungen festgestellt. Im EEG können paroxysmale Veränderungen, mit oder ohne Spitzenpotentiale, registriert werden. Die Therapie ist schwierig. Am häufigsten wird das Butyrophenonderivat Haloperidol angewendet. Dabei ist es ratsam, mit sehr niedrigen Dosen von 0,25 mg/die zu beginnen und jeden 5. Tag weitere 0,25 mg/ die – bis zur klinischen Besserung – hinzuzufügen. Auch andere Dopamin-Antagonisten, insbesondere das Pimozid (Opiran, Orap) können sich als nützlich erweisen [5, 193]. Neulich wurde über günstige Ergebnisse einer Behandlung mit Tetrabenazine (Nitoman) berichtet [81].

– *Subakute sklerosierende Panenzephalitis van Bogaert*

Im Vordergrund dieses rasch progredienten Krankheitsbildes stehen psychische Veränderungen, Sprachstörungen und Myoklonien, die besonders durch Lärm und andere sensorische oder sensible Reize ausgelöst werden. Der Beginn

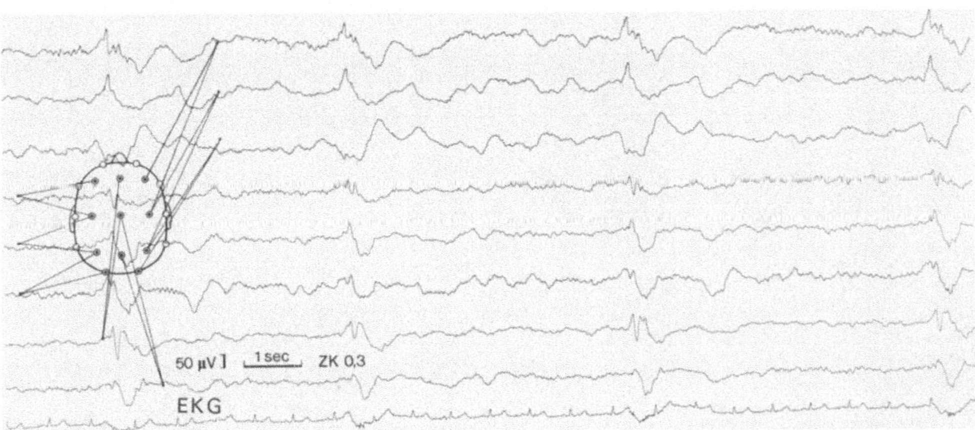

Abb. 48. EEG-Veränderungen bei einem 14jährigen Knaben mit Panenzephalitis v. Bogaert. Sowohl die periodischen paroxysmalen steileren Wellen als auch die Verlangsamung der Hintergrundtätigkeit weisen eine Rechtsbetonung auf. (EEG Nr. H 63.61)

ist schleichend und vorerst nur durch Gereiztheit, Leistungsabfall und leichte Ermüdbarkeit charakterisiert. Andere Symptome kommen Wochen oder wenige Monate später hinzu. Entscheidende diagnostische Hinweise liefert das Elektroenzephalogramm, welches paroxysmale steile, fronto-zentro-temporal betonte, Wellen zeigt, die eine stereotype Morphologie aufweisen und in Perioden von 5 bis 10 Sekunden permanent auftreten (Abb. 48). Ätiologisch wird hier eine abnorme Immunreaktion auf eine um Jahre vorangegangene Maserninfektion vermutet [150].

6.3.2 Mit Beginn in höheren Altersstufen

– *Creutzfeldt-Jakobsche Erkrankung*
Sie manifestiert sich im 5. bis 7. Lebensdezennium und ist klinisch durch wechselhafte Kombinationen von Demenz, Myoklonien und zerebellären, extrapyramidalen, pyramidalen und auch sensiblen/sensorischen Störungen charakterisiert. Der Krankheitsverlauf ist progredient und führt innert Monaten zum Tode [128]. Ausschlaggebend für die Diagnose ist häufig das EEG [164], welches das charakteristische Muster der periodischen (1/s) paroxysmalen, überwiegend triphasischen Wellenkomplexe von stereotyper Morphologie aufweist (Abb. 49). Ätiopathogenetisch handelt es sich hier um eine subakute spongiöse Enzephalopathie, die durch einen übertragbaren, bislang nicht identifizierten Erreger verursacht wird [54].

– *Myoklonien nach zerebraler Anoxie*
Am bekanntesten ist das von LANCE und ADAMS beschriebene [107] Syndrom des persistierenden „Aktionsmyoklonus". Er wird in der Regel durch Willkürbewegungen ausgelöst und im EEG gelegentlich von zentral lokalisierten biphasischen Spitzen bzw. Spitzen-Wellen-Komplexen begleitet. Die oben erwähnten Autoren vermuten, daß es hier unter Einfluß afferenter zerebellärer Impulse zu

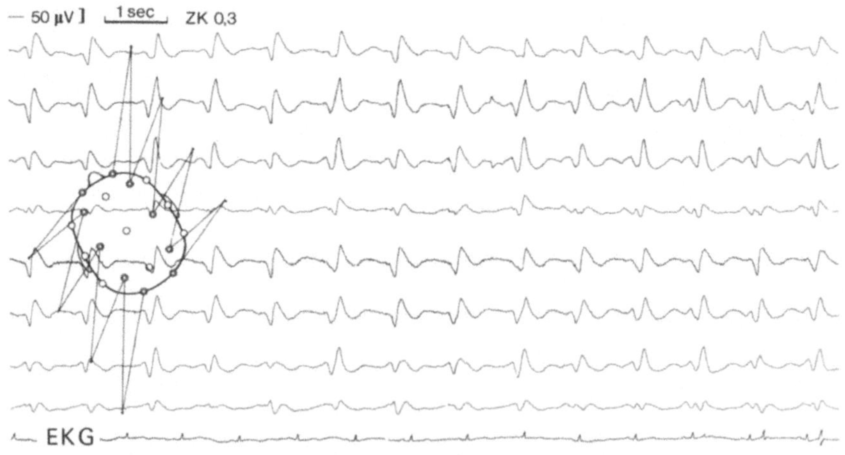

Abb. 49. Typisches EEG-Muster mit monomorphen 1/s bi- bis triphasischen steileren Wellen bei einem 55jährigen Mann mit Creutzfeldt-Jakobscher Erkrankung. (EEG Nr. H 53.24)

abnorm gesteigerten Entladungen im Bereich des ventrolateralen Thalamuskernes kommt, die weiter durch thalamo-kortikale und kortiko-spinale Bahnen propagiert werden und auf diese Weise myoklonische Zuckungen induzieren.

Auf die Besprechung anderer, durch Myoklonien gekennzeichneter neurologischer Syndrome, insbesondere der systematisierten Kleinhirndegenerationen, der Chorea Huntington, des Paramyoclonus multiplex-Friedreich oder des Cherry red spot + Myoclonus wird verzichtet, da sie den Rahmen einer Differentialdiagnose epileptischer Myoklonien sprengen.

6.4 Myoklonien im Rahmen metabolischer oder toxischer Allgemeinerkrankungen

Myoklonien können unzählige Stoffwechselstörungen, wie z. B. eine Hypokalzämie, eine Hypoglykämie oder ein Pyridoxinmangel zugrunde liegen. Sie werden besonders häufig bei Kranken mit einer schweren Leber- oder Niereninsuffizienz beobachtet [95]. Im Rahmen dieser letzteren treten sie bevorzugt in einem engen zeitlichen Zusammenhang mit der zeitschnellen Hämodialyse auf und sind dann Ausdruck eines „Dysäquilibrium-Syndroms". Diesem soll eine intraneuronale Hyperhydratation infolge einer rascheren Ausschwemmung des Harnstoffes aus dem Intravasalraum als aus dem zerebralen Parenchym zugrunde liegen.

Als weitere Ursachen von Myoklonien sind ein plötzlicher Entzug antikonvulsiver Medikamente, bei chronischem Alkoholismus auch des Alkohols, bzw. exogene Intoxikationen zu nennen, von denen jene mit Wismuth im letzten Jahrzehnt besonders gut bekannt wurde. Hier kommt es nebst asynchron beidseits auftretenden, durch Intentionsbewegungen verstärkten, Myoklonien, vorzugsweise der Extremitäten, zu variablen psychischen Manifestationen, die vor allem durch einen Verwirrtheitszustand charakterisiert sind, zu zerebellären Symptomen mit Dysarthrie und Gleichgewichtsstörungen, zu Urininkontinenz sowie gelegentlich zu epileptischen Anfällen vom Grand mal-Typ. Im Blutserum und im Urin dieser Patienten werden 30- bis 50 mal höhere Wismuthwerte als bei den, ebenfalls mit Wismuth behandelten, jedoch keine Intoxikationszeichen aufweisenden Personen beobachtet. Das EEG zeigt mittelschwere bis schwere Allgemeinveränderungen, unter anderem auch monomorphe areaktive 3 bis 5/s Delta-Theta-Rhythmen in den zentrotemporalen Regionen [52, 180].

6.5 Abnorm gesteigerte Schreckreaktion (Hyperekplexie, Syncinésie sursaut, Startle disease)

Unter dem Einfluß unerwarteter exogener – vor allem akustischer – Reize, wie z. B. Türknallen oder Telefonklingeln, kommt es hier zu Sekunden bis wenige Minuten dauernden Myoklonien oder aber zu einer passageren Muskelsteifigkeit, die u. U. einen Sturz zur Folge haben kann. Im Gegensatz zu den Myoklonien im Rahmen eines Impulsiv Petit-mals werden dabei im EEG keine Polyspike-Wave-Komplexe, sondern höchstens isolierte steile Wellen in der Zentralregion beobachtet.

Das Syndrom wird autosomal dominant vererbt und weist zwei Unterformen auf, von denen die leichtere (minor) lediglich durch eine gesteigerte Muskelreaktion, und eine schwere (maior) auch durch anamnestische Hinweise über eine passagere Muskelhypertonie im Säuglingsalter sowie durch eine generalisierte Hyperreflexie und eine Gangunsicherheit gekennzeichnet ist [4]. Als Therapie der Wahl galt bis vor kurzem Clonazepam (Rivotril) in einer Dosierung von 0,1 bis höchstens 0,3 mg/kg KG/die, verteilt auf drei Tagesgaben. Neulich wurde über bessere Resultate bei Anwendung von Valproat, 5-Hydroxytryptophan oder von Piracetam berichtet [162].

6.6 Physiologische Einschlafmyoklonien

Bei einer Reihe gesunder Personen treten beim Einschlafen, seltener bereits im leichten Schlaf – gelegentlich unter Einfluß akustischer oder andersartiger exogener Stimuli – isolierte massive bilaterale Myoklonien auf [141]. Unmittelbar danach zeigt das EEG passager das Bild einer Wachkurve oder zumindest weniger stark ausgeprägte Schläfrigkeitsveränderungen als vor dem Auftreten der Muskelzuckungen. Diese von den französischen Autoren als ein „sursaut nocturne" bzw. „sursaut hypnagogique" [55] bezeichneten Phänomene sind als Variante einer physiologischen Weckreaktion zu betrachten und dürfen nicht mit epileptischen, von Spitzenpotentialen im EEG begleiteten, Myoklonien verwechselt werden.

7 Anfallsartige einseitige oder einseitig betonte tonische Verkrampfungen

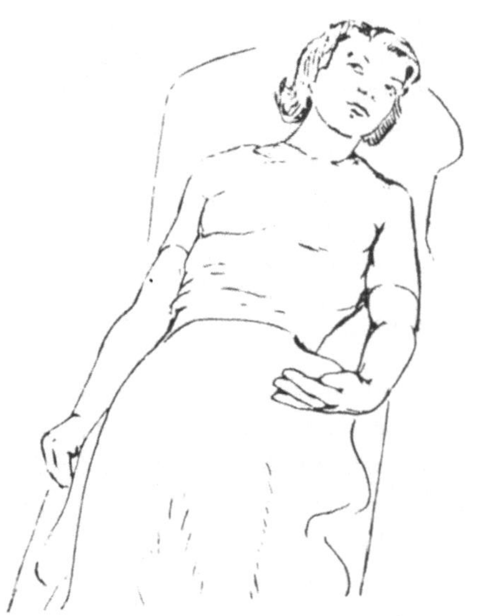

Abb. 50. Durch akustischen Reiz ausgelöster fokaler epileptischer Anfall mit Blickwendung nach rechts und tonischer Verkrampfung der linken oberen Extremität. Gezeichnet nach Video-Aufnahmen. (Gudrun L., 39 Jahre, mit residualem Hirnschaden frontal rechts)

Differentialdiagnose

7.1 Tonische „Hirnstammanfälle"
7.2 Schreckinduzierte fokale kortikale Anfälle (Epilepsie-sursaut, Startle epilepsy)
7.3 Tetanische Anfälle
7.4 Hysterische Anfälle

7.1 Tonische „Hirnstammanfälle"

– Auftreten in jeder Altersstufe möglich mit Bevorzugung von Jugendlichen und jungen Erwachsenen männlichen Geschlechts.
– Auslösung meist durch plötzliche Bewegungen, Lageänderung oder Hyperventilation.
– Anfallsablauf charakterisiert durch tonische Kontraktionen der Muskeln ei ner Körperseite mit Überwiegen der Beugehaltung an den oberen und der Streckhaltung an den unteren Extremitäten. Ausnahmsweise Beteiligung der Gesichtsmuskulatur.
– Anfallsdauer von Sekunden bis wenigen Minuten. Als häufiges Begleitsymptom intensiver ipsilateraler Halbseitenschmerz. Keine Bewußtseinsstörung.
– Weder im Anfall noch im anfallsintervall epilepsiespezifische Veränderungen im Elektroenzephalogramm.
– Uneinheitliche, vom Grundleiden abhängige Ergebnisse einer neurologischen Untersuchung.

Terminologische und ätiopathogenetische Daten

Das Anfallsbild entspricht jenem, das früher als „cerebellar fits", „Striatum-Epilepsie", „extrapyramidale oder retikuläre Epilepsie" bezeichnet wurde. Die Symptomatik weist auf eine passagere „Dezerebration" [170] im Sinne einer funktionellen Trennung des Hirnstammes vom Großhirn hin. Von MUMENTHALER u. HECKER wurden demnach diese Anfälle als Ausdruck einer pathologischen Funktionssteigerung gewisser Hirnstammstrukturen infolge einer kortikalen Enthemmung aufgefaßt [132]. Es bleibt dahingestellt, ob es dabei zu einer extremen Steigerung und Synchronisierung neuronaler Entladungen kommt. Gegebenenfalls müßte man aus physiopathologischer Sicht die tonischen Hirnstammanfälle als eine besondere Epilepsieform mit lokal umschriebenen Anfallsentladungen – die sich weder auf die „Vigilanzsubstrate" des höheren Hirnstammes (die mesodienzephale Formatio reticularis) noch auf die kortikalen Strukturen ausbreiten – auffassen. Dabei ist ausdrücklich festzuhalten, daß nach allgemein herrschender Meinung der Kliniker die tonischen Hirnstammanfälle *nicht* zum epileptischen Formenkreis gehören.

Etwa die Hälfte der in der medizinischen Literatur beschriebenen Fälle müssen als „idiopathisch" eingestuft werden. Wiederum eine Hälfte von ihnen kommt in familiärer Häufung vor. Unter den Grundkrankheiten der symptomatischen

Form findet man am weitaus häufigsten eine multiple Sklerose und seltener Tumoren, vaskuläre Prozesse des Hirnstammes oder andere Affektionen [18, 60, 123].

Abklärungsgang

Wegen der obenerwähnten Häufigkeit von organischen Erkrankungen des Zentralnervensystems ist in jedem Falle eine fachneurologische Untersuchung und in der Regel auch die Untersuchung visuell evozierter Potentiale angezeigt [76]. Diese zeigen bei etwa $^2/_3$ der Patienten mit multipler Sklerose eine verlängerte Latenzzeit infolge einer durchgemachten Retrobulbärneuritis. Seltener weisen bei Multiple-Sklerose-Kranken auch die akustisch evozierten Hirnstammpotentiale Latenzverzögerungen und Amplitudenveränderungen auf [125]. Je nach den Ergebnissen dieser Untersuchungen muß dann das weitere diagnostische Procedere individuell festgelegt werden.

Therapie

Die Anfälle sprechen in der Regel gut auf Antiepileptika, insbesondere auf Phenytoin oder Carbamazepin an. Für das Dosierungsschema verweisen wir auf S. 60 und Tabelle 3, S. 155.

7.2 Schreckinduzierte fokale kortikale Anfälle (Epilepsie-sursaut, Startle epilepsy)

Tonischen halbseitigen oder halbseitig betonten Anfällen (Abb. 50), die meist durch verschiedenartige unerwartete sensible oder sensorische – häufig akustische – Reize ausgelöst werden, kann u. U. ein epileptogener kortikaler Herd, vor allem in der supplementären motorischen Region (s. Abb. 40, S. 72), zugrunde liegen. Mit einer Latenz von etwa 50 ms kommt es zu einer plötzlichen Verkrampfung der oberen und/oder der unteren Extremität, die Sekunden bis wenige Minuten anhält. Das Bewußtsein ist – im Gegensatz zu jenem bei den tonischen Hirnstammanfällen – meist gestört, das EEG (Abb. 51) zeigt paroxysmale Spitzenpotentiale in der Zentralregion, gefolgt von einer transitorischen Spannungsminderung der Kurve. Im anfallsfreien Intervall werden nicht selten gleichlokalisierte EEG-Veränderungen mit oder ohne Spitzenpotentiale erfaßt. Die Anfälle treten vor dem 20. Lebensjahr, häufig bei Kranken mit vorbestehenden Hemiparesen, auf und manifestieren sich dann auf der hemiparetischen Körperseite [8, 163].

Von einer abnorm gesteigerten nichtepileptischen Schreckreaktion (Hyperekplexie, Syncinésie sursaut, Startle disease, s. S. 87) unterscheidet sich diese Anfallsform durch ihre Einseitigkeit, durch die Beeinträchtigung des Bewußtseins sowie durch die häufig pathologischen Resultate der neurologischen, computertomographischen und/oder elektroenzephalographischen Untersuchungen. Am häufigsten handelt es sich dabei um Residuen nach frühkindlichen Hirnschäden. Therapeutisch scheint hier das Carbamazepin wirksamer als andere Antiepileptika zu sein. Für das Dosierungsschema verweisen wir auf S. 60 sowie auf Tabelle 3, S. 155.

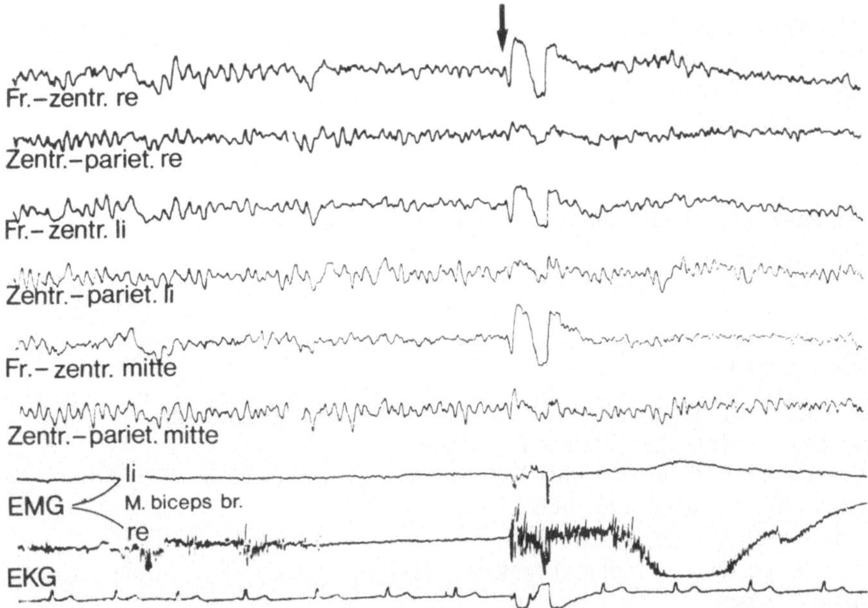

Abb. 51. EEG-Veränderungen während eines schreckinduzierten abortiven epileptischen Anfalles bei einem 16 jährigen Mädchen mit rechtsseitiger residualer Hemiparese. Ein akustischer Reiz (Pfeil) löst einen isolierten Sharp-and-slow-wave-Komplex in den frontozentralen Regionen (1., 3. und 5. Linie) aus. Danach gewisse Spannungsminderung der ortsständigen Aktivität. Gleichzeitig transitorische Steigerung der Muskelaktivität des rechten M. biceps brachii. (EEG Nr. K 23.86)

7.3 Tetanische Anfälle

In ihrer klassischen Form mit beidseitiger „Pfötchenstellung", Carpopedalspasmen und erhaltenem Bewußtsein sind sie leicht zu diagnostizieren. Bei den seltener anzutreffenden einseitigen oder einseitig deutlich betonten Muskelspasmen ist hingegen die differentialdiagnostische Abgrenzung gegenüber fokalen epileptischen Anfällen oder Hirnstammanfällen schwierig.

Im Zweifelsfalle sollte die Plasmakonzentration von Kalzium bestimmt werden. Bei niedrigen Werten empfiehlt sich eine Abklärung in Richtung eines Hypoparathyreoidismus bzw. Pseudo-Hypoparathyreoidismus. Die Hyperventilationstetanie kann aufgrund der pCO_2-Bestimmung von epileptischen Anfällen unterschieden werden. Bei der ersteren wird eine Hypokapnie, bei den letzteren eine Normokapnie beobachtet. Im Gegensatz zu den tonischen Hirnstammanfällen lassen sich die tetanischen Anfälle nicht durch Bewegungen oder durch eine Lageänderung auslösen [49].

7.4 Hysterische Anfälle

Tonische symmetrische, aber auch asymmetrische Verkrampfungen treten in der Regel in der ersten „epileptoiden" Phase eines großen hysterischen Anfalles auf

(s. S. 103). Bei Anfällen schwächerer Intensität können sie im Vordergrund des krisenhaften Geschehens stehen. Die Diagnose wird hier meist per exclusionem und unter Berücksichtigung der Resultate einer psychiatrisch-psychologischen Untersuchung gestellt.

8 Anfallsartige Stürze ohne erkennbare Bewußtseinsstörung („Sturzanfälle")

Differentialdiagnose

8.1 Epilepsie mit (spät)myoklonisch-astatischen Petit mal-Anfällen
8.2 Epilepsie mit Impulsiv-Petit mal-Anfällen
8.3 Sturzanfälle im Rahmen einer Temporallappen-Epilepsie
8.4 Sturzanfälle bei Meningeomen
8.5 Nichtepileptische „drop attacks"
8.6 Abnorm gesteigerte Schreckreaktion (Hyperekplexie, Syncinésie sursaut, Startle disease)
8.7 Kataplexie

8.1 Epilepsie mit (spät)myoklonisch-astatischen Petit mal-Anfällen

Sturzanfällen im Rahmen dieser Epilepsieform können sowohl blitzartige Muskelzuckungen im Beckengürtel bzw. an den Beinen, als auch (bedeutend seltener) eine anfallsartige Atonie oder schließlich eine passagere Muskeltonussteigerung zugrunde liegen. Sie manifestieren sich am häufigsten bereits im Kleinkindesalter im Rahmen des im Kapitel IV auf S. 23 beschriebenen prognostisch ungünstigen Lennox-Gastaut-Syndroms. Das Erstauftreten von Sturzanfällen bei Schulkindern, Jugendlichen oder gar jungen Erwachsenen ist aber ebenfalls möglich. Dies sowohl bei Personen, die bis dahin überhaupt keine Epilepsiemanifestationen aufwiesen, als auch bei jenen, die bereits früher an anderen Anfallsformen, wie Absencen oder Grand mal-Anfällen litten [12, 112, 177, 199].

Auf die symptomatische Genese des Leidens weisen hier sowohl die EEG-Befunde mit Allgemeinveränderungen der Grundaktivität und langsamen Spike-Wave-Komplexen, als auch die – allerdings häufig erst im weiteren Krankheitsverlauf feststellbaren – Abnormitäten bei den neurologischen und psychologischen Untersuchungen hin. Die Ätiologie ist uneinheitlich, eine computertomographische (CT) Hirnuntersuchung in jedem Falle angezeigt. Was die Therapie anbetrifft, verweisen wir auf unsere Ausführungen auf S. 27.

8.2 Epilepsie mit Impulsiv-Petit mal-Anfällen

Sie manifestiert sich in der Regel im Alter zwischen 10 und 20 Jahren mit Häufigkeitsgipfel im 13. bis 17. Lebensjahr. Blitzartige bilaterale Muskelzuckungen treten im Rahmen dieser, auf S. 82 ausführlich beschriebenen Epilepsieform gelegentlich am Beckengürtel bzw. an den Beinen auf, was dann zu einem plötzlichen Sturz führen kann. Gegebenenfalls steht der Patient – wie ein „Stehaufmännchen" – sofort wieder auf. Im EEG werden bilateral-synchrone multiple Spitzen oder Spitzen-Wellen-Komplexe registriert. Die psychomotorische Entwicklung und der Neurostatus sind normal.

Diese Epilepsieform wird als idiopathisch betrachtet. Die Notwendigkeit einer computertomographischen (CT) Hirnuntersuchung drängt sich hier *nicht* auf. Die Therapierichtlinien wurden auf S. 84 dargestellt.

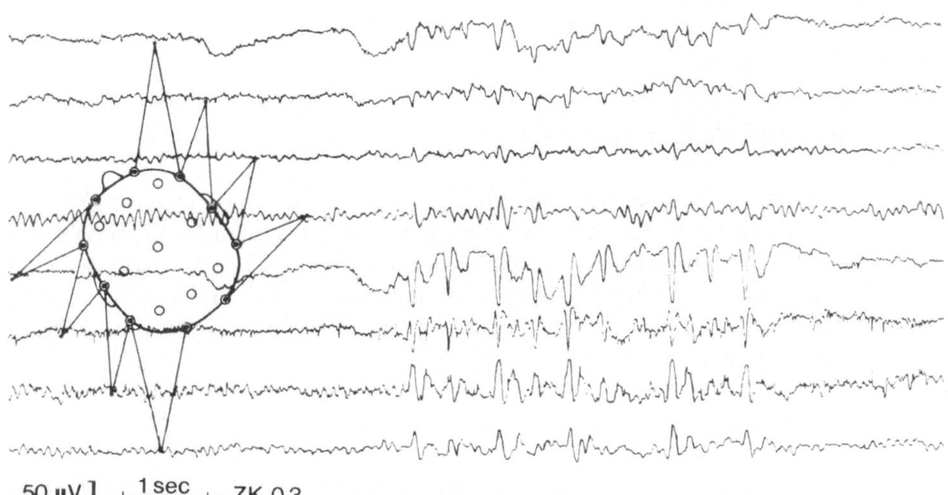

50 µV]   1 sec   ZK 0,3

▲ Abb. 52. Paroxysmale Gruppe von Sharp-and-slow-wave-Komplexen temporal (vor allem vorne) links bei einem 12jährigen Knaben mit atonischen epileptischen Anfällen, vermutlich geburtstraumatischer Genese. (EEG Nr. L 78.59, im anfallsfreien Intervall)

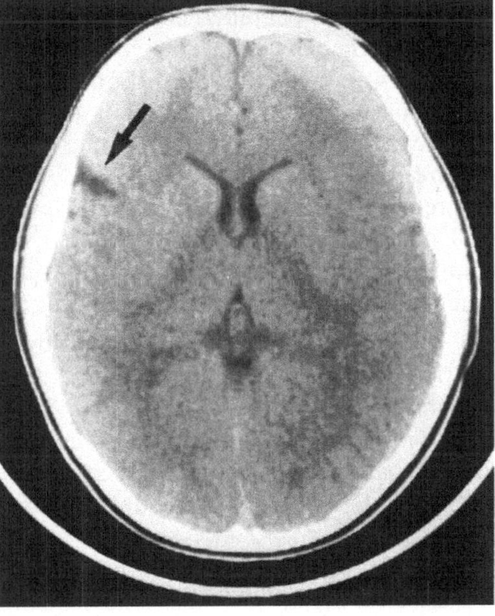

◀ Abb. 53. CT-Hirnbild des gleichen Patienten wie in Abb. 52. Umschriebene Erweiterung (Pfeil) des subarachnoidalen Raumes temporal vorne links. (CT ohne Kontrastmittel, Nr. 2169/84)

8.3 Sturzanfälle im Rahmen einer Temporallappen-Epilepsie

Synkopenartige, durch einen passageren Verlust des Muskelhaltetonus und ein schlaffes Zusammensacken gekennzeichnete Stürze bei Patienten mit einer Temporallappen-Epilepsie wurden von LANDOLT [108] und von HALLEN [65] als „temporale Ohnmachten" bezeichnet. Derartige, von einer Verwirrtheit gefolgte „drop attacks" haben DELGADO-ESCUETA et al. [36] auch im Video-Bild – klinisch und elektroenzephalographisch – beobachtet. Es ist durchaus möglich, daß sich rudimentäre Formen dieser Anfälle lediglich in einem Sturz äußern. Temporal lokalisierte, eindeutige Spitzenpotentiale im anfallsfreien Intervall (Abb. 52 u. 53) und/oder ein alternierendes Auftreten von typischen psychomotorischen Krisen und von Sturzanfällen können als Argumente für die epileptische Genese der letzteren aufgefaßt werden.

8.4 Sturzanfälle bei Meningeomen

Sturzanfälle, die sich in mittlerer und höherer Altersstufe manifestieren, können gelegentlich das erste Symptom eines frontalen oder parietalen Meningeoms sein (Abb. 54 u. 55). Es wird hier die Möglichkeit einer epileptischen Entladung diskutiert, die sich durch kortikoretikuläre Bahnen ausbreitet, die inhibitorischen retikulospinalen Formationen aktiviert und auf diese Weise den posturalen Mechanismus transitorisch stört [173].

8.5 Nichtepileptische „drop attacks"

Sie treten vor allem bei Personen höherer Altersstufe als eines der Symptome einer *intermittierenden vertebrobasilären Insuffizienz* auf [24]. Im Stehen oder Gehen kommt es ohne erkennbare Bewußtseinsstörung zu einem plötzlichen Wegsacken der Beine, zu einem Sturz und einem Sichwiedererheben nach wenigen Sekunden. Derartige Stürze werden häufig durch Kopfbewegungen ausgelöst, können sich aber auch „spontan", ohne bekannte Auslösungsfaktoren, manifestieren. Bei jüngeren Individuen kann u. U. eine ähnliche Symptomatik im Rahmen einer *Basilaris-Migräne* vorkommen [117]. Die letztere ist in ihrer klassischen Form durch okzipitale Kopfschmerzen, einen passageren beidseitigen Visusverlust, Schwindel, Gleichgewichtsstörungen und einen Tinnitus gekennzeichnet.

Bei einer Reihe anderer ebenfalls nichtepileptischer Patienten scheinen Sturzanfälle *nicht* die Folge einer vertebrobasilären Durchblutungsstörung zu sein:

– Unter der Bezeichnung *„cryptogenic drop attacks"* wurden von STEVENS u. MATTHEWS [178] Sturzanfälle bei 33 Frauen im Alter zwischen 19 und 69 Jahren (Durchschnittsalter 44,5 Jahre) beschrieben. Sie traten ausschließlich beim Gehen auf, waren von keinen anderen Symptomen begleitet und manifestierten sich bei jüngeren Patientinnen häufig während der Schwangerschaft. Die Autoren sind der Ansicht, daß diesen Sturzanfällen eine Störung des „Gehmechanismus" zugrunde liegt.

– Auf eine *transitorische Dysfunktion posturaler Reflexe* werden Sturzanfälle zurückgeführt, die bei Patienten beiden Geschlechts im 7.–9. Lebensdezenium,

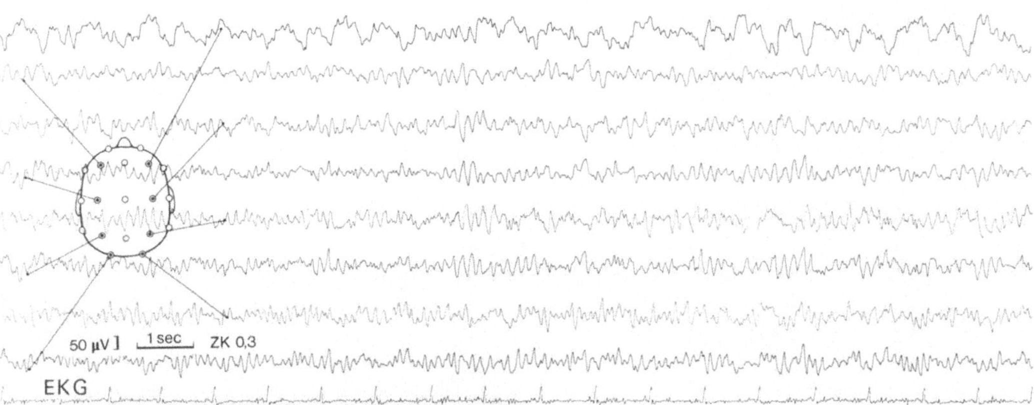

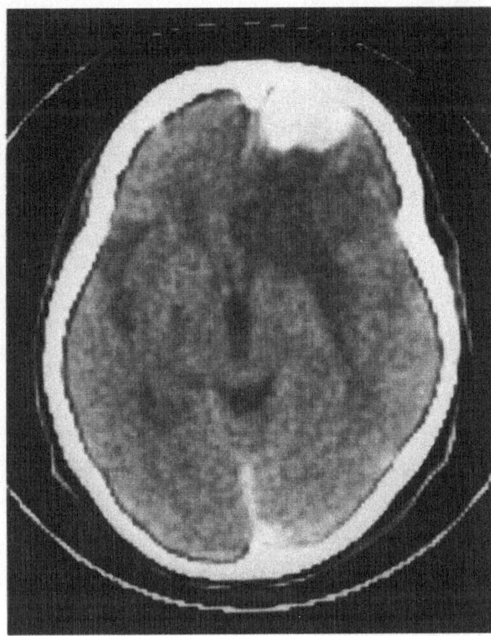

▲ **Abb. 54.** Massiver Herd langsamer (Delta-) Wellen frontal rechts bei einer 77 jährigen Patientin mit tumorbedingten Sturzanfällen. (EEG Nr. L 31.59; Ableitung gegen Durchschnittsreferenz nach Goldman-Offner)

◄ **Abb. 55.** CT-Hirnbild der gleichen Patientin wie in Abb. 54. Ca. 3 × 2 × 2 cm großer Tumor – am ehesten Meningeom – in der rechten Frontalregion. (CT nach Kontrastmittel, Nr. 1174/83)

entweder im Rahmen eines Parkinson-Syndroms [97] oder auch außerhalb dieses Syndroms [198] auftreten.

– Als *„vestibulär-zerebrale Synkopen"* werden schließlich (u. E. inkorrekterweise) jene Sturzanfälle bezeichnet, die nicht durch ein Zusammensinken, sondern durch ein blitzartiges, brüskes Hinschlagen charakterisiert und von Zeichen einer vestibulären Funktionsstörung (Drehschwindel, Spontannystagmus) begleitet sind [103].

Unabhängig von der Ätiologie der Sturzanfälle weist ihre Symptomatik auf eine *intermittierende Insuffizienz posturaler Mechanismen im pontobulbären Bereich* hin. Im Einzelfall läßt sich kaum entscheiden, ob hier hauptsächlich die retikuläre Formation bzw. die retikulospinalen Bahnen, oder aber die kortikospinalen Verbindungen tangiert werden.

Die *Therapie* ist oft schwierig und muß individuell festgelegt werden. In manchen Fällen kann eine peinliche Vermeidung brüsker Kopfbewegungen und das Tragen eines speziellen Watten- oder Plastikkragens das Auftreten der Anfälle verhindern. Bei Patienten mit Neigung zur arteriellen Hypotonie kann durch Anwendung von Dihydroergotamin-methansulfonat (Dihydergot), von Etileferin (Effortil) bzw. von Fludrocortison-acetat (Florinef) eine Besserung erzielt werden. Beim Nachweis einer Herzinsuffizienz kommt eine Digitalisierung in Frage. Die L-Dopa-Präparate scheinen nur bei Sturzanfällen im Rahmen eines Parkinson-Syndroms wirksam zu sein.

8.6 Abnorm gesteigerte Schreckreaktion (Hyperekplexie, Syncinésie sursaut, Startle disease)

Diese, durch unerwartete exterozeptive, vor allem akustische, Reize ausgelöste Reaktion wurde bereits auf S. 87 beschrieben. Sie besteht aus Sekunden bis wenige Minuten dauernden Myoklonien oder aber einer passageren Muskeltonussteigerung, was beim Befall der unteren Extremitäten zu einem Sturz führen kann.

8.7 Kataplexie

Sturzanfälle bilden hier Folge eines plötzlichen Verlustes des Muskelhaltetonus. Dieser Tonusverlust wird durch Emotionen wie Freude, Angst oder Wut ausgelöst. Dabei kommt es entweder zu einem plötzlichen Hinfallen oder aber zu einem Zusammensinken mit Gefühl von „weichen Knien". Die Patienten sind beim vollen Bewußtsein, haben aber – wegen Atonie der Gesichtsmuskulatur – Mühe mit Sprechen und beantworten lallend die ihnen gestellten Fragen. Der Anfall dauert wenige Minuten und geht gelegentlich in einen Schlaf über. Dies kann Anlaß zu einer Fehldiagnose einer „Epilepsie mit postiktalem Schlaf" sein [62, 68].

Kataplektische Anfälle sind auch unter der Bezeichnung eines affektiven Tonusverlustes bekannt. Sie bilden nebst den Schlafanfällen, den hypnagogen Halluzinationen und den sogn. Schlaflähmungen ein Kardinalsymptom der Narkolepsie und müssen von pressorischen Synkopen, die auf S. 107 beschrieben werden, scharf abgegrenzt werden. Die letzteren sind von einem Gefühl eines unsystematischen Schwindels, eines Schwarzwerdens vor den Augen und eines Schwindens des Bewußtseins begleitet.

Die Tatsache, daß sowohl die kataplektischen als auch die pressorischen Anfälle durch Lachen ausgelöst werden können, hat dennoch zu einer nomenklatorischen Verwirrung geführt. Für beide Anfallsformen wird nämlich oft die gleiche Bezeichnung eines „Lachschlages" (Geloplegie) angewendet. Zwecks Differenzierung wäre es wünschenswert, die Lach-Kataplexie als eine „Gelolepsie" und die Lach-Synkope als eine „Geloplexie" zu bezeichnen [68].

Ein Narkolepsie-Kataplexie-Syndrom kann „idiopathisch" oder aber „symptomatisch" und dann Ausdruck einer organisch bedingten, meist residualen, dienzephalen Dysfunktion sein. In den meisten Fällen ist aber wahrscheinlich seine Ätiologie multifaktoriell. Therapeutisch sprechen die kataplektischen Anfälle am besten auf Clomipramin (Anafranil) 25–75 mg/die, Imipramin (Tofranil) 25–100 mg/die oder auf Protriptylin (Concordin, Maximed) 10–20 mg/die an.

9 Bewußtlosigkeit, generalisierter Krampfanfall

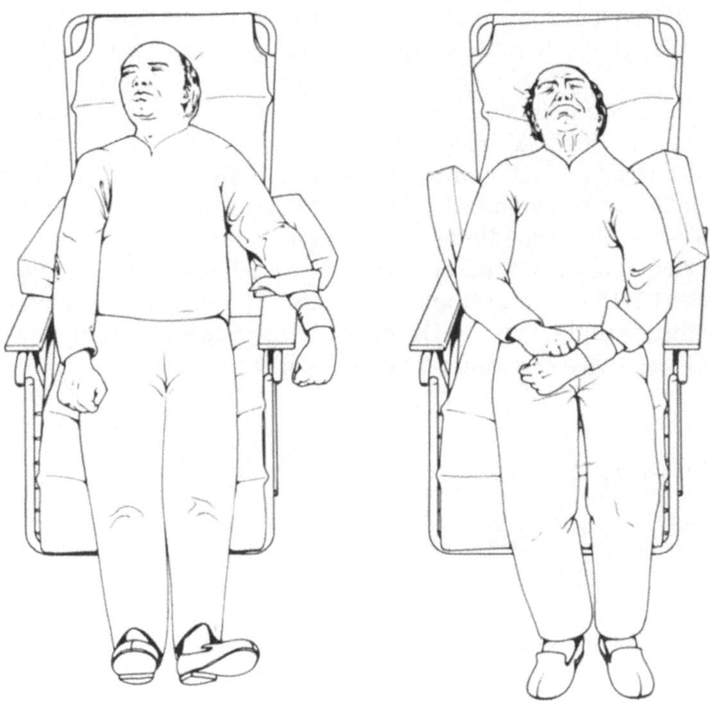

Abb. 56. Tonische (*links*) und klonische (*rechts*) Phase eines Grand mal-Anfalles, der mit einem Adversivkrampf nach links (vgl. Abb. 38, S. 70) begonnen hat. Gezeichnet nach Video-Aufnahmen. (Walter H., 50 Jahre)

Differentialdiagnose

9.1 Grand mal-Anfall ohne fokalen Einschlag
9.2 Grand mal-Anfall mit fokalem Einschlag (Abb. 56)
9.3 „Konvulsive" Synkope
9.4 Großer hysterischer Anfall

9.1 Grand mal-Anfall ohne fokalen Einschlag

Charakteristika

- Auftreten in jeder Altersstufe möglich. Häufigkeitsgipfel bei Jugendlichen und jungen Erwachsenen. Anfallsfrequenz individuell variabel.
- Entweder keine oder aber nur wenig differenzierte Vorempfindungen („Aura") wie: Schwarzwerden vor den Augen, Schwankschwindel, Gefühl einer aufsteigenden Wärmewelle.
- Gelegentlich Initialschrei. Bewußtlosigkeit, generalisierte tonische Verkrampfung, Verdrehung der Augenbulbi nach oben, weite lichtstarre Pupillen, Aussetzen der Atmung, Gesichtszyanose. Nach 15–20 Sekunden bilaterale rhythmische klonische Muskelzuckungen in immer größeren Intervallen während 30–50 Sekunden. Häufig schaumiger Speichel, gelegentlich Urin-, selten Stuhlabgang.
- Danach während 1–2 Minuten tiefes Koma mit erloschenen Eigenreflexen und mit meist positivem Babinskischen Phänomen.
- Übergang entweder in einen Nachschlaf oder in einen, Minuten dauernden, postparoxysmalen Dämmerzustand, der häufig durch „Primitivreaktionen" mit Abwehr- und Aggressionshandlungen gekennzeichnet ist (s. S. 66).
- Im EEG in der Phase tonischer Muskelverkrampfung bilaterale, spannungsreiche, rhythmische 12–18 c/s Spitzenpotentiale (Abb. 57). Im Stadium klonischer Zuckungen diskontinuierliche, in Gruppen auftretende Spitzenpotentiale bzw. Sharp-and-slow-wave-Komplexe. Postkonvulsive Phase gekennzeich-

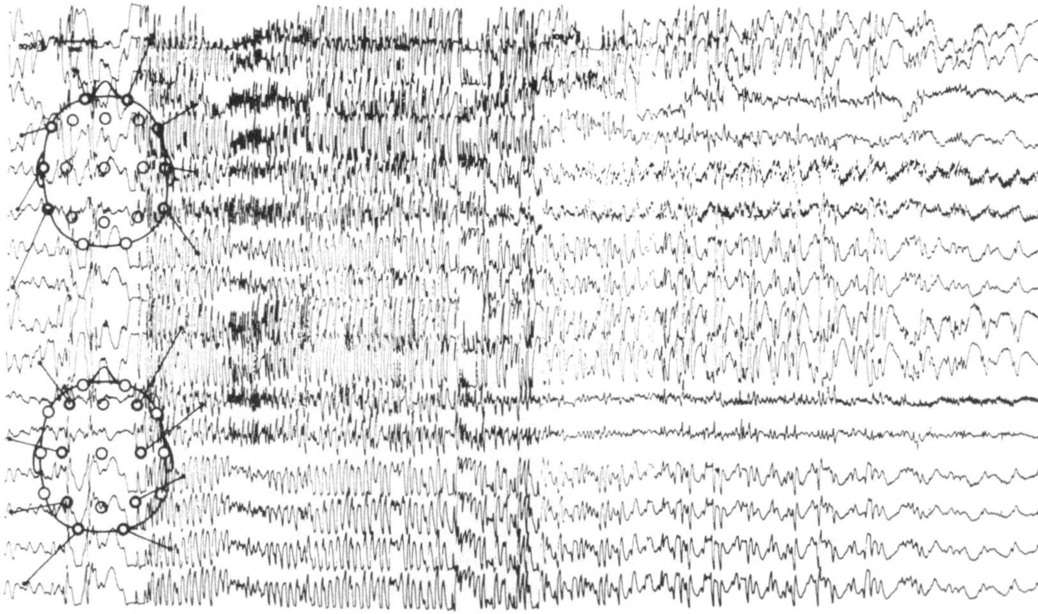

Abb. 57. EEG-Muster während eines Grand mal-Anfalles (EEG Nr. D 77.99; Ableitung gegen Durchschnittsreferenz nach Goldman-Offner)

net durch eine etwa ½ Minute dauernde hirnelektrische Stille, die von einer diffusen, langsamen Aktivität abgelöst wird.
- Vom Alter des Patienten, dem Schlaf-Wach-Rhythmus seiner Anfälle, dem Grad der zerebralen Anfallsbereitschaft sowie der Anzahl und der Art der Untersuchungen abhängige Häufigkeit „epileptischer" EEG-Befunde im anfallsfreien Intervall.
- Weder der Neurostatus, noch die Analyse des Anfallablaufes, noch das EEG liefern Hinweise für eine fokale zerebrale Affektion. Nicht als ein lokales Zeichen ist eine – gelegentlich in der 1. Anfallsphase zu beobachtende – seitliche Kopfdeviation und/oder eine Überkreuzung bzw. Verschränkung der Arme am Ende der tonischen Phase, zu werten [122, 139].

Zu beachten: Bei einem Teil der Patienten kommt es während eines Grand mal-Anfalles zu einer Bißverletzung der Zunge. Nachweis einer solchen Verletzung Stunden oder erste Tage nach einem Anfall bzw. narbige Veränderungen infolge weiter zurückliegender Zungenbisse sprechen im Zweifelsfall für eine epileptische Genese der Anfälle. Ein Fehlen solcher Zeichen schließt diese allerdings keineswegs aus.

Besondere Verlaufsformen

Vor allem bei antikonvulsiv behandelten Epilepsiekranken können *abgeschwächte Grand mal-Anfälle* („Moyen mal") auftreten. Sie sind durch eine kurze Dauer und/oder durch Fehlen einzelner Anfallsphasen gekennzeichnet. In solchen Fällen werden oft entweder nur tonische oder nur klonische Krämpfe beobachtet. Die Bewußtlosigkeit ist hier nicht so tief und auch von kürzerer Dauer als dies bei den voll ausgeprägten Grand mal-Anfällen der Fall ist.

Die schwerste und lebensbedrohlichste Verlaufsform bildet ein *Grand mal-Status.* Dabei handelt es sich um tonisch-klonische, in Abständen von 5–15 Minuten sich wiederholende Krampfanfälle ohne Rückkehr des Bewußtseins zwischen den einzelnen Krisen. Wenn trotz einer hohen Anfallsfrequenz der Patient das Bewußtsein zwischen den einzelnen Anfällen wieder erlangt, wird von Serien von Grand mal-Anfällen gesprochen.

Terminologische und ätiopathogenetische Daten

Der Ausgangsort der Entladungen und die Ätiologie einer Epilepsie mit Grand mal-Anfällen ohne fokalen Einschlag bleibt meist unbekannt. Sie wurde früher – ähnlich wie die typische Absencenepilepsie (s. S. 99) und die Epilepsie mit Impulsiv-Petit mal-Anfällen (s. S. 83) – der Gruppe der „zentrenzephalen Epilepsien" zugerechnet. Eine zugrundeliegende fokale Hirnaffektion läßt sich in der Mehrzahl der Fälle auch in der Ära der computertomographischen (CT) Hirnuntersuchungen nicht nachweisen.

Fälle, bei denen das Leiden im Schulalter mit Absencen begonnen hatte und die Grand mal-Anfälle erst einige Jahre später hinzugetreten sind, dürfen am ehesten als „idiopathisch" betrachtet werden. Dies insbesondere dann, wenn eine familiäre Epilepsiebelastung besteht. Bei Beginn der Erkrankung nach dem 25. Lebensjahr muß hingegen trotz (vorerst?) nicht nachweisbaren, bzw. nicht erkannten, fokalen Zeichen, die Möglichkeit eines organischen Hirnleidens in Betracht gezogen werden. Die Häufigkeit von Tumoren ist auf 5–10% zu schätzen [77, 126, 153]. Nach JANZ [84] liegen den sich innerhalb erster 2 Stunden nach dem Erwachen manifestierenden „Aufwach"-Grand mal-Anfällen bedeutend seltener organische Affektionen zugrunde als dem, an den Schlaf-Wach-Rhythmus nicht gebundenen, „diffusen" Grand mal.

Ein Grand mal-Anfall ist nicht immer Ausdruck einer chronischen Epilepsie. Ein solcher Anfall kann auch in akuten Stadien direkter zerebraler Affektionen, wie Hirnkontusion, Apoplexie oder Enzephalitis und auch bei Allgemeinerkrankungen toxischer oder metabolischer Genese (zum Beispiel bei Hypoglykämien, Hypokalzämien oder bei renal bedingter Dyselektrolytämie) bzw. als „Fieberkrampf" bei Kleinkindern (s. S. 35) auftreten. Bei extremen Belastungssituationen wie Schlafmanko, besondere physische und psychische Übermüdung, Exposition auf starke Lichtreize, können sich auch bei sonst gesunden Personen *„Gelegenheitsanfälle"* vom Grand mal-Typ manifestieren.

Indikationen zu einer neuroradiologischen Abklärung

Die Frage, ob man nach einem 1. Grand mal-Anfall ohne fokalen Einschlag eine CT-Hirnuntersuchung veranlassen soll, muß in Berücksichtigung des Alters des Patienten und der anamnestischen Daten individuell beantwortet werden [77, 151, 159]. Die Notwendigkeit einer solchen Untersuchung ist gewöhnlich dann zu bejahen, wenn:

- der Patient mindestens 25 Jahre alt ist,
- die Genese des Anfalles durch eine durchgemachte schwere Hirnaffektion (Enzephalitis, offenes Schädelhirntrauma, zerebrovaskulärer Insult) nicht erklärt werden kann,
- der Anfall durch keine metabolischen Entgleisungen, bzw. durch keine außergewöhnlichen Belastungsfaktoren, unmittelbar ausgelöst wurde.

Therapie

Verhalten, während eines Grand mal-Anfalles

- Kleider, insbesondere Hemdkragen lockern.
- Bei einem auf dem Boden liegenden Patienten den Hinterkopf vor allfälligen Verletzungen in der klonischen Phase schützen (Tasche, Jacke bzw. gerollten Mantel unterschieben).
- Wenn sich der Mund des Kranken ohne übermäßigen Widerstand öffnen läßt, dann Brieftasche zwischen die Zähne legen.
- Sofort nach Abklingen der Krämpfe den Patienten seitlich lagern, etwaige Zahnprothese entfernen, kontrollieren, ob die Zunge nicht in den Schlund zurückfällt und die Atmung behindert.
- *Beim Auftreten weiterer Anfälle* (Grand mal-Status bzw. Grand mal-Serien) *Benzodiazepine*, entweder Valium 10–20 mg oder Rivotril 1–2 mg langsam *i. v. spritzen und* eine *notfallmäßige Hospitalisation* (Neurologie oder innere Medizin) veranlassen (s. auch S. 173).

Langzeittherapie

Die Notwendigkeit einer Pharmakotherapie besteht in der Regel nur bei Patienten mit rezidivierenden Anfällen und kaum bereits nach einem 1. Grand mal-Anfall, sei es, daß das Intervall-EEG eindeutige Spitzenpotentiale aufweist. Angewendet werden – vorerst in Monotherapie – Phenytoin, Phenobarbital, Carbamazepin und neuerdings auch Valproat.

Als Mittel der allerersten Wahl ist das Phenytoin deshalb zu betrachten, weil es eine längere Halbwertszeit als Carbamazepin aufweist und weil es im Gegensatz zu Phenobarbital keine hypnotische Nebenwirkung zeigt. Die mittlere Dosierung beträgt bei Erwachsenen 4 mg und bei Kindern 5–6 mg/kg KG/Tag, verteilt auf 2 Tagesgaben. Für weitere Details verweisen wir auf S. 60 sowie auf Tabelle 3, S. 155.

9.2 Grand mal-Anfall mit fokalem Einschlag

Als Hinweis für einen fokalen Ausgangsort epileptischer Erregungen gelten folgende Symptome:

- Eine gut definierbare sensorische oder sensible Aura zu Beginn des Anfallsgeschehens wie zum Beispiel Parästhesien in einem umschriebenen Körperabschnitt bzw. olfaktorische, gustatorische, akustische oder visuelle Empfindungen.
- Echter Adversivkrampf (s. S. 70), umschriebene Muskelzuckungen mit oder ohne Jacksonmarsch (s. S. 76), bzw. psychomotorische Symptomatik (s. S. 56) unmittelbar vor einem Grand mal-Anfall.
- Einseitig betonte Krämpfe im Anfall.
- Postparoxysmale – meist passagere – Hemiplegie bzw. Hemiparese.

Fokale Zeichen bei einer neurologischen Untersuchung, fokaler Beginn oder fokales Abklingen der EEG-Entladungen im Anfall, bzw. *eindeutige* Herdbefunde in einem im anfallsfreien Intervall aufgenommenen Elektroenzephalogramm bilden – auch beim Fehlen der obenerwähnten klinischen Besonderheiten im Anfallsverlauf – einen Hinweis für eine zugrundeliegende organische zerebrale Affektion.

Terminologische und ätiopathogenetische Daten

Epilepsie mit Grand mal-Anfällen mit fokalem Einschlag, ist als symptomatische, sive „generalisierte sekundäre" zu betrachten. „Sekundäre" wohl deswegen, weil hier die Epilepsie Folge einer organischen Hirnaffektion ist und weil die epileptischen Erregungen primär einen fokalen Ausgangsort in den Großhirnhemisphären haben und sich erst sekundär generalisieren [152, 191].

In der Tat handelt es sich hier also um fokale oder plurifokale Epilepsien, die vermutlich infolge eines Versagens zerebraler Hemmechanismen eine rasche Generalisierung aufweisen. Im Kindesalter sind sie am häufigsten Folge perinataler Hirnschäden bzw. frühkindlicher entzündlicher Affektionen. Bei jüngeren Erwachsenen handelt es sich nicht selten um Residuen nach anderen Hirntraumen und gelegentlich um den Ausdruck einer zerebralen Gefäßmalformation. Bei Personen mittlerer und höherer Altersstufe kommen differentialdiagnostisch vor allem Hirntumore und zerebrovaskuläre Affektionen in Frage [92].

Indikationen zu einer neuroradiologischen Abklärung

Eine Abklärung mittels computertomographischer (CT) Hirnuntersuchung ist bei all jenen Patienten zu empfehlen, die an einer symptomatischen Grand mal-Epilepsie leiden, deren Genese nicht durch eine durchgemachte schwere Hirnaffektion erklärt werden kann.

Therapie

Sie unterscheidet sich nicht von jener, die wir auf S. 101 bei Grand mal-Anfällen ohne fokalen Einschlag angegeben haben.

Ad 9.1 und 9.2:

Mögliche unmittelbare Komplikationen nach einem Grand mal-Anfall

Nebst den bereits auf S. 68 erwähnten, sturzbedingten, Schädel-Hirn-Traumen wurden nach Grand mal-Anfällen auch verschiedene mechanische Verletzungen sowohl der Weichteile, als auch der Wirbelkörper und anderer Knochen beschrieben [84]. In den letzten 15 Jahren wurde vor allem über ein- oder beiderseitige, häufiger hintere als vordere Schulterluxationen sowie über zentrale Hüftluxationen berichtet [154, 161, 166, 169]. Sie waren zum Teil mit Frakturen kombiniert. Erwähnenswert ist außerdem, daß am ersten Tag nach gehäuften Grand mal-Anfällen der Liquor cerebrospinalis eine leichte bis mäßige Pleozytose mit 9–80 Zellen/mm^3 und seltener auch eine leichte Eiweißerhöhung zeigen kann [167].

Ein – vor allem durch kardiale Herzrhythmusstörungen im Anfall bedingter – Tod gehört zur Seltenheit. Aufgrund einer Analyse von 66 Todesfällen unklarer Ursache bei Epilepsiekranken, kommen Leestma et al. [110] zum Schluß, daß relativ am meisten gefährdet 20- bis 40jährige, an einer symptomatischen Epilepsie leidende, nicht oder nicht genügend behandelte, Patienten sind.

9.3 „Konvulsive" Synkope

Im Rahmen einer länger dauernden nicht epileptischen Synkope kann es gelegentlich infolge einer hypoxisch bedingten Insuffizienz der Hirnrinde und einer daraus resultierenden Enthemmung und Aktivitätssteigerung der Hirnstammstrukturen zu einer tonischen Verkrampfung und evtl. auch zu klonischen Muskelzuckungen kommen. Ohne eine polygraphische EEG/EKG-Ableitung im Anfall kann in solchen Fällen eine Differenzierung gegenüber einem abgeschwächten Grand mal-Anfall schwierig sein. Wir verweisen hier auf unsere Ausführungen auf S. 108 und 109.

9.4 Großer hysterischer Anfall

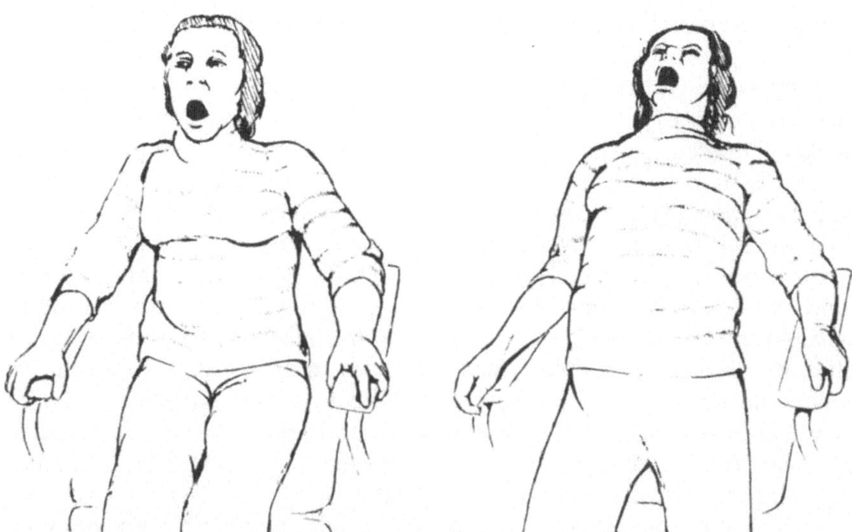

Abb. 58. Körperstellungen im großen hysterischen Anfall, gezeichnet nach Video-Aufnahmen. (Monika B., 42 Jahre)

„Hystérie à grandes attaques" wird vor allem bei Jugendlichen bzw. bei Erwachsenen niedriger bis mittlerer Altersstufe angetroffen. Entgegen den früheren Meinungen ist sie keineswegs an das weibliche Geschlecht gebunden.

Ein großer hysterischer Anfall (Abb. 58) kann gelegentlich – ähnlich wie ein epileptischer Grand mal-Anfall – durch schwer präzisierbare abdominale Sensationen eingeleitet werden. Klassischerweise [23, 27] weist er folgende drei, sich meist überlappende, Phasen auf:

– Erste „epileptoide" Phase, die durch eine kurze Atempause, eine tonische Verkrampfung und eine Bewußtseinsstörung gekennzeichnet ist.
– Zweite Phase „des grands mouvements" mit dem charakteristischen Kreisbogen („l'arc de cercle"). Dabei handelt es sich um eine extreme Opisthotonusstellung, die dazu führen kann, daß der Kranke vorübergehend den Boden nur mit dem Hinterkopf und den Fußspitzen berührt. Dazwischen übt er verschiedene heftige unkoordinierte Bewegungen mit dem Rumpf und den Extremitäten aus.
– Dritte Phase der „attitudes passionnelles" entweder trauriger oder heiterer Prägung. Der Patient kann dabei – möglicherweise infolge wechselhafter halluzinatorischer Erlebnisse – entweder schluchzen und weinen oder lachen bzw. alternierend weinen und lachen. Auch kataleptische Zustände mit sonderbaren plastischen Stellungen des Rumpfes und der Extremitäten kommen vor.

Die Hauptphase („des grands mouvements") einer hysterischen Attacke unterscheidet sich am deutlichsten von der mehr stereotyp verlaufenden klonischen Phase eines Grand mal-Anfalles. Das EEG – falls es überhaupt wegen Unruhe des

Patienten abgeleitet werden kann und lesbar ist – zeigt keine Anfallsentladungen. Unmittelbar vor und nach einem Anfall lassen sich keine nennenswerten diffusen oder fokalen Veränderungen erfassen. Unspezifische Abnormitäten, die unter Umständen im anfallsfreien Intervall erhoben werden, dürfen nicht als Hinweis für eine epileptische Genese des Anfalles aufgefaßt werden. Ein Babinskisches Phänomen läßt sich bei und unmittelbar nach einem hysterischen Anfall nicht auslösen. Die Pupillenreaktionen auf Licht sind erhalten. Es kommt zu keiner ausgeprägten Gesichtszyanose und in der Regel auch nicht zu einem Zungenbiß. Gelegentlich können aber Lippen- und Schleimhautverletzungen sowie Einnässen beobachtet werden. Bei einer hysterischen Attacke stürzen die Patienten meist nicht plötzlich wie bei einem epileptischen Anfall, sondern sinken langsamer zu Boden und erleiden dabei nur ausnahmsweise gravierende Körperverletzungen. Hysterische Attacken weisen einen demonstrativen Charakter auf und lassen sich nicht selten durch suggestive Prozeduren auslösen und/oder unterdrücken. Sie treten bedeutend häufiger als epileptische Anfälle anläßlich ärztlicher Untersuchungen auf. Ihre Dauer ist individuell verschieden und kann mehrere Minuten oder gar einige Stunden betragen. Sie werden gelegentlich von hysterischen Kontrakturen, Lähmungen oder Anästhesien gefolgt.

Trotz all diesen Besonderheiten ist eine Unterscheidung zwischen einem hysterischen und epileptischen Anfall in praxi nicht einfach. Die anwesenden nichtärztlichen und sogar ärztlichen Personen sind in der Regel so durch das dramatisch erscheinende Anfallsgeschehen beeindruckt und mit der Sicherung des Patienten vor einer Sturz- und Verletzungsgefahr beschäftigt, daß sie kaum imstande sind, den Anfallsverlauf nüchtern und genau zu beobachten.

Einen bedeutenden diagnostischen Fortschritt bildet die Einführung der Videographie in die Klinik. Aufgrund einer genauen Analyse videographischer Aufzeichnungen von Krampfanfällen, die während EEG-Untersuchungen erfaßt wurden, läßt sich ihr Charakter meist gut erkennen. Das Auftreten hysterischer Anfälle kann dabei manchmal durch eine Suggestion und i. v.-Injektion physiologischer Kochsalzlösung gefördert werden [28]. Es wurde auch festgestellt, daß der Blutserumspiegel des Hypophysenvorderlappen-Hormons Prolactin unmittelbar nach epileptischen, nicht aber nach hysterischen generalisierten Krampfanfällen von einem Normwert von weniger als 16 ng/ml (500 µIU/ml) auf das zweifache steigt [187, 188].

Eine richtige Interpretation der Genese eines einzelnen Anfallsgeschehens schützt allerdings vor diagnostischen Irrtümern nicht, da gelegentlich beim gleichen Patienten epileptische Grand mal-Anfälle und hysterische Attacken alternierend auftreten können [99, 146, 148]. Die letzteren manifestieren sich vor allem in jener Krankheitsphase, in der das epileptische Anfallsleiden medikamentös gut kontrolliert ist. Diesbezüglich weist eine solche „hystéro-épilepsie à crises distinctes" Ähnlichkeiten mit der auf S. 65 erwähnten „alternativen Psychose" auf.

Die Behandlung psychogener Krampfanfälle ist in der Regel schwierig und sollte einem Psychiater überlassen werden. Sie richtet sich nach der Persönlichkeitsstruktur des Patienten, dem eine adäquate Zuwendung, allerdings ohne einer unnötigen Stärkung seiner Störungen, angeboten wird [66, 135].

10 Schwarzwerden vor den Augen, Blässe, Ohnmacht

> Allerwahrscheinlichste Diagnose: *Synkopale Anfälle* (Differentialdiagnose
> s. S. 108/109)

Charakteristika [2, 56, 101, 172]

- Prodromale Erscheinungen in Form von Leeregefühl im Kopf, verschwommenes Sehen, Ohrensausen.
- Danach vorerst „Lipothymie" mit Bewußtseinstrübung, unsystematischem Schwindel, Übelkeit, Blässe der Haut, kaltem Schweiß, Umsinken oder in sich Zusammensacken und dann während meist 5–10 Sekunden die eigentliche Synkope. Dabei tiefe Bewußtlosigkeit, weite reaktionslose Pupillen und Muskelhypotonie. Bei einer Synkopendauer von mehr als 15 Sekunden kann es zur tonischen Verkrampfung und später auch zu klonischen Muskelzuckungen kommen. Urinabgang gehört zur Ausnahme.
- Je nach Intensität und Dauer des synkopalen Geschehens kürzere oder längere postiktale Phase. In der Regel prompte Rückkehr des Bewußtseins mit Minuten anhaltender Blässe, Übelkeit, Schwindel und Unwohlsein.

Unterformen

Vagovasale Synkopen werden auf dem reflektorischen Wege ausgelöst. Dabei können sowohl psychische (Schreck, Anblick von Blut, Blutentnahme), als auch somatische Faktoren (starke Schmerzen, thermische Einwirkung, Druck auf Augenbulbi bzw. auf den Carotissinus) für die Auslösung der Synkope verantwortlich sein. All diese Afferenzen stimulieren den dorsalen Vaguskern im Bereich der Medulla oblongata, was einen kardio-inhibitorischen und vaso-depressorischen Effekt zur Folge hat. Es kommt einerseits zu einer Verringerung oder zu Ausfällen der Herzschlagfolge und dadurch zur Abnahme des Schlagvolumens und andererseits zu einer raschen Gefäßerweiterung in der Peripherie mit starker Abnahme des Gefäßwiderstandes und einem Abfall des arteriellen Blutdruckes.

Orthostatische Synkopen werden ausgelöst entweder durch langes Stehen, vor allem in schlecht gelüfteten Räumen, oder aber durch plötzliches Aufstehen aus liegender Position. Sie treten sowohl bei Personen, die unter Einwirkung von blutdrucksenkenden Medikamenten stehen, als auch bei – meist jugendlichen – Patienten in reduziertem Allgemeinzustand, zum Beispiel in Rekonvaleszenzphase einer Infektionskrankheit oder bei Anämie und schließlich im Rahmen eines auf einem chronischen Sympathicusdefekt beruhenden Shy-Drager-Syndrom (Abb. 59 a–c u. Abb. 60) auf. Das letztere befällt Personen mittlerer bis höherer Altersstufe und ist durch Parkinsonismus, Augenmuskelparesen, Impotenz und Harninkontinenz gekennzeichnet [171]. Die zerebrale Ischämie mit einem daraus resultierenden synkopalen Zustand ist bei allen Arten orthostatischer Störungen durch einen Blutdruckabfall bedingt. Er kann durch den Schellong-Test nachgewiesen werden. Dabei wird vorerst beim liegenden, später beim stehenden Patienten wiederholt der Blutdruck und die Pulsfrequenz bestimmt. Die letztere steigt

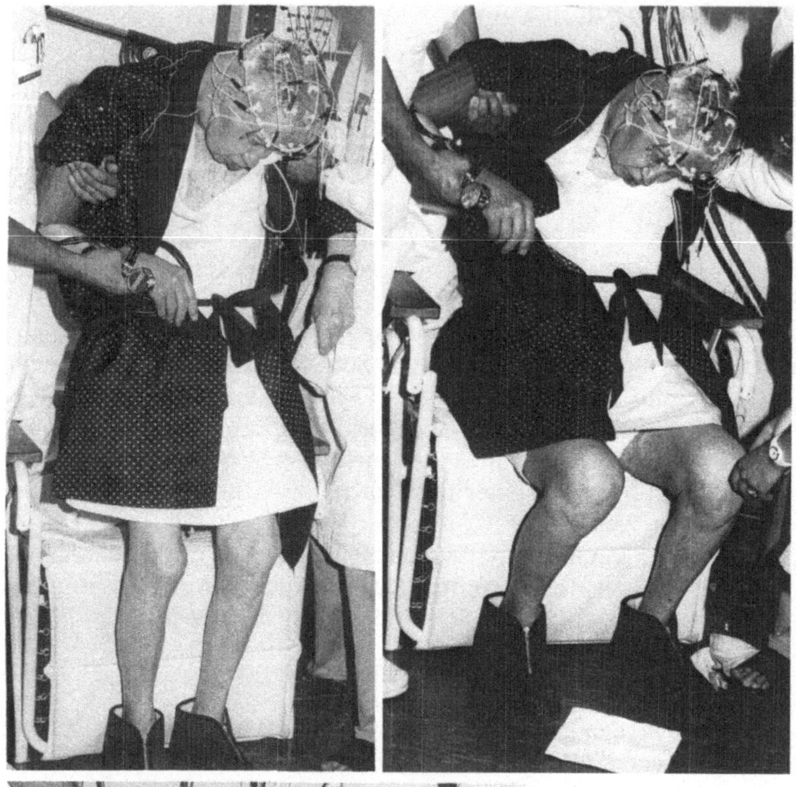

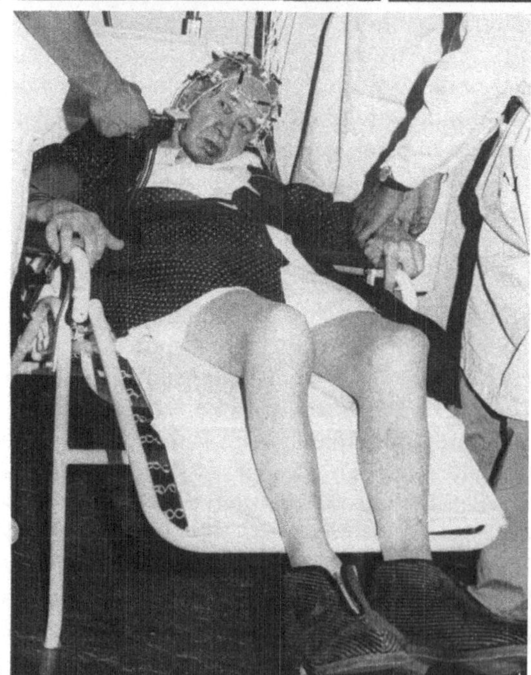

Abb. 59. a Ein 61 jähriger Patient (Fernand H.) mit schwerem Shy-Drager-Syndrom wird vom EEG-Untersuchungsstuhl aufgehoben. **b** 20 Sekunden später sinkt der Patient bei schwindendem Bewußtsein um. **c** In halbliegender Position erfolgt eine rasche Erholung

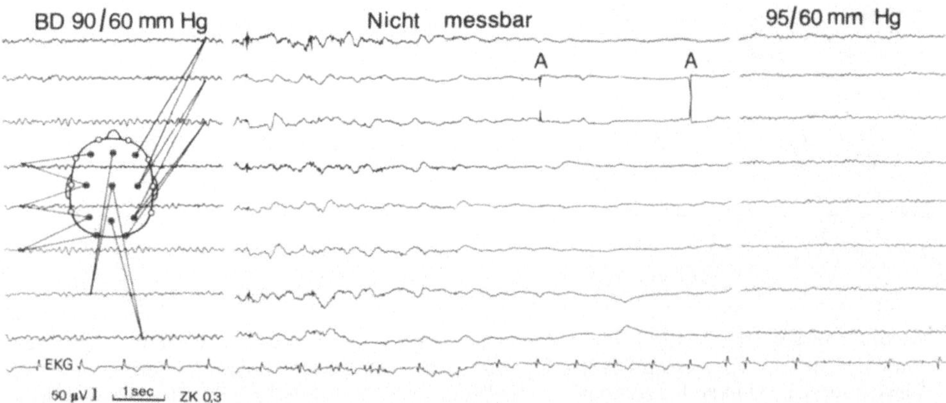

Abb. 60. Polygraphische Ableitung während der in Abb. 59 dargestellten orthostatischen Störung. *Links*, beim Blutdruck von 90/60 mm Hg, gut erkennbare 7–8/s EEG-Aktivität; Herzrhythmus 72/min. *Mitte*, nach Blutdruckabfall, vorerst Verlangsamung und später transitorisches Erlöschen des EEG. Gleichzeitig unveränderter Herzrhythmus. (Mit Buchstaben *A* wurden Elektrodenartefakte bezeichnet.) *Rechts*, in halbliegender Position und bei einem Blutdruck von 95/60 mm Hg, Wiederauftreten einer weitgehend normalen, allerdings spannungsarmen EEG-Aktivität. Zeichen einer Brady-Arrhythmie im EKG

im Stehen im Falle einer gewöhnlichen orthostatischen Synkope an, nicht aber bei Kranken mit dem obenerwähnten Shy-Drager-Syndrom.

Pressorische Synkopen treten vor allem bei Pyknikern und/oder Emphysematikern nach üppigen Mahlzeiten, gelegentlich erst beim Aufstehen, bzw. beim Lachen („Geloplexie") oder bei längerem Husten („Ictus laryngis") auf. Dies hat einen Zwerchfellhochstand mit Erhöhung des intrathorakalen Druckes, Drosselung der V. cava inferior und einer venösen Stauung zur Folge. Dazu kommt eine Reizung des Plexus solaris. All diese Faktoren führen zum passageren Absinken der Herzfrequenz und des Blutdruckes.

Miktionssynkopen befallen in der Nacht Männer, die bei überfüllter Blase, in stehender Stellung Wasser lösen oder soeben gelöst haben. Die Pathogenese ist plurifaktoriell und beruht auf Orthostase, einer durch plötzliche Minderung des intravesikalen Tonus ausgelösten Vasodilatation sowie einem gesteigerten vagovasalen Reflex und einer daraus resultierenden Bradykardie [40].

Kardialen („kardiogenen") Synkopen liegt eine plötzliche Herabsetzung des Herzminutenvolumens zugrunde. Sie sind am häufigsten Folge eines totalen atrioventrikulären Blocks (Morgagni-Adams-Stokes-Syndrom), der zu Herzrhythmusstörungen und einer passageren Asystolie führt. In solchen Fällen tritt die Synkope, meistens ohne Vorwarnung, plötzlich auf. Dies im Gegensatz zu einer durch Aortenstenose bedingten Synkope, die in der Regel durch physische Anstrengungen ausgelöst und u. U. durch anginöse Schmerzen eingeleitet wird. Seltenere Ursachen von Synkopen sind andere kardiale Leiden, wie Dysfunktion des sinuatrialen Knotens (Sick-Sinus-Syndrom), Mitralklappen-Prolaps oder Fallotsche Tetralogie [63].

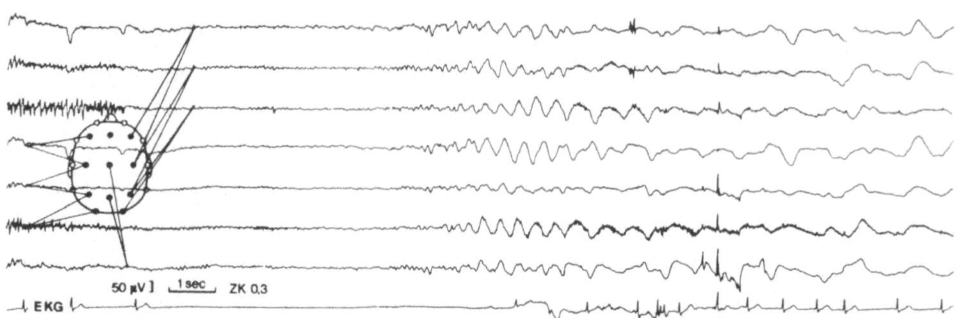

Abb. 61. Typische EKG-/EEG-Veränderungen im synkopalen Anfall bei einem 25 jährigen Mann. Nahezu gleichzeitig mit Auftreten einer Asystolie Verschwinden der vorbestehenden Muskelpotentiale (linker Kurvenrand, 3. und 6. Linie); die EEG-Kurve wird spannungsarm. Anschließend – trotz Wiederauftreten (nach 8½ Sekunden) der Herztätigkeit – diffuse, vorerst monomorphe später polymorphe langsame und sehr langsame EEG-Aktivität. Daneben einzelne Spitzen artifiziellen (extrazerebralen) Ursprungs. (EEG Nr. E 49.70)

Bei einem wesentlichen Teil von Patienten können die Synkopen – auch nach stationärer Abklärung – keiner der oben erwähnten Unterformen zugeordnet werden [172].

Ätiopathogenetische Daten

Unabhängig von ihrem Auslösungsmodus liegt sämtlichen synkopalen Anfällen eine ischämisch bedingte, passagere zerebrale Hypoxie zugrunde. Sie wirkt sich in erster Linie auf die Hirnrinde aus und führt dort zu einer Aktivitätsminderung der Ganglienzellen. Diese kortikale Insuffizienz kann zu einer Enthemmung und Aktivitätssteigerung der Hirnstammstrukturen führen und sich dann klinisch in Form von Muskelkrämpfen äußern (s. S. 105).

Im Gegensatz zu epileptischen Anfällen mit gesteigerten synchronen kortikalen Entladungen werden während einer solchen „konvulsiven Synkope" keine Spitzenpotentiale im EEG registriert. Die typischen Veränderungen während eines synkopalen Anfalles sind durch eine passagere Abflachung der Grundaktivität, eine darauffolgende diffuse, frontal betonte Verlangsamung und Amplitudenerhöhung (Abb. 61) und – in der „konvulsiven Phase" – durch vollständiges Erlöschen der hirnelektrischen Aktivität gekennzeichnet. Diese Veränderungen bilden sich dann gewöhnlich, in umgekehrter Reihenfolge, zurück. Unter Umständen kann es aber anschließend an eine besonders lange Synkope, zu einem klinisch und elektroenzephalographisch typischen epileptischen Anfall – meist vom Grand mal-Typ – kommen. Ein solcher „Gelegenheitsanfall" bildet keine Indikation zur Einleitung einer antiepileptischen Therapie. Behandlungsbedürftige sekundäre Epilepsien i. e. S. infolge hypoxisch-synkopaler Hirnschäden [106] gehören zur Seltenheit.

Differentialdiagnose

Ähnliche Symptome wie in der prodromalen bzw. „lipothymischen" Phase eines synkopalen Geschehens (s. S. 105) werden bei *hypoglykämischen Zuständen* beobachtet. Auf die letzteren weist das wiederholte Auftreten der Störungen nach längerem Abstand von einer Mahlzeit hin. Die Resultate eines Blutzuckertagesprofils haben hier eine entscheidende diagnostische Bedeutung.

Unsystematischer Schwindel, kurze Bewußtseinstrübung sowie Schwarzwerden vor den Augen können auch Ausdruck einer intermittierenden zerebralen *Durchblutungsstörung*, insbesondere im *vertebrobasilären Bereich*, sein. Sie wird vor allem durch eine Reklination des Kopfes ausgelöst. Ihr Pathomechanismus beruht auf einer mechanischen Drosselung der (sklerotisch veränderten) Arteria vertebralis in ihrem Verlauf durch die Foramina costotransversaria der Halswirbel.

Ohne eine polygraphische EEG/EKG-Ableitung im Anfall [105] ist es häufig schwierig, eine „konvulsive Synkope" von einem *epileptischen Geschehen* zu differenzieren. Die anamnestischen Angaben betreffend den Auslösungsmodus der Anfälle [194] sowie unter Umständen die Resultate einer kardiologischen Abklärung können eine solche Differenzierung erleichtern. Im Zweifelsfall wird auch eine EEG-Untersuchung im anfallsfreien Intervall durchgeführt. Hier ist aber zu berücksichtigen, daß bei Patienten mit synkopalen Anfällen etwas häufiger als bei der Durchschnittsbevölkerung verschiedenartige EEG-Abnormitäten – gelegentlich auch von paroxysmalem Charakter – erhoben werden [53]. Sie dürfen nicht voreilig als Hinweis für Epilepsie gewertet werden. Die Möglichkeit eines Leidens aus dem epileptischen Formenkreis sollte nur beim Vorhandensein eindeutiger EEG-Zeichen einer erhöhten zerebralen Anfallsbereitschaft in Betracht gezogen werden.

Vor allem bei antikonvulsiv behandelten Kranken können manchmal *entdifferenzierte epileptische Anfälle* auftreten, die durch eine, Sekunden bis wenige Minuten dauernde, Bewußtlosigkeit gekennzeichnet und von keinen oder von nur rudimentären Krämpfen begleitet sind [46]. Dabei kann es sich sowohl um abgeschwächte Grand mal-Anfälle („Moyen-mal"), als auch um sogenannte temporale Ohnmachten im Rahmen einer psychomotorischen Epilepsie handeln (s. S. 94). Eine deutliche Verwirrtheit in der postiktalen Phase spricht für ein epileptisches und gegen ein synkopales Geschehen.

Allgemeine therapeutische Richtlinien

Die Art der Behandlung hängt vom Grundleiden ab. In der akuten Phase vagovasaler bzw. orthostatischer Synkopen sollte der Patient hingelegt und seine Beine gehoben werden. Prophylaktische Maßnahmen werden je nach dem Auslösungsmechanismus der Synkopen empfohlen. Bei einem Patienten mit überempfindlichem Carotissinus keine Kleidungsstücke mit zu engem Kragen; bei orthostatischen Synkopen langsames Aufstehen vom Bett, salzreiche Diät, Pharmakotherapie mit Dihydroergotamin (Dihydergot) oder einem der folgenden Mittel: Etilefrin HCl (Effortil), Norfenefrin HCl (Novadral), Octopamin (Norphen), bzw. Synephrin-tartrat (Sympatol); bei pressorisch ausgelösten Synkopen Verzicht auf üppige Mahlzeiten. Die Behandlung „kardiogener" Synkopen wird vom Kardiologen bestimmt. Sie reicht von Pharmakotherapie mit Antiarrhythmika bis zur Einpflanzung eines Herzschrittmachers, bzw. – im Falle einer Aortenstenose – bis zu einem gefäßchirurgischen Eingriff.

11 Anfallsartige lokale
oder lokal beginnende sensible Sensationen (Parästhesien)

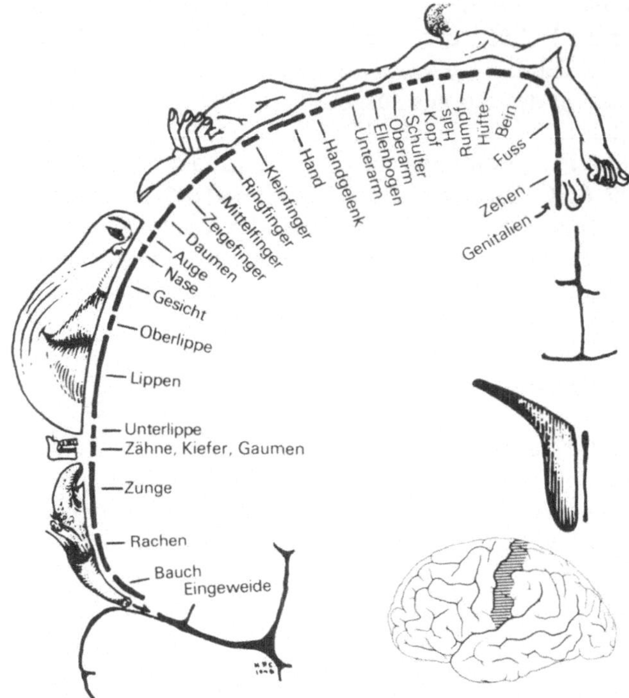

Abb. 62. Kortikale, sensible Körperrepräsentation in der Postzentralwindung. (Nach PENFIELD u. RASMUSSEN [145])

Differentialdiagnose

11.1 Sensible Jacksonsche epileptische Anfälle
11.2 Migraine accompagnée-Attacken
11.3 Transitorische ischämische Attacken nicht migränöser Genese
11.4 Peripher-neurologische oder spinale Affektionen

11.1 Sensible Jacksonsche epileptische Anfälle

– Auftreten sowohl bei Kindern als auch bei Erwachsenen verschiedener Altersstufen möglich.
– Anfallsbeginn charakterisiert durch plötzliches Auftreten von Mißempfindungen (am häufigsten in Form von Kribbelparästhesien oder eines Taubheitsgefühls) gewöhnlich im Bereich einer Hand oder einer Gesichtshälfte, seltener am Fuß, ausnahmsweise an proximalen Körperteilen.

- Ausbreitung meist innert einer Minute auf weitere Körperteile gemäß ihren sensiblen Repräsentationen (Abb. 62) in der Postzentralwindung („Jackson-Marsch").
- Häufiges Hinzutreten von lokalen oder einseitigen Muskelzuckungen und/oder Übergang in einen Grand mal-Anfall.
- Uneinheitliche EEG-Befunde (fokale, entweder epilepsiespezifische oder unspezifische, Störungen, Allgemeinveränderungen oder gar normale Kurvenbilder) im Anfall und im anfallsfreien Intervall sowie uneinheitliche Resultate einer neurologischen Untersuchung (vgl. auch Kapitel über motorische Jackson-Anfälle, S. 76).

Terminologische und ätiopathogenetische Daten

Sensible Jackson-Anfälle haben ihren Ursprungsort im Gyrus postcentralis der Hirnrinde. Sie werden durch die Internationale Liga gegen Epilepsie der Gruppe partieller Anfälle mit einfacher Symptomatologie zugeordnet. Ähnlich den motorischen sind auch die sensiblen Jackson-Anfälle Ausdruck einer lokalen Hirnaffektion, deren Ätiologie uneinheitlich ist [124].

Bei Beginn der Erkrankung bereits im Kindesalter, handelt es sich nicht selten um Residuen nach perinatalen Hirnschäden. Bei Anfällen, die sich erstmals im Erwachsenenalter manifestieren und nicht durch eine bekannte durchgemachte Hirnaffektion (offenes Schädel-Hirn-Trauma, Enzephalitis) erklärt werden können, kommt eine tumoröse oder eine vaskuläre Genese in Frage. Die Notwendigkeit einer computertomographischen (CT) Hirnuntersuchung drängt sich in solchen Fällen in der Regel auf. Auch bei normalen Ergebnissen sollten in etwa 6 monatigen Abständen neurologische und elektroenzephalographische Kontrolluntersuchungen durchgeführt werden. Neuauftreten oder Zunahme abnormer Befunde, u. U. auch eine ausgesprochene Therapieresistenz, bilden eine Indikation für eine erneute CT-Abklärung.

Metabolisch-toxische oder aber degenerative Hirnaffektionen können gelegentlich sensiblen Jackson-Anfällen ebenfalls zugrunde liegen. Ihr Auftreten als einzige klinische Manifestation eines chronischen Subduralhämatoms wurde zwar beschrieben [74], ist aber als Rarität zu betrachten. Ebenfalls eine absolute Ausnahme bildet eine familiäre Häufung dieser Anfallsform [196].

Therapie

Wie bei allen anderen fokalen Anfallsformen werden hier in erster Linie Phenytoin-, Carbamazepin- und Phenobarbitalpräparate angewandt. Betreffend ihrer Markennamen und des Dosierungsschemas verweisen wir auf S. 60 sowie auf Tabelle 3, S. 155.

11.2 Migraine accompagnée-Attacken

Sie können ebenfalls als Hauptsymptome Parästhesien aufweisen, die am häufigsten im Bereich einer Hand, seltener einer Gesichtshälfte (vor allem perioral) oder aber in einer Zungenhälfte beginnen und sich dann auf die anderen ipsilateralen

Körperteile ausbreiten. Eine Differentialdiagnose gegenüber den sensiblen Jackson-Anfällen erweist sich häufig als schwierig. Für eine Migraine accompagnée-Attacke sprechen folgende Symptome [79, 158]:

– Ein den Parästhesien vorangehendes Flimmerskotom.
– Seitenwechselnde Lokalisation der Parästhesien im Laufe des gleichen Anfallsgeschehens oder von einem zum anderen Anfall.
– Ausbreitungszeit der Parästhesien während mehr als einer Minute und ihr Dauern von mehreren Minuten oder gar einigen Stunden.
– Eine den Parästhesien folgende – meist kontralaterale – Hemikranie.

Migraine accompagnée-Attacken manifestieren sich am häufigsten bei Jugendlichen oder jungen Erwachsenen, seltener bereits bei Kindern vor der Pubertätsperiode und kaum erstmals bei Erwachsenen mittlerer und höherer Altersstufen. Sie befallen vor allem Personen mit einer familiären Migränebelastung. Bei etwa der Hälfte der Patienten ist allerdings die persönliche Anamnese in bezug auf frühere Kopfwehepisoden stumm. Diagnostische Schwierigkeiten bestehen vor allem bei Kranken, bei denen die sensible nicht seitenwechselnde Symptomatik von keinem Kopfweh gefolgt wird („Migraine accompagnée sans migraine"). In solchen Fällen ist eine Abklärung mittels einer computertomographischen (CT) Hirnuntersuchung mit Frage nach einem Angiom, Aneurysma oder Zeichen einer transitorischen ischämischen Attacke angezeigt. Bei der letzterwähnten Fragestellung kann auch eine Doppler-Ultraschallsonographie Hinweise auf eine Stenosierung bestimmter zerebraler Gefäße liefern [96].

Das EEG zeigt in einem Migraine accompagnée-Anfall eine herdförmige, der klinischen Symptomatik kontralaterale Verlangsamung [34] und nur ausnahmsweise (s. S.128) epilepsiespezifische Aktivität. Diese Verlangsamung bildet sich innert einiger Tage vollständig oder weitgehend zurück (Abb. 63).

Der fokalen sensiblen Symptomatik im Rahmen einer Migraine accompagnée-Attacke liegt ein vasospastisches Geschehen im Versorgungsgebiet der Arteria cerebri media, insbesondere aber ihres Astes, der A. parietalis anterior, zugrunde. Die daraus resultierende ischämische Hypoxie betrifft den Gyrus postcentralis der Hirnrinde und somit das gleiche anatomische Substrat, das bei sensiblen Jackson-Anfällen betroffen wird. Im Gegensatz zu den letzteren führt aber eine migränebedingte Vasokonstriktion in der Regel nicht zu einer Steigerung, sondern zu einer Minderung neuronaler Entladungen. Anscheinend kann eine Funktionsstörung bestimmter zerebraler Strukturen unabhängig davon, ob sie auf einer exzessiven Steigerung oder aber auf einer Minderung neuronaler Entladungen beruht, eine nahezu identische klinische Symptomatik hervorrufen. Die Möglichkeit eines sekundären Entstehens epileptogener Areale infolge hypoxischer Dauerschäden nach wiederholten vasospastischen Episoden muß aber ebenfalls in Betracht gezogen werden. In solchen Fällen könnten sich nach jahrelanger Krankheitsdauer Migraine accompagnée-Attacken mit sensibler Symptomatik in richtige sensible epileptische Jackson-Anfälle umwandeln.

Zur Prophylaxe von Migraine accompagnée-Attacken wird – ähnlich wie sonst bei Migräne üblich – das Dihydroergotamin-methansulfonat (Dihydergot) 2½ mg morgens und 5 mg abends angewandt. Bei ungenügender Wirkung kommt auch eine Proxibarbal (Axeen)-Kur 3 × 1 Dragée à 100 mg/die oder u. U.

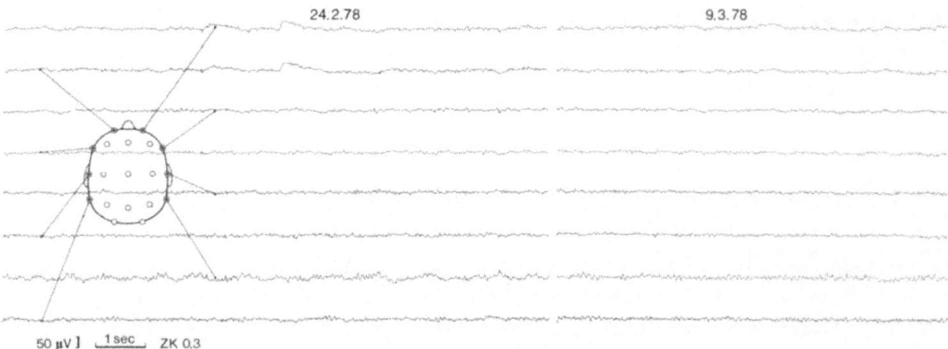

Abb. 63. EEG-Verlaufsuntersuchungen bei einer 23 jährigen Frau mit anfallsartigen, einfachen visuellen Halluzinationen und linksseitigen Parästhesien, vermutlich im Rahmen einer Migraine accompagnée. *Links*: Einige Stunden nach dem Anfall spannungsarme, von rascher Aktivität überlagerte Deltawellen in der rechten hinteren Temporalregion. *Rechts*: Zwei Wochen später keine eindeutigen fokalen Veränderungen. (EEG Nr. G 59.82 und G 59.02; Ableitung gegen Durchschnittsreferenz nach Goldman-Offner)

ein Betablocker wie Propranolol (Inderal) in einer Dosierung zwischen 30 und 160 mg/die oder aber ein Kalziumantagonist wie Flunarizin (Sibelium) 10 mg/die in Frage.

11.3 Transitorische ischämische Attacken nichtmigränöser Genese

Sie können u. U. durch lokale oder einseitige sensible Sensationen – ähnlich jenen bei einer Migraine accompagnée – gekennzeichnet sein. Transitorische ischämische Attacken treten plötzlich auf, häufiger im 6. Lebensdezennium und später als bei jüngeren Personen, erreichen ihre maximale Ausprägung innert einer bis fünf Minuten, dauern meist nicht länger als eine halbe Stunde, seltener eine bis mehrere Stunden, und bilden sich dann ebenso plötzlich wie sie aufgetreten sind wieder zurück.

Eine negative persönliche und familiäre Migräne-Anamnese spricht für eine transitorische ischämische Attacke und gegen eine Migraine accompagnée. Ein Stenosegeräusch bei Auskultation der Arteria carotis communis bzw. interna und insbesondere auch pathologische Untersuchungsresultate einer Doppler-Ultraschallsonographie erhärten die Diagnose einer hämodynamisch signifikanten Carotisstenose [96]. Ihre häufigsten Ursachen sind arteriosklerotische Plaques, die das Arterienlumen und die Durchblutung bestimmter Hirnpartien verringern und mit der Zeit zu irreversiblen ischämischen Schäden führen können. Die Möglichkeit einer Gefäßembolisierung kardialer Genese, insbesondere infolge eines Vorhofflimmerns, muß ebenfalls in Betracht gezogen werden. Man schätzt, daß die transitorische ischämische Attacke in 25–30% der Fälle Vorbote eines zerebralen Infarktes ist.

Nebst der üblichen internmedizinischen Abklärung ergibt sich hier die Notwendigkeit eines sorgfältigen Abwägens – im Einvernehmen mit einem Neurologen und Gefäßchirurgen – der Frage einer Endarterectomie. Wird ein solcher operativer Eingriff ernsthaft in Betracht gezogen, so muß vorangängig eine zerebrale Angiographie durchgeführt werden. Andernfalls wird in der Regel eine Behandlung mit Plättchen-Aggregationshemmern, insbesondere mit Acetylsalicylsäure, empfohlen.

11.4 Peripher-neurologische oder spinale Affektionen

Flüchtige Parästhesien einzelner Gliedabschnitte in Form von Kribbeln, Ameisenlaufen oder Eingeschlafensein sind ein häufiges Frühsymptom von Affektionen peripherer Nervenbahnen. Die Lokalisation der Parästhesien entspricht hier dem Innervationsbezirk bestimmter Nervenwurzeln bzw. peripherer Nerven. Eine nach proximal gerichtete Ausstrahlung kommt aber ebenfalls vor und dies vor allem im Rahmen eines Carpaltunnel-Syndroms (Kompression des N. medianus unter dem Ligamentum carpi transversum), das einer Brachialgia paraesthetica nocturna häufig zugrunde liegt [133]. Außerdem können auch verschiedenartige medulläre Prozesse, insbesondere eine multiple Sklerose, asymmetrische Parästhesien hervorrufen.

Bei all diesen Affektionen ist das Auftreten und die Rückbildung der Parästhesien meist schleichend und nicht anfallsartig wie bei Epilepsie, Migraine accompagnée oder transitorischer ischämischer Attacke. Die peripher-neurologisch bedingten Parästhesien werden häufig durch mechanische Faktoren wie Anschlagen des Ellenbogens, längeres Sitzen mit übereinander geschlagenen Beinen oder, beim Carpaltunnel-Syndrom, durch eine Hyperextension des Handgelenkes und/ oder Druck auf die Thenarwurzel ausgelöst. Typisch lokalisierte Sensibilitätsstörungen oder gar motorische peripher-neurologische Zeichen erhärten die Diagnose. Sie wird durch Resultate einer elektroneurographischen Untersuchung bestätigt, die in solchen Fällen eine Verminderung der sensiblen und häufig auch der motorischen Erregungsleitungsgeschwindigkeit zeigt [115].

Literatur zu Kapitel V

1. Aaron J, New PFJ, Strand R, Beaulieu P, Elmden K, Brady TJ (1984) NMR imaging in temporal lobe epilepsy due to gliomas. J Comput Assist Tomogr 8:608–613
2. Adams RD, Braunwald E (1980) Faintness, syncope, and episodic weakness. In Harrison's: Principles of Internal Medicine, Ninth Ed. pp. 77–82, Mc Graw-Hill Book Comp., New York
3. Akert K (1980) Anatomische und physiologische Grundlagen zum Problem der psychomotorischen Epilepsien und des Status epilepticus. In: Karbowski K (Hrsg) Status psychomotoricus, S. 9–38. Huber, Bern-Stuttgart-Wien
4. Andermann F, Keene DL, Andermann E, Quesney LF (1980) Startle disease or hyperekplexia. Further delineation of the Syndrome. Brain 103, 985–997
5. Asam U, Träger SG (1975) Therapeutische Aspekte der Gilles de la Tourette'schen Erkrankung. Nervenarzt 46, 361–367
6. Asconapé J, Penry JK (1984) Some clinical and EEG aspects of benign juvenile myoclonic epilepsy. Epilepsia 25:108–114
7. Bancaud J (1971) Role du cortex cérébral dans les épilepsies (généralisées) d'origine organique. Apport des investigations stéréoélectroencéphalographiques (S.E.E.G.) à la discussion de la conception „centrencéphalique". Presse méd 79:669–673

8. Bancaud J, Talairach J, Bonis A (1967) Physiopathogénie des épilepsies-sursaut (A propos d'une épilepsie de l'aire motrice supplémentaire). Rev neurol 117:441–453
9. Barslund J, Danielsen J (1963) Temporal epilepsy in monozygotic twins. Epilepsia (Amst.) 4:138–150
10. Baruah JK (1984) Spinal myoclonus. A case report. J Bone Jt Surg Incorp 66:304–305
11. Bauer G (1973) Katamnestische Studien bei 3 c/sec-spike-and-wave-Trägern. Fortschr Neurol Psychiat 41:178–224
12. Bauer G, Aichner F, Saltuari L (1983) Epilepsies with diffuse slow spikes and waves of late onset. Eur Neurol 22:344–350
13. Baumann RJ, Kocoshis SA, Wilson D (1983) Lafora disease: Liver histopathology in pre-symptomatic children. Ann Neurol 14:86–89
14. Beaumanoir A (1976) Les épilepsies infantiles. Problèmes de diagnostic et de traitement. Editiones Roche, Bâle, p. 54–59
15. Beaumanoir A (1981) La contribution de L'EEG au diagnostic des syncopes. Méd et Hyg 39:4070–4073
16. Beaussart M (1972) Benign epilepsy of children with Rolandic (centro-temporal) paroxysmal foci. A clinical entity. Study of 221 cases. Epilepsia 13:795–811
17. Beer Ch (1977) Epileptische Adversivkrämpfe. Schweiz Rundschau Med (PRAXIS) 66:62–70
18. Berger JR, Sheremata WA, Melamed E (1984) Paroxysmal dystonia as the initial manifestation of multiple sclerosis. Arch Neurol 41:747–750
19. Bickerstaff E (1961) Basilar artery migraine. Lancet 1/15–17
20. Bing R (1953) Kompendium der topischen Gehirn- und Rückenmarksdiagnostik. Schwabe, Basel
21. Blom RJ, Vinuela F, Fox AJ, Blume WT, Girvin J, Kaufmann JC (1984) Computed tomography in temporal lobe epilepsy. J Comput Assist Tomogr 8:401–405
22. Brandt T, Büchele W (1983) Augenbewegungsstörungen. Fischer, Stuttgart-New York
23. Briquet P (1859) Traité clinique et thérapeutique de l'hystérie. Baillière et Fils, Paris
24. Brust JCM, Plank ChR, Healton EB, Sanchez GF (1979) The pathology of drop attacks: A case report. Neurology 29:786–790
25. Caffi J (1973) Zur Frage klinischer Anfallformen bei psychomotorischer Epilepsie. Schweiz med Wschr 103:469–475
26. Carpenter S, Karpati G (1981) Sweat gland duct cells in Lafora disease: diagnosis by skin biopsy. Neurology (NY) 31:1564–1568
27. Charcot JM (1974) Leçons du mardi à la Salpêtrière. Septième leçon, 17.1.1888, Hystérie à grands attaques, pp. 59–61; Neuvième leçon, 21.2.1888, Hystérie chez les jeunes garçons. Isolement de la troisième phase de l'attaque sous forme d'accès délirants ambulatoires, p 83–91. CEPL, Paris
28. Cohen RJ, Suter C (1982) Hysterical seizures: Suggestion as a provocative EEG test. Ann Neurol 11:391–395
29. Commission on Classification and Terminology ILAE (1981) Proposal for revised clinical and electroencephalographic classification of epileptic seizures. Epilepsia 22:489–501
30. Committee on Drugs (1982) Valproic acid: benefits and risks. Pediatrics 70:316–319
31. Cotte-Rittaud MR, Courjon J (1962) Semiological value of adversive epilepsy. Epilepsia 3:151–166
32. Cramon von D (1978) Consciousness and disturbances of consciousness. J Neurol 219:1–13
33. Dalby MA (1969) Epilepsy and 3 per second spike and wave rhythms. Acta Neurol Scand (Suppl) 40, vol 45, Munksgaard, Copenhagen
34. Degen R, Degen HE, Palm D, Meiser W (1980) Das EEG im Anfall der hemiplegischen Migräne bei Kindern. Z EEG-EMG 11:128–134
35. Degen R, Degen HE (1984) Sleep and sleep deprivation in epileptology. In: Degen R, Niedermeyer E (eds) Epilepsy, Sleep and Sleep Deprivation, p. 273–286. Elsevier, Amsterdam-New York-Oxford
36. Delgado-Escueta AV, Enrile-Bacsal F, Treiman DM (1982) Complex partial seizures on closed-circuit television and EEG: A study of 691 attacks in 79 patients. Ann Neurol 11:292–300

37. Dieterich E, Doose H, Esdorn H, Scheunemann W (1983) Spätprognose von Absencen-Epilepsien. In: Remschmidt H, Rentz R, Jungmann J (Hrsg) Epilepsie 1981, p. 63–68. Thieme, Stuttgart-New York
38. Dillon W, Brandt-Zawadzki M, Sherry RG (1984) Transient computed tomographic abnormalities after focal seizures. Am J Neuroradiol 5:107–109
39. Dimond SJ (1976) Brain circuits for consciousness. Brain Behav Evol 13:376–395
40. Donker DNJ, Robles de Medina EO, Kieft J (1972) Micturition syncope. Electroenceph Clin Neurophysiol 33:328–331
41. Doose H, Scheffner D (1965) Über die Beziehungen zwischen Absencen, psychomotorischen und fokalen Anfällen. Arch Psychiat Nervenkr 206:504–524
42. Doose H, Gerken H, Horstmann T, Völzke E (1973) Genetic factors in spike-wave-absences. Epilepsia 14:57–75
43. Doose H, Schwartz I (1976) Pyknoleptisches Petit mal und sekundäres Grand mal. Nervenarzt 47:333–337
44. Dreyer R, Wehmeyer W (1979) Psychomotorische Anfälle im Doppelbild. In: Doose H, Gross-Selbeck G (Hrsg) Epilepsie 1978, p. 148–157. Thieme, Stuttgart
45. Easton JD, Sherman DG (1976) Somatic anxiety attacks and propranolol. Arch Neurol 33:689–691
46. Egli M (1982) Gibt es epileptische Synkopen? Schweiz. Rundschau Med Praxis 71:1590–1594
47. Ellis JM, Lee SJ (1978) Acute prolonged confusion in later life as an ictal state. Epilepsia 19:119–128
48. Emerson R, D'Souza BJ, Vining EP, Holden KR, Mellits ED, Freeman JM (1981) Stopping medication in children with epilepsy. N Engl J Med 304:1125–1129
49. Fehlinger R, Schulz A, Übelhack R, Vesper J (1976) Zur Differentialdiagnose zerebraler Krampfanfälle beim tetanischen Syndrom. Psychiat Neurol med Psychol, Leipzig 28:458–465
50. Flügel KA (1977) Metabolically induced focal seizures: hyperosmolar non-ketoacidotic hyperglycemia. Schweiz Arch Neurol, Neurochir, Psychiatr 120:3–10
51. Förster O (1936) Motorische Felder und Bahnen. In Bumke, O., Förster, O. (Hrsg.): Handb. Neurol. Bd. 6, pp. 1–357, Springer, Berlin
52. Franck G, Van de Mortel Y (1975) Encéphalopathies aiquës au cours des traitements oraux par les sels de bismuth. Méd et Hyg 1158:1169–1170
53. Friedli P (1975) EEG-Abnormitäten bei Kranken mit vagovasalen Synkopen. Schweiz med Wschr 105:446–752
54. Gajdusek DC (1977) Les infections virales lentes du système nerveux central. Méd et Hyg 35:962–976
55. Gastaut H (1968) Séméiologie des myoclonies et nosologie analytique des syndromes myocloniques. Rev Neurol 119:1–30
56. Gastaut H (1974) Syncopes: generalized anoxic cerebral seizures. In Vinken, P.J., Bruyn, G.W. (eds) Handbook of Clinical Neurology, Vol. 15, p. 815–835. North-Holland Publ. Comp. Amsterdam and American Elsevier Publ. Comp. New York
57. Gastaut H, Gastaut IL (1976) Computerized transverse axial tomography in epilepsy. Epilepsia 17:325–336
58. Gerken H, Doose H (1973) On the genetics of EEG-anomalies in childhood. III. Spikes and waves. Neuropädiatrie 4:88–97
59. Gloor P (1979) Generalized epilepsie with spike-and-wave discharge: A reinterpretation of its electrographic and clinical manifestations. Epilepsie 20:571–588
60. Glötzner FL (1979) Hirnstammanfälle. Fortschr Neurol Psychiat 47:538–549
61. Guilleminault C, Billiard M, Montplaisier J, Dement WC (1975) Altered states of consciousness in disorders of daytime sleepness. J Neur Sci 26:377–393
62. Guilleminault C, Wilson RA, Dement WC (1974) A Study on Cataplexy. Arch Neurol 31:255–261
63. Gurtner HP (1984) Synkopen bei Krankheiten des Herzens („kardiogene Synkopen"). In: Mumenthaler M (Hrsg) Synkopen und Sturzanfälle, p. 68–179. Thieme, Stuttgart-New York

64. Haan J, Deppe A (1983) Bedeutung von kranialer Computertomographie (CCT) und EEG bei psychomotorischen Anfällen. In: Remschmidt H, Rentz R, Jungmann J (Hrsg) Epilepsie 1981, p. 168–172. Thieme, Stuttgart-New York

65. Hallen O (1962) Zur Differenzierung der psychomotorischen Anfälle in klinische Formen. Dtsch Z Nervenheilk 183:199–217

66. Heim E (1983) Psychogene Tics und Krämpfe. Schweiz Rund Mediz Praxis 24:849–852

67. Herpin T (1867) Des accés incomplets d'épilepsie. Baillière, Paris

68. Hess CW, Scharfetter C, Mumenthaler M (1984) Klinik der Narkolepsie-Kataplexie-Syndrome. Nervenarzt 55:391–401

69. Hess R (1970) Die epileptogenen Hirntumoren. Epilepsy Mod. Probl. Pharmapsychiat. 4:200–231

70. Hess R (1979) Fokale Epilepsien. Schweiz Rundschau Med (Praxis) 68:696–702

71. Hess R, Scollo-Lavizzari G, Wyss FE (1971) Boderline cases of petit mal status. Europ Neurol 5:137–154

72. Hess R, Egli M (1980) Grenzfälle des psychomotorischen Status. In: Karbowski, K (Hrsg) Status psychomotoricus und seine Differentialdiagnose, p. 73–84. Huber, Bern

73. Heycop ten Ham van MW (1974) Lafora disease. A form of progressive myoclonus epilepsy. In: Vinken, R.J. and Bruyn, G.W. (eds) Handbook of clinical Neurology, Vol 15, p. 382–422. North-Holland Publ. Comp. Amsterdam and American Elsevier Publ. Comp. New York

74. Hilt DC, Alexander GE (1982) Jacksonian somatosensory seizures as the sole manifestation of chronic subdural hematoma. Arch Neurol 39:786

75. Holmes GL (1984) Partial complex seizures in children: An analysis of 69 seizures in 24 patients using EEG FM radiotelemetry and videotape recording. Electroenceph clin Neurophysiol 57:13–20

76. Huber C (1978) Klinische Anwendung visuell evozierter Potentiale der Sehrinde. Akt Neurol 5:211–225

77. Huber P (1984) Indikationen und Grenzen der computertomographischen Untersuchungen bei Kopfschmerzen und Anfallsleiden. Schweiz med. Wschr 114:1301–1304

78. Huber P, Winkler R (1981) Die Rolle der computertomographischen Gehirnuntersuchung bei Epilepsiekranken. Schweiz. Rundschau Med. (PRAXIS) 70:1553–1557

79. Isler H (1981) Der Migräneanfall. Swiss med 3:37–46

80. Jackson JH (1958) The study of convulsions. In: Taylor J (ed) Selected writings of JH Jackson, Vol 1, p. 8–36. Basic Books Inc, New York

81. Jankovic J, Glaze DG, Frost JD Jr (1984) Effect of tetrabenazine on tics and sleep of Gilles de la Tourette's syndrome. Neurology 34:688–692

82. Jannetta PJ (1977) Observations on the etiology of trigeminal neuralgia, hemifacial spasm, acoustic nerve dysfunction and glossopharyngeal neuralgia. Definitive microsurgical treatment and results in 117 patients. Neurochirurgia (Stuttg) 20:145–154

83. Janz D (1958) Anfallsbild und Verlaufsform epileptischer Erkrankungen. Nervenarzt 26:20–28

84. Janz D (1969) Die Epilepsien. Thieme, Stuttgart

85. Janz D, Christian W (1957) Impulsiv-Petit mal. Dtsch Z Nervenheilk 176:346–386

86. Jasper HH (1951) Etude anatomophysiologique des épilepsies. Electroenceph clin Neurophysiol, Suppl 2:99–111

87. Jensen I (1975) Genetic factors in temporal lobe epilepsy. Acta Neurol Scand 52:381–394

88. Karbowski K (1975) Das Elektroenzephalogramm im epileptischen Anfall. Atlas. Huber, Bern-Stuttgart-Wien

89. Karbowski K (1976) Der Petit mal-Status. Schweiz med Wschr 106:973–981

90. Karbowski K (1980) Status psychomotoricus; klinische und elektroenzephalographische Aspekte. In: Karbowski K (Hrsg) Status psychomotoricus und seine Differentialdiagnose, p. 39–71. Huber, Bern

91. Karbowski K (1982) Kleine epileptische Anfälle im Schulalter. Pädiat Fortbildk Praxis 55:12–19. Karger, Basel

92. Karbowski K (1984) Epileptische Manifestationen zerebrovaskulärer Genese im Erwachsenenalter. Schweiz Rundschau Med (Praxis) 73:765–771

 93. Karbowski K, Meienberg O (1976) Zur Frage epileptischer Anfälle mit psychomotorischer Symptomatik und generalisiertem Spike-Wave-Muster. Nervenarzt 47:380–387
 94. Karbowski K, Pavlincova E, Vassella F (1981) Zur Frage einer posttraumatischen Absenzenepilepsie. Nervenarzt 52:718–722
 95. Karbowski K, Wegmüller E (1983) Epileptische Anfälle und Myoklonien bei Niereninsuffizienz. Schweiz Rund Med (PRAXIS) 24:832–839
 96. Keller HM (1985) Ischämische cerebrale Durchblutungsstörungen. Schw Z Perm Ärztl Fortb 6:11–49
 97. Klawens HL, Topel JL (1974) Parkinsonism as a falling sickness. JAMA 230:1555–1557
 98. Koževnikov AJ (1894) Eine besondere Form der kortikalen Epilepsie. Vortrag vor der Gesellschaft der Neuropathologen und Psychiater in Moskau. Deutsche Übersetzung herausgegeben 1974 von Heintel H und Müller-Dietz H. Desitin-Werk, Hamburg
 99. Krumholz A, Niedermeyer E (1983) Psychogenic seizures: A clinical study with follow-up data. Neurology 33:498–502
100. Kruse R (1976) Absenzenstatus (Typische Formen). Akt Neurol 3:155–170
101. Kugler J (1972) Zerebrale ischämische Krisen. – Von der aktivierten partiellen Krise zur spontanen Synkope. Z EEG-EMG 3:109–120
102. Kugler J (1979) Die praktische Bedeutung des EEG bei akuten und chronischen zerebrovaskulären Insuffizienzerscheinungen. Med Welt 30:1426–1430
103. Kuhl W (1980) Vestibulär-zerebrale Synkopen. Dtsch med Wschr 105:41–42
104. Lagenstein I, Kühne D, Sternowsky HJ, Rothe M (1979) Computerized cranial transverse axial tomography (CTAT) in 145 patients with primary and secondary generalized epilepsies. West syndrome, myoclonic-astatic petit mal, absence epilepsy. Neuropädiatrie 10:15–28
105. Lai CW, Ziegler DK (1981) Syncope problem solved by continous ambulatory simultaneous EEG/ECG recording. Neurology 31:1152–1154
106. Lai CW, Ziegler DK (1983) Repeated self-induced syncope and subsequent seizures. A case report. Arch Neurol 40:820–823
107. Lance JW, Adams RD (1963) The Syndrome of intention or action myoclonus as a sequel to hypoxic encephalopathy. Brain 86:111–136
108. Landolt H (1960) Die Temporallappen-Epilepsie und ihre Psychopathologie. Psychiat Neurol Basel suppl 112:1–102
109. Landolt H (1963) Die Dämmer- und Verstimmungszustände bei Epilepsie und ihre Elektroencephalographie. Dtsch Z Nervenheilk 185:411–430
110. Leestma JE, Kalelkar MB, Teas SS, Jay GW, Hughes JR (1984) Sudden unexpected death associated with seizures: Analysis of 66 cases. Epilepsia 25:84–88
111. Lennox WG, Lennox MA (1960) Epilepsy and related disorders. Little-Brown, Boston
112. Lipinski CG (1977) Epilepsies with astatic seizures of late onset. Epilepsia 18:13–20
113. Lipinski CG (1980) Die benigne Epilepsie im Kindesalter mit Rolando-Sharp-Wave-Fokus. Nervenarzt 51:579–581
114. Löhler J, Peters UH (1974) Epilepsia partialis continua (Koževnikov-Epilepsie). Fortschr Neurol Psychiat 42:165–212
115. Ludin HP, Tackmann W (1979) Sensible Neurographie. Thieme, Stuttgart
116. Lugaresi E, Pazzaglia P, Frank L, Roger J, Bureau-Paillas M, Ambrosetto G, Tassinari CA (1973) Evolution and prognosis of primary generalized epilepsies of the petit mal absence typ. In: Lugaresi E, Pazzaglia P, Tassinari CA (eds) Evolution and prognosis of Epilepsies, p 3–22. Aulo Gaggi Publ. Bologna
117. Lund M (1983) Cataplexy in migraine (dänisch). Ugesker Laeger 145:1595–1598
118. Lys R (1980) Zur Frage der aktivierenden Wirkung der Hyperventilation auf psychomotorische Anfälle. Akt Neurol 7:155–160
119. Magun R, Esslen E (1959) Electromyographic study of reinnervated muscle and of hemifacial spasm. Amer J Phys Med 38:79–86
120. Marneros A (1984) Gilles-de-la-Tourette-Syndrom. Fortschr Neurol Psychiat 52:250–257
121. Martinelli P (1976) Der primäre Spasmus hemifacialis und seine Behandlung mit Carbamazepin. In: Birkmayer W (Hrsg) Anfall – Verhalten – Schmerz, p. 342–347. Huber, Bern-Stuttgart-Wien

122. Masuhr KF (1979) Video-Analyse großer epileptischer Anfälle. In: Doose H, Gross-Selbeck G (Hrsg) Epilepsie 1978, p. 174–180. Thieme, Stuttgart
123. Matthews WB (1975) Paroxysmal symptoms in multiple sclerosis. J Neurol Neurosurg Psychiat 38:617–623
124. Mauguière F, Courjon J (1978) Somatosensory Epilepsy. A Review of 127 Cases. Brain 101:307–332
125. Maurer K, Leitner H, Schäfer E, Hopf HC (1979) Frühe akustisch evozierte Potentiale, ausgelöst durch einen sinusförmigen Reiz. Dtsch med Wschr 104:546–550
126. McGahan JP, Dublin AB, Hill RP (1979) The evaluation of seizure disorders by computerized tomography. J Neurosurg 50:328–332
127. Meienberg O, Karbowski K (1977) Die Epilepsia partialis continua Koževnikov. Zur Klinik und Pathophysiologie. Deutsch med Wschr 102:781–784
128. Meier C (1980) Die Creutzfeldt-Jakobsche Erkrankung. Akt neurol 7:75–86
129. Metrakos K, Metrakos JD (1961) Genetics of convulsive disorders. II. Genetic and electroencephalographic studies in centrencephalic epilepsy. Neurology 11:474–483
130. Metrakos K, Metrakos JD (1974) Genetics of epilepsy. In: Vinken RJ, Bruyn GW (eds) Handbook of clinical Neurology, Vol 15, p. 429–439. North-Holland Publ Compl Amsterdam and American Elsevier Publ Comp New York
131. Müller T (1972) Form und Wandel zerebraler Anfälle bei expansiv und nicht expansiv bedingter Temporalepilepsie. Med. Diss. Zürich
132. Mumenthaler M, Hecker A (1973) Klinik und Zuordnung tonischer Hirnstammanfälle anhand von 27 eigenen Beobachtungen. Fortschr Neurol Psychiat 41:623–639
133. Mumenthaler M, Schliack H (1982) Läsionen peripherer Nerven. Diagnostik und Therapie. 4. Aufl. Thieme, Stuttgart-New York
134. Mumenthaler M, Treig T (1984) Amnestische Episoden. Analyse von 111 eigenen Beobachtungen. Schweiz med Wschr 114:1163–1170
135. Murphy GE (1984) Die klinische Behandlung der Hysterie. JAMA Schweiz 3:305–312
136. Neuhäuser G, Wind G (1983) Verlauf und Prognose bei Absencen im Kindesalter. In: Remschmidt H, Rentz R, Jungmann J (Hrsg) Epilepsie 1981, p. 57–68. Thieme, Stuttgart-New York
137. Niedermeyer E (1972) The generalized epilepsies. A clinical electroencephalographic study. Thomas, Springfield
138. Niedermeyer E, Rocca U (1972) The diagnostic significance of sleep electroencephalograms in temporal lobe epilepsy: a comparison of scalp and depth tracings. Eur Neurol 7:119–129
139. Ochs R, Gloor P, Quesney F, Ives J, Olivier A (1984) Does had-turning during a seizure have lateralizing or localizing significance? Neurology 34:884–890
140. Oller-Daurella L, Sanchez ME (1981) Evolución de las ausencias típicas. Rev Neurol (Barc) 9:81–102
141. Oswald J (1959) Sudden bodily jerks on falling asleep. Brain 82/1:92–103
142. Papatheophilou R, Turland DN (1975) Psychological testing as an aid in the clarification of the significance of episodes of spike and wave activity. J electrophysiol Technol 1:41–49
143. Peled R, Harnes B, Borovich B, Sharf B (1984) Speech arrest a supplementary motor area seizures. Neurology 34:110–111
144. Penfield W, Jasper H (1954) Epilepsy and the functional anatomy of the human brain. Little-Brown, Boston
145. Penfield W, Rasmussen T (1950) The cerebral cortex of man. MacMillan Comp., New York
146. Peters UH (1978) Hysteroepilepsie. Die Kombination von epileptischen und hysterischen Anfällen. Fortschr Neurol Psychiat 46:430–439
147. Rabe F (1961) Zum Wechsel des Anfallscharakters kleiner epileptischer Anfälle während des Krankheitsverlaufs. Dtsch Z Nervenheilk 182:201–230
148. Rabe F (1970) Die Kombination hysterischer und epileptischer Anfälle. Schriftenreihe Neurologie, Band 5. Springer, Berlin-Heidelberg-New York

149. Rabe F (1980) Hysterische Dämmerzustände. Differentialdiagnose gegenüber Status psychomotoricus. In: Karbowski, K.: Status psychomotoricus und seine Differentialdiagnose, pp. 103–116, Huber, Bern

150. Radermecker FJ (1971) La panencéphalite sclérosante subaigue (Leucoencéphalite sclérosante subaigue de van Bogaert). Historique de nos connaissances et perspectives. Rev EEG Neurophysiol 1:35–48

151. Ramirez-Lassepas M, Cipolle RJ, Morillo LR, Gumnit RJ (1984) Value of computed tomographic scan in the evaluation of adulte patients after their first seizures. Ann Neurol 15:536–543

152. Rasmussen T (1975) Surgery of frontal lobe epilepsy. In Purpura DP, Penry JK, Walter RD (eds) Neurosurgical manegement of the epilepsies. Adv Neurol Vol 8, p. 197–205. Raven Press, New York

153. Ratzka M, Glötzner F, Nadjmi M, Wodarz R (1978) CT-Ergebnisse bei Patienten mit Epilepsie. Eine prospektive Studie. Neuroradiology 16:332–334

154. Remec PT, McCollister Evarts C (1983) Bilateral central dislocation of the hip. A case report. Clin Orthop Relat Res 181:118–120

155. Rentrop E, Straschill M (1981) Zur Differentialdiagnose des Schiefhalses. Der Nervenarzt 52:187–196

156. Roger J, Pellissier JF, Bureau M, Dravet C, Revol M, Tinuper P (1983) Le diagnostic précoce de la maladie de Lafora. Importance des manifestations paroxystiques visuelles et intérêt de la biopsie cutanée. Rev neurol 139:115–124

157. Rohmann E, Hoppe C, Hobusch D, Kulz J (1983) Klinische, therapeutische und prognostische Aspekte bei Absencen. Kinderärztl Prax 51:154–160

158. Rossi LN, Mumenthaler M, Vassella F (1980) Complicated Migraine (Migraine accompagnée) in Children. Clinical Characteristics and Course in 40 Personal Cases. Neuropädiatrie 11:27–35

159. Russo LS Jr, Goldstein KH (1983) The diagnostic assessment of single seizures. Is cranial computed tomography necessary? Arch Neurol 40:744–746

160. Rütti W (1982) Absenzen-Epilepsie im Erwachsenenalter. Schweiz med Wschr 112:434–441

161. Sadhra K (1984) Unusual dislocations associated with epileptic fits. Br Med J 288:681–682

162. Saenz-Lope E, Herranz-Tanarro FJ, Masdeu JC, Chacon Pena JR (1984) Hyperekplexia: A syndrome of pathological startle responses. Ann Neurol 15:36–41

163. Saenz-Lope E, Herranz FJ, Masdeu JC (1984) Startle epilepsy: A clinical study. Ann Neurol 16:78–81

164. Schäffler L, Karbowski K, Meier C (1983) Langzeitige EEG-Verlaufsuntersuchungen bei einem Patienten mit Creutzfeldt-Jakobscher Erkrankung. Z EEG-EMG 14:6–11

165. Schäffler L, Weder B, Karbowski K (1983) Zur Frage der Differentialdiagnose zwischen amnestischer Episode und Petit mal-Status. Kasuistischer Beitrag. Z EEG-EMG 14:167

166. Schattner A, Green L, Malkin C (1982) Multiple fracture with a central dislocation of the hip, due to convulsions in herpes encephalitis. Isr J Med Sci 18:883–884

167. Schmidley JW, Simon RP (1981) Postictal pleocytosis. Ann Neurol 9:81–84

168. Scollo-Lavizzari G, Balmer C (1980) Electroencephalography and transaxial tomography in patients with temporal lobe epilepsy. Eur Neurol 19:33–38

169. Shaw JL (1971) Bilateral posterior fracture-dislocation of the shoulder an other trauma caused by convulsive seizures. J Bone Joint Surg 53A:1437–1440

170. Sherrington C (1898) Decerebrate rigidity, and reflex co-ordination of movements. J Physiol 22:319–332. Neudruck in: Denny-Brown D (1979) Selected writings of Sir Charles Sherrington, p. 314–325. Oxford University Press

171. Shy GM, Drager GA (1960) A neurological syndrome associated with orthostatic hypotension. Arch Neurol (Chic) 2:511–527

172. Silverstein MD, Singer DE, Mulley AG, Thibault GE, Barnett GO (1983) Patienten mit Synkope auf internistischen Intensivstationen. JAMA Schweiz 2:751–755

173. Smith T, Lund M (1983) Cataplectic seizures in meningeomata (dänisch). Ugeskr Laeger 145:1598–1600

174. Snyder SH (1977) Opiate receptors and internal opiates. Sci Amer 236:44–56

175. So EL, King DW, Murvin AJ (1984) Misdiagnosis of complex absence seizures. Arch Neurol 41:640–641

176. Stefan H (1982) Epileptische Absencen. Studie zur Anfallsstruktur, Pathophysiologie und zum klinischen Verlauf. Thieme, Stuttgart-New York

177. Stenzel E, Panteli C (1983) Lennox-Gastaut-Syndrom des 2. Lebensjahrzehntes. In: Remschmidt H, Rentz R, Jungmann J (Hrsg) Epilepsie 1981, p. 99–107. Thieme, Stuttgart-New York

178. Stevens L, Matthews WB (1973) Cryptogenic Drop Attacks: An Affliction of Women. British Medical Journal 1:439–442

179. Suchy FJ, Balistreri WF, Buchino JJ, Sondheimer JM, Bates SR, Kearns GL, Stull JD, Bove KE (1979) Acute hepatic failure associated with the use of sodium valproate. New England J Med 300:962–966

180. Supino-Viterbo V, Sicard C, Risvegliato M, Rancurel G, Buge A (1977) Toxic encephalopathy due to ingestion of bismuth salts: clinical and EEG studies of 45 patients. J Neurol Neurosurg Psychiat 40:748–752

181. Tellenbach H (1965) Epilepsie als Anfallsleiden und als Psychose. Nervenarzt 36:190–202

182. Theodore WH, Newmark ME, Sato S, Brooks R, Patronas N, De La Paz R, DiChiro G, Kessler RM, Margolin R, Manning RG, Channing M, Porter RJ (1983) [^{18}F] Fluorodeoxyglucose positron emission tomography in refractory complex partial seizures. Ann Neurol 14:429–437

183. Theodore WH, Porter RJ, Penry JK (1983) Complex partial seizures: Clinical characteristics and differential diagnosis. Neurology 33:1115–1121

184. Thurston JH, Thurston DL, Hixon BB, Keller AJ (1982) Prognosis in childhood epilepsy. Additional follow-up of 148 children 15 to 23 years after withdrawal of anticonvulsant therapy. N Engl J Med 306:831–836

185. Tissot SA (1770) Traité de l'épilepsie, faisant le tome troisième due traité des nerfs et de leurs maladies, p. 20–21. Chapuis, Lausanne et Didot le jeune, Paris. Faksimile-Ausgabe in: Karbowski K (1984) Samuel Auguste Tissot et son „Traité de l'épilepsie" de 1770. Fondation Eben-Hezer, Lausanne

186. Todt H (1984) The late prognosis of epilepsy in childhood: Results of a prospective follow-up study. Epilepsia 25:137–144

187. Trimble MR (1978) Serum prolactin in epilepsy and hysteria. Br Med J 2:1682

188. Trimble M (1983) Pseudoproblems, Pseudoseizures. Br J Hosp Med 29:326–333

189. Tsai JJ, Schmidt D (1983) Therapieverlauf und Prognose von 155 Patienten mit psychomotorischen Anfällen. In: Remschmidt H, Rentz R, Jungmann J (Hrsg) Epilepsie 1981, p. 77–82. Thieme, Stuttgart-New York

190. Tsai JJ, Schmidt D (1984) Genetische Faktoren bei Epilepsien mit psychomotorischen Anfällen. Rundbrief der Deutschen Liga gegen Epilepsie 78:11

191. Tükel K, Jasper H (1952) The electroencephalogram in parasagittal lesions. Electroencephal clin Neurophysiol 4:481–494

192. Valley V, Broughton R (1983) The physiological (EEG) nature of drowsiness and its relation to performance deficits in narcoleptics. Electroenceph clin Neurophysiol 55:243–251

193. Van Woert MH, Rosenbaum D, Enna SJ (1982) Overview of pharmacological approaches to therapy for Tourette Syndrome. In: Friedhoff AJ, Chase TN (eds) Gilles de la Tourette Syndrome, p. 369–375. Adv Neurol Vol 35. Raven Press, New York

194. Vieth J (1984) Differentialdiagnose der epileptischen und nicht-epileptischen Anfälle. Therapiewoche 34:2319–2325

195. Walther-Bühl H (1951) Die Psychiatrie der Hirngeschwülste. Acta Neurochirurg, Suppl II. Springer, Wien

196. Wasterlain C, Dhaene R (1969) Epilepsie sensorielle familiale. Acta neurol belg 69:734–742

197. Watanabe K, Kuroiwa Y, Toyokura Y (1984) Epilepsia partialis continua. Epileptogenic focus in motor cortex and ist participation in transcortical reflexes. Arch Neurol 41:1040–1044

198. Weiner WJ, Nora LM, Glantz RH (1984) Elderly inpatients: Postural reflex impairment. Neurology 34:945–947

199. Wenzel U (1982) Sturzanfälle bei Erwachsenen. Schweiz Rundschau Med Praxis 71:1587–1589
200. Wieser HG (1981) Stereo-Elektroenzephalographisches Korrelat motorischer Anfälle. Z EEG-EMG 12:1–13
201. Wieser HG (1983) Electroclinical features of the psychomotor seizure. Fischer, Stuttgart-New York
202. Wieser HG (1984) Temporal lobe epilepsy, sleep and arousal: stereo-EEG findings. In: Degen R, Niedermeyer E (eds) Epilepsy, Sleep and Sleep Deprivation, p. 137–167. Elsevier, Amsterdam-New York-Oxford
203. Willmore LJ, Wilder BJ, Villarreal HJ (1978) Effect of valproic acid on hepatic function. Neurology 28:961–964
204. Wolf P (1973) Zur Pathophysiologie epileptischer Psychosen. In Penin, H.: Psychische Störungen bei Epilepsie, pp. 51–65, Schattauer, Stuttgart-New York
205. Wolf P (1976) Psychosen bei Epilepsie, ihre Bedingungen und Wechselbeziehungen zu Anfällen. Habilitationsschrift, Berlin
206. Zdrojewski B (1979) A propos de l'hémispasme facial dit „essentiel" et de son traitement chirurgical. Méd. et Hyg. 37:4085–4088

VI. Besondere Manifestationsformen epileptischer Anfälle

Je nach ihrer Hirnlokalisation können pathologisch gesteigerte neuronale Entladungen verschiedenartige klinische Anfallsphänomene hervorrufen. Die epileptische Genese dieser Phänomene ist leicht erkennbar, wenn sie einen Teil eines symptomreicheren Anfallsgeschehens bilden und entweder zu seinem Beginn – als Aura – auftreten, oder sich nebst anderen Symptomen in der Phase der Kulmination des Anfalles manifestieren. Diagnostische Schwierigkeiten ergeben sich dann, wenn die neuronalen Entladungen infolge noch suffizienter zerebraler Hemmechanismen lokal umschrieben bleiben und die Anfälle monate- oder gar jahrelang monosymptomatisch sind.

Nur in Ausnahmefällen gelingt es hier ein EEG im Anfall abzuleiten und auf diese Weise die Diagnose zu sichern. Bei der Interpretation der im anfallsfreien Intervall erhobenen Befunde ist Zurückhaltung angezeigt. Ein normales EEG schließt keineswegs die epileptische Genese der Anfälle aus. Einzelne Spitzenpotentiale dürfen nicht als „epilepsiebeweisend" gelten. Diagnostisch bedeutungsvoll sind subklinische, paroxysmale EEG-Veränderungen dann, wenn sie Zeichen einer rudimentären hirnelektrischen Krise aufweisen und wenn ihre Lokalisation dem mutmaßlichen Ausgangsort der Anfälle zumindest annähernd entspricht (Abb. 64).

Im folgenden wollen wir in alphabetischer Reihenfolge die wichtigsten besonderen Formen solcher monosymptomatischer Anfälle stichwortartig besprechen.

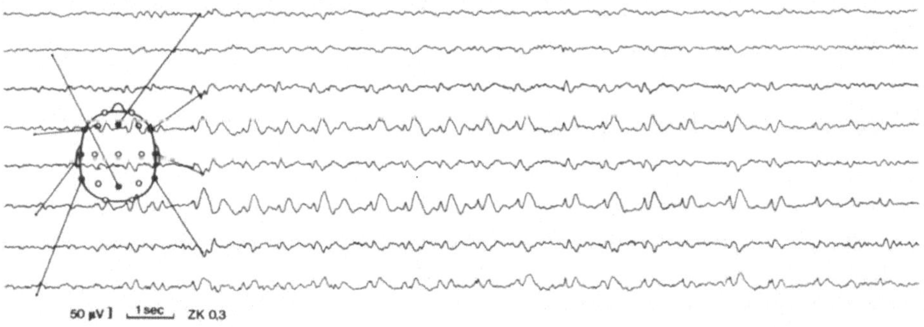

Abb. 64. Rudimentäre, subklinische, fokale EEG-Entladung mit Sharp-and-slow-wave-Komplexen mit Spannungsmaximum in der linken mittleren Temporalregion (6. Linie). Dies bei einem 36jährigen Rechtshänder im Rahmen einer posttraumatischen Epilepsie, die sich letztens in Anfällen einer ca. eine Minute dauernden Aphasie äußert. (EEG Nr. L 53.75; Ableitung gegen Durchschnittsreferenz nach Goldman-Offner)

1 Abdominalschmerzen

Als epileptisches Symptom manifestieren sie sich bedeutend häufiger im Kindes-als im Erwachsenenalter. Sie treten plötzlich, unabhängig von Nahrungseinnahme auf, lokalisieren sich vor allem in der Nabelgegend und dauern in der Regel weniger als eine Minute [47]. Abdominalschmerzen können anscheinend aus mehreren Hirnarealen ausgelöst werden. Wo sich die primäre kortikale Repräsentation des Gastrointestinaltraktes befindet, ist bisher unbekannt. Aufgrund der Untersuchungen von VAN BUREN [57] wäre sie am ehesten im Gebiet der Reilschen Insel zu lokalisieren.

Die Differentialdiagnose umfaßt eine Reihe von Erkrankungen im Bereich des Abdomens und der Beckenhöhle, u. a. die intermittierenden Porphyrien (s. S. 172) sowie gastrische Krisen im Rahmen einer Tabes dorsalis und auch psychogene Störungen. Die größten Schwierigkeiten bietet eine Abgrenzung gegenüber einer „Abdominal-Migräne". An diese muß gedacht werden, wenn die – gastroenterologisch nicht erklärbaren – rezidivierenden abdominalen Schmerzen stundenlang dauern, und insbesondere wenn sie gleichzeitig oder alternierend mit Kopfschmerzen auftreten [47].

2 Angst

Angst als Anfallssymptom muß von reaktiven Angsterlebnissen im Falle einer bewußten Wahrnehmung des Beginns eines Anfallsgeschehens abgegrenzt werden [54]. Stereo-EEG-Tiefenableitungen bestätigen die klinischen Erfahrungen, daß eine Angst-Aura, die u. U. ein isoliertes Anfallssymptom bilden kann, vor allem im Rahmen einer Temporallappen-Epilepsie vorkommt. In diesen Fällen ist der Ausgangsort gesteigerter neuronaler Entladungen im Bereich des Mandelkernes und des Ammonhornes zu vermuten [60]. Es bestehen Hinweise dafür, daß wiederholte epileptische Anfälle mit einer Angstsymptomatik zur Entwicklung einer psychopathologischen, insbesondere ängstlichen, Persönlichkeitsstruktur führen können [21, 22, 54].

3 Aphasie bzw. Sprechhemmung

Anfallsartigen, aphasischen, u. U. sogar tagelang anhaltenden [20] Sprachstörungen können epileptische Entladungen im Bereich der dominanten Hemisphäre zugrunde liegen. Die Vermutung liegt nahe, daß diese Anfälle Ausdruck einer transitorischen funktionellen Ausschaltung der Sprachzentren in den kaudalen Regionen des Gyrus frontalis inferior oder des Gyrus temporalis superior sind. Von PENFIELD u. JASPER [42] wurde auch nachgewiesen, daß Stimulationen innerhalb der supplementären motorischen Region u. a. eine Sprechhemmung [40] zur Folge haben können. Ein Unterbruch des Sprechens während weniger Sekunden kommt schließlich – gelegentlich als einziges klinisches Anfallssymptom – bei Absencen oder rudimentären psychomotorischen Anfällen vor. Postiktale, transitorische Sprachstörungen werden u. a. bei der auf S. 79 beschriebenen „benignen Epilepsie des Kindesalters mit zentrotemporalen EEG-Spitzenpotentialen" beobachtet.

Schwierig zu interpretieren ist das von LANDAU u. KLEFFNER [34] beschriebene Syndrom einer „erworbenen Aphasie bei zerebralen Anfallsleiden im Kindesalter". Nach einer vorerst normalen Sprachentwicklung weisen dann diese Kinder Sprachstörungen, vor allem im Sinne eines Defektes des Sprachverständnisses, auf. Wenn hier auch das EEG paroxysmale Veränderungen aufweist, so darf dies nicht als Beweis dafür gelten, daß die Sprachstörungen Ausdruck einer Epilepsie bzw. epileptogener EEG-Aktivität [11] sind. Zumindest bei einem wesentlichen Teil dieser Kinder bilden die Sprachstörungen und die EEG-Paroxysmen wahrscheinlich verschiedene Manifestationsvarianten derselben – meist residualen – zerebralen Affektion [25]. Am Rande ist zu bemerken, daß gleiche Überlegungen auch für andere Kinder mit Schulversagen und/oder Verhaltensstörungen gelten, bei denen aufgrund abnormer EEG-Befunde, mit oder ohne Spitzenpotentiale, viel zu oft eine „latente Epilepsie" bzw. eine epileptische Genese erzieherischer Schwierigkeiten diagnostiziert wird.

4 Erbrechen

Ein Erbrechen kann sich gelegentlich nach Grand mal-Anfällen manifestieren und erweckt dann, besonders bei Patienten mit einer ungewöhnlich langen retrograden Amnesie und/oder einer längeren postkonvulsiven Bewußtlosigkeit, den Verdacht auf eine unmittelbar vor dem Anfall oder während des Anfallsgeschehens erfolgte Commotio cerebri [28]. Im Rahmen der auf S. 124 erwähnten „Abdominal-Migräne" kann es ebenfalls – vor allem bei Kindern – zu einem „zyklischen" Erbrechen kommen [8].

Überdies kann aber das Erbrechen ein epileptisches Anfallssymptom sein. In den drei von TINUPER et al. [55] beschriebenen Fällen, davon zwei mit EEG-Anfallsregistrierung, trat ein heftiges bis zu 1 Minute dauerndes Erbrechen in der 1. Phase eines psychomotorischen bzw. eines hemiklonischen Anfalles auf. Das EEG zeigte dabei einseitige fronto-temporale epileptogene Entladungen. Bei einem Patienten von JACOME u. FITZGERALD [27] handelte es sich um ein statusartig auftretendes Erbrechen, das im EEG von einseitig betonten, in den zentralen Regionen lokalisierten Anfallsentladungen begleitet war.

5 Halbseitenschmerz bei Jackson-Anfällen

Als Variante der auf S. 110 beschriebenen sensiblen Jacksonschen Anfälle können kontralateral zu epileptogenen Herden im Bereich der Postzentralwindung, Schmerzsensationen auftreten. Gelegentlich durch Parästhesien eingeleitet, bilden sie in anderen Fällen das erste, einen Jacksonmarsch aufweisende, Anfallssymptom, welches entweder isoliert bleibt oder von motorischen Erscheinungen gefolgt wird [62, 65].

6 Halluzinationen

Als Anfallssymptom treten sie am häufigsten – aber nicht ausschließlich – bei epileptogenen Entladungen im Bereich des Temporallappens, gelegentlich statusartig [31, 63], auf. Die bereits im Kapitel V.2 (S. 56) erwähnten Derealisations- bzw. traumähnlichen Zustände („dreamy states") sowie andere komplexe innerseelische Erlebnisse, wie z. B. Zwangsdenken oder Gedanken-Verdoppelung, weisen auf eine Beteiligung mediobasaler temporaler und benachbarter Hirnstrukturen hin [59]. Die – meist sehr unangenehmen – *Geruchs- und Geschmackshalluzinationen* sind vor allem an den Uncus gyri parahippocampalis gebunden und als Symptom einer psychomotorischen Epilepsie gut bekannt [19].

6.1 Auditive Halluzinationen

Einfache auditive Halluzinationen wie Klopfen, Hämmern, Klingeln, Pfeifen, Rauschen oder Summen können ihren Ursprung sowohl in den primären („auditivo-sensorischen") Zentren der Heschlschen Querwindungen an der oberen Fläche des Gyrus temporalis superior (41. Brodmannsche Area), als auch in den sekundären („auditivo-psychischen") Feldern an der lateralen Fläche des gleichen Gyrus (42. und 22. Brodmannsche Area) haben.

Nahezu ausschließlich an die sekundären Areale gebunden sind anscheinend die *komplexen auditiven Halluzinationen* sprachlichen oder musikalischen Inhalts. Bei den letzteren handelt es sich mehrheitlich um Reaktivierung einer dem Patienten von früher her bekannten Melodie bzw. Musik. Diese epileptischen musikalischen Halluzinationen können gelegentlich durch äußere akustische Reize, wie z. B. eine Radiomusik, ausgelöst werden (s. auch S. 142).

Bei peroperativen Stimulationen werden die auditiven Halluzinationen im allgemeinen und die musikalischen im besonderen, häufiger aus dem rechten als aus dem linken Temporallappen ausgelöst [43]. Umgekehrte Seitenunterschiede ergeben sich merkwürdigerweise bei Halluzinationen im Rahmen spontan auftretender epileptischer Anfälle. Bei gut $^2/_3$ der Patienten liegt hier eine linksseitige Temporallappen-Epilepsie vor. Inwiefern dabei ein anscheinend allgemein häufigeres Vorkommen links- als rechtsseitiger temporaler epileptogener Foci eine Rolle spielt, bleibt dahingestellt [31].

6.2 Vertigo epileptica

Klinisch-elektroenzephalographische Beobachtungen [30], Erfahrungen, die anläßlich neurochirurgischer Eingriffe gesammelt wurden [13, 41, 42], sowie tierexperimentelle Untersuchungen evozierter vestibulärer Potentiale [14] weisen darauf hin, daß auch der Vestibularapparat über eine sensorische Rindenvertretung verfügt. Sie ist anscheinend in der Umgebung der Fissura interparietalis sowie im Bereich der mittleren und der hinteren Anteile des Gyrus temporalis superior lokalisiert. Epileptisch gesteigerte neuronale Entladungen im Bereich dieser kortikalen Felder können die Empfindungen einer Vertigo verursachen, die dann als eine *„Vertigo epileptica" oder als ein „vestibulärer epileptischer Anfall"* („vestibular seizure") bezeichnet wird. Die Drehempfindung ist dabei meist zur Gegenseite des Herdes gerichtet.

Kortikale Vertigoanfälle dauern in der Regel nicht länger als ein paar Minuten. Sie sind bei der Mehrzahl der Patienten weder von einem Nystagmus noch von starken vegetativen Zeichen wie Übelkeit, Erbrechen oder Blässe begleitet. Sie können aber gelegentlich gemeinsam mit auditiven Phänomenen auftreten – was auf die Nachbarschaft auditiver und vestibulärer Felder im Bereich des Gyrus temporalis superior zurückzuführen ist – oder aber von Drehbewegungen („Epilepsia rotatoria") gefolgt sein [30, 48].

Eine Vertigo epileptica unterscheidet sich von jener im Rahmen eines Morbus Menière durch eine bedeutend kürzere Dauer der Anfälle. Im Gegensatz zu einem paroxysmalen Lage- bzw. Lagerungsschwindel [29] sowie zu Schwindelbeschwerden bei einer vertebrobasilären Insuffizienz wird die epileptische Vertigo nicht durch eine bestimmte Lage, einen Lagewechsel oder eine Rotation oder Reklination des Kopfes ausgelöst. Die Attacken einer „benignen paroxysmalen Vertigo im Kindesalter" [32] werden von einem Nystagmus und in der Regel auch von Zeichen einer vegetativen Dysfunktion, wie Blässe, Schweißausbrüche, Übelkeit oder gar Erbrechen, begleitet. Allein aufgrund der Anamnese kann hier eine Abgrenzung gegenüber einer Vertigo epileptica insofern Schwierigkeiten bereiten, als der Auslösungsmechanismus des Drehschwindels bei beiden Leiden unbekannt und lageunabhängig ist und seine Dauer Sekunden bis wenige Minuten beträgt. In solchen Fällen zeigt eine kalorische Unter- bzw. Unerregbarkeit eines oder beider Labyrinthe die Diagnose einer Vertigo vestibulären Ursprungs, ein eindeutig pathologisches EEG jene einer epileptischen Vertigo an.

Die peroperativen Reizversuche von PENFIELD [41] wiesen darauf hin, daß aus dem Gyrus temporalis superior nicht nur Drehempfindungen, sondern auch andersartige Bewegungshalluzinationen wie ein Gefühl des Fallens, des Schaukelns oder der Auf- und Abwärtsbewegungen des Kopfes ausgelöst werden können. JANZ beschreibt Patienten, bei denen vestibuläre Auren durch ein „Gefühl des Leichterwerdens, sich von der Erde Lösens und Schwebens oder in einen Abgrund zu stürzen" gekennzeichnet waren [28]. Den vom gleichen Autor als „komplexe vestibuläre Sensationen" bezeichneten Empfindungen wie Metamorphopsien oder Körperschemastörungen liegen anscheinend epileptische Entladungen im Bereich des parietalen Assoziationscortex zugrunde. Es handelt sich hier um ein polysensorisches Areal, das eine Endstrecke nicht nur der vestibulären, sondern auch der somatosensorischen und der optischen Afferenzen bildet.

6.3 Visuelle Halluzinationen

Peroperative Stimulationsversuche [13, 43] sowie Stereo-EEG-Erfahrungen [59, 60] weisen darauf hin, daß *einfache visuelle Halluzinationen* (geometrische Figuren, bewegte Bänder, Striche, unbunte und farbige Kreise) Beziehungen hauptsächlich zu den primären kortikalen visuellen Feldern in der Area 17 des Okzipitallappens aufweisen [3]. Beim spontanen Auftreten solcher Halluzinationen ist erfahrungsgemäß eine Differenzierung zwischen einem fokalen epileptischen und einem migränösen Anfall schwierig [2]. Dies um so mehr, als es zwischen diesen beiden Anfallsarten auch Überschneidungen gibt. Im Verlauf einer Migräne-Attacke, insbesondere der des A. basilaris-Gebietes, kann es zu einem ischämisch bedingten, okzipitalen epileptischen „Gelegenheitsanfall" kommen. Nach wiederholten migränösen vasospastischen Episoden können sich aber auch richtige epileptogene Areale ausbilden, die dann rezidivierenden, an einzelne Migräne-Attacken nicht mehr gebundenen, okzipitalen epileptischen Krisen zugrunde liegen. Bei Personen höherer Altersstufe kann u. U. eine arteriosklerotisch bedingte vertebrobasiläre Durchblutungsstörung okzipitale epileptische Anfälle verursachen.

Beim Entstehen *komplexer visueller Halluzinationen* mit szenischen Bildern scheint der Temporallappen eine Hauptrolle zu spielen. WIESER [59] hat derartige Halluzinationen vorwiegend bei primär hippokampalen Entladungen festgestellt, unterstreicht aber, daß dabei auch die kaudalen Abschnitte des temporalen Neocortex fast immer mitbetroffen sind. Mikropsien und Makropsien sind vor allem an die temporookzipitalen Übergangsregionen gebunden.

Bei Abklärung der Ursachen epileptischer Anfälle mit einfachen oder komplexen visuellen Halluzinationen muß – wie bei fokalen Anfällen im allgemeinen – die Möglichkeit eines operationsbedürftigen Leidens (Tumor, intrazerebrale Blutung, arteriovenöse Mißbildung) in Betracht gezogen werden. Dies besonders dann, wenn das EEG einen Herdbefund zeigt. Die Notwendigkeit einer CT-Hirnuntersuchung drängt sich in diesen Fällen in der Regel auf.

Eine Ausnahme bildet die sog. *benigne Epilepsie des Kindesalters mit okzipitalen Spike-Wave-Komplexen* [4, 16, 23]. Im Anfall treten hier verschiedene visuelle Symptome wie Phosphene, Mikro- bzw. Makropsien, komplexe Halluzinationen oder aber eine Amaurose auf. Sie können isoliert bleiben oder von Hemiklonien, Automatismen bzw. Kopfschmerzen gefolgt sein. Im EEG werden im anfallsfreien Intervall ein oder beidseitige Gruppen bzw. Serien von Spike-Wave- oder Sharp-and-slow-wave-Komplexen und im Anfall Spitzenentladungen registriert. Die elektroenzephalographischen und/oder klinischen Anfallserscheinungen werden durch Lidschluß bzw. durch Dunkelheit aktiviert. Dabei spielt anscheinend der Ausfall des Zentralsehens eine ausschlaggebende Rolle [35]. Der Neurostatus und die intellektuelle Entwicklung sind normal, die neuroradiologischen und ophthalmologischen Befunde unauffällig. Die familiäre Epilepsieanamnese ist bei $^1/_3$ der Patienten positiv.

Diese nicht geschlechtsgebundene Epilepsieform manifestiert sich am häufigsten im Alter zwischen 4 und 8 Jahren, oft bei amblyopischen Kindern, und verschwindet meist vor der Pubertät. Sie gehört zur gleichen Gruppe benigner Epilepsien ohne faßbare strukturelle Hirnläsionen wie die auf S. 79 besprochene „Epilepsie mit zentrotemporalen EEG-Spitzenpotentialen", und weist anscheinend fließende Übergänge zu dem Syndrom der „Basilaris-Migräne mit schweren epileptiformen EEG-Anomalien" [7] auf.

7 Kopfschmerz

Die Beziehungen zwischen Migräne und Epilepsie sind vielfältig. Einige von ihnen haben wir bereits bei der Besprechung „okzipitaler Krisen" erwähnt (s. S. 128). Zu berücksichtigen ist, daß es auch gleiche zerebrale Affektionen (z. B. arteriovenöse Mißbildungen) gibt, die alternierend epileptische und migränöse Anfälle verursachen, und daß zwischen beiden Leiden genetische Verflechtungen bestehen können [24].

Unabhängig davon kann aber ein Kopfschmerz auch Symptom eines epileptischen Anfalles sein, der dann eine Migräne-Attacke vortäuscht. Im Rahmen präoperativer Stereo-elektroenzephalographischer Tiefenableitungen haben WIESER u. ISLER [61] zeitlich exakt mit plötzlich einsetzenden heftigen halbseitigen Kopfschmerzen ipsilaterale umschriebene epileptische Entladungen (in einem Falle aus den temporolimbischen Strukturen, in einem anderen aus der supplementären motorischen Region) registriert. Die Autoren unterstreichen, daß diese strenge zeitliche Koinzidenz sowie die Tatsache, daß bei einem der Patienten der Kopfschmerz durch intrazerebrale elektrische Stimulation ausgelöst werden konnte, eine direkte zentrale Schmerzwahrnehmung, also eine „Hemicrania epileptica" i. e. S., anzeigen.

8 Lachen

Sekunden oder 1–2 Minuten dauerndes Lachen kann – meist als ein Teilsymptom – im Rahmen verschiedener epileptischer Anfallsformen, vor allem aber bei psychomotorischen Anfällen, auftreten. Die Art des Lachens ist dabei von Fall zu Fall variabel, Übergänge ins, oder Alternieren mit Weinen, kommen vor [39]. Die Bezeichnung „Lachanfälle" oder „gelastische Anfälle" sollte für Fälle reserviert bleiben, bei denen das Lachen entweder das einzige Anfallssymptom bildet oder zumindest eindeutig im Vordergrund des ganzen Anfallsgeschehens steht. Kommt es im Rahmen eines epileptischen Lachanfalls zu einem Verlust des Muskeltonus [26], kann eine Differenzierung gegenüber einem kataplektischen Anfall (s. S. 96) schwierig sein.

Lachanfälle, die mit einer Pubertas praecox assoziiert sind [37], erwecken den Verdacht auf eine zugrunde liegende Affektion in den hypothalamisch-dienzephalen Arealen. Die gleiche Lokalisation wird auch bei vielen anderen Patienten mit Lachanfällen vermutet [39]. Fokale epileptogene Störungen werden häufiger im Bereich der linken als der rechten Hemisphäre angetroffen [45].

9 Nystagmus

Als Anfallssymptom kann ein Nystagmus ausnahmsweise im Rahmen von Absencen [58] und bedeutend häufiger bei epileptogenen Entladungen in der temporoparietalen Übergangsregion [5, 17, 49] beobachtet werden. Man nimmt an, daß

ihm eine transitorische Dysfunktion der kortikalen okulomotorischen Kontroll-
mechanismen zugrundeliegt. Denkbar wäre aber auch, daß es hier durch Vermittlung der – tierexperimentell nachgewiesenen – kortikofugalen vestibulären Bahnen, zu einer paroxysmalen Funktionsstörung der Vestibulariskerne des Hirnstammes kommt, die sich dann in Form eines Nystagmus manifestiert.

10 Paroxysmale Choreoathetose

Es handelt sich dabei um ein klinisch gut bekanntes, pathophysiologisch hingegen
unklares Syndrom, das sich meist im Schulalter, häufiger bei Knaben als bei Mädchen, manifestiert und durch plötzlich einsetzende, Sekunden dauernde, zu einer
bizarren Haltung führende, choreoathetotische Bewegungen charakterisiert ist
[15]. Den Anfällen gehen oft unbestimmte Mißempfindungen in den Extremitäten
voran. Das Bewußtsein ist nicht merklich gestört, das EEG zeigt – auch im Anfall
[44] – keine epilepsiespezifischen Veränderungen.

Es werden hier zwei Unterformen, die familiäre, dominant autosomal vererbte, und die kinesiogene, bei der die Anfälle durch plötzliche oder forcierte Eigen-
bewegung sowie durch Emotionen ausgelöst werden, unterschieden [33, 38]. Die
Vermutung liegt nahe, daß diesen, auf Antiepileptika meist gut ansprechenden,
choreoathetotischen Anfällen paroxysmal gesteigerte neuronale Entladungen im
Bereich des extrapyramidalen Systems zugrunde liegen [15]. Die Frage, ob die kinesiogene Form eine Variante der „Reflexepilepsien" (s. S. 142) bildet, wurde sei-
nerzeits diskutiert [44]. Dennoch wird gegenwärtig die paroxysmale Choreoathetose nicht dem epileptischen Formenkreis zugeordnet.

11 Vegetative (autonome) Störungen

Vegetative Begleiterscheinungen epileptischer Anfälle sind gut bekannt. Vor allem im Rahmen einer Temporallappen-Epilepsie können gelegentlich – nebst den
bereits besprochenen Abdominalschmerzen und Erbrechen – auch andere vegetative Störungen wie Mydriase, Kälte- und Hitzeempfindungen, Hypersalivation
[6], Tachycardie [36] oder Piloerektion [18] im Vordergrund des Anfallsgeschehens stehen.

In 20% der 213 stereo-elektroenzephalographisch erfaßten Temporallappen-
Anfälle haben kürzlich STODIECK u. WIESER [52] objektive „viszeromotorische"
Erscheinungen wie Herzrhythmusstörungen, transitorischer Atemstop, Errö-
tung, Schweißausbruch, Piloerektion oder Schüttelfrost beobachtet. Sie traten
vor allem als Initialsymptome psychomotorischer Anfälle auf mit Ausgangsort
im zentralen Mandelkern und in der mit ihm funktionell verknüpften perifornika-
len hypothalamischen Area. Von früher her ist bekannt, daß auch Stimulationen
im Bereich der supplementären motorischen Region eine Tachycardie und/oder
eine Mydriase auslösen können [42].

12 Wut und/oder Gewalttätigkeit

„Primitivreaktionen" mit Abwehr- und Aggressionshandlungen werden bei Epilepsiekranken vor allem unmittelbar nach Grand mal-, seltener auch nach psychomotorischen Anfällen beobachtet (s. S. 98). Ob man sie als Ausdruck einer postparoxysmalen neuronalen Erschöpfung oder aber als ein noch zum Anfallsgeschehen selbst gehörendes Phänomen betrachten soll, bleibt ungewiß (s. S. 67).

Aggressives Verhalten als Hauptsymptom eines psychomotorischen Anfalles [1] gehört – trotz der Bedeutung die dem limbischen System bei einem solchen Verhalten zukommt – zur Seltenheit. Im Rahmen einer multinationalen, 5400 Epilepsiekranke umfassenden, Studie konnten nur bei 7 Patienten (0,13%) epileptische Anfälle eindeutig festgestellt werden, die durch eine Aggression und/oder eine Zerstörungswut gekennzeichnet waren [9, 12].

Im anfallsfreien Intervall neigen Epilepsiekranke, insbesondere jene mit einer psychomotorischen Epilepsie, anscheinend nicht überdurchschnittlich häufig zu aggressiven Handlungen [50, 51].

13 Zwangs- bzw. unbewußtes (Fort-) Laufen

„Epilepsie qui faisoit courir" war bereits Tissot im 18. Jahrhundert bekannt [56]. In der neueren Literatur wird ein als ein plötzliches Fortlaufen sich manifestierender epileptischer Anfall als „Epilepsia procursiva bzw. cursiva" oder als „running fits" bezeichnet [10, 28, 53].

Kürzlich hat Wolf [64] über zwei Fälle eines „lokomotorischen Zwangs" im epileptischen Anfall berichtet und auch die pathogenetischen Unterschiede zwischen einer Zwangslokomotion im Einzelanfall, einer längeren Fugue in einem Petit mal- oder psychomotorischen Status und ähnlichen Phänomenen im Rahmen postparoxysmaler Dämmerzustände diskutiert. Die Übergänge zu epileptischen Anfällen mit aggressiven Handlungen können hier manchmal fließend sein.

Literatur zu Kapitel VI

1. Ashford JW, Schulz SC, Walsh GO (1980) Violent automatism in a partial complex seizure. Report of a case. Arch Neurol 37:120–122
2. Barolin GS, Karbowski K (1973) Okzipitale Krisen im „Grenzland" der Epilepsie. Z EEG/ EMG 4:1–8
3. Baumgartner G (1982) Visuelle Wahrnehmungsstörungen und Halluzinationen bei Epilepsie und anderen Hirnerkrankungen. In: Karbowski K (Hrsg) Halluzinationen bei Epilepsien und ihre Differentialdiagnose, p. 9–23. Huber, Bern-Stuttgart-Wien
4. Beaumanoir A (1983) Infantile epilepsy with occipital focus and good prognosis. Eur Neurol 22:43–52
5. Beun AM, Beintema DJ, Binnie CD, Debets RMC, Overweg J, Van Heycop ten Ham MW (1984) Epileptic nystagmus. Epilepsia 25:609–614

 6. Caffi J (1973) Zur Frage klinischer Anfallsformen bei psychomotorischer Epilepsie. Schweiz med Wschr 103:469–475
 7. Camfield PR, Metrakos K, Andermann F (1978) Basilar migraine, seizures, and severe epileptiform EEG abnormalities. A relatively benign syndrome in adolescents. Neurology 28:584–588
 8. Cavazzuti GB, Ferrari P (1982) Le syndromi periodiche (vomiti ciclici, dolori addominali). Boll Lega It Epil 37/38:63–66
 9. Delgado-Escueta AV, Mattson RH, King L, Goldenson ES, Spiegel H, Madsen J, Crandall P, Dreifuss F, Porter RJ (1981) The nature of aggression during epileptic seizures. N Engl J Med 305:711–716
10. Drake ME (1984) Cursive and cursing epilepsy. Neurology 34:267
11. Dulac O, Billard C, Arthuis M (1983) Aspects électro-cliniques et évolutifs de l'épilepsie dans le syndrome aphasie-épilepsie. Arch Fr Pédiatr 40:299–308
12. Editorial (1981) Epilepsy and violence. Lancet II:966–967
13. Foerster O (1936) Sensible corticale Felder. In: Bumke O, Foerster O (Hrsg) Hand Neurol Bd 6, p. 358–448. Springer, Berlin
14. Fredrickson JM, Figge U, Scheid P, Kornhuber HH (1966) Vestibular nerve projection to the cerebral cortex of the Rhesus monkey. Exp Brain Res 2:318–327
15. Fuchs U (1980) Über „extrapyramidalmotorische Anfälle". Therapiewoche 30:8115–8120
16. Gastaut H (1982) Die benigne Epilepsie des Kindesalters mit okzipitalen Spike-wave-Komplexen. Z EEG/EMG 13:3–8
17. Goldberg GS, Adelman JV (1980) Ictal nystagmus: a case report. Electroenceph clin Neurophysiol 49:74
18. Green JB (1984) Pilomotor seizures. Neurology 34:837–839
19. Hallen O (1982) Dreamy states, olfaktorische und Geschmackshalluzinationen epileptischer Genese. In: Karbowski K (Hrsg) Halluzinationen bei Epilepsien und ihre Differentialdiagnose, p. 52–57. Huber, Bern-Stuttgart-Wien
20. Hamilton NG, Matthews T (1979) Aphasie: The sole manifestation of focal status epilepticus. Neurology 29:745–748
21. Hermann BP, Chhabria S (1980) Interictal psychopathology in patients with ictal fear. Examples of sensory-limbic hyperconnection? Arch Neurol 37:667–668
22. Hermann BP, Dikmen S, Schwartz MS, Karnes WE (1982) Interictal psychopathology in patients with ictal fear: A quantitative investigation. Neurology 32:7–11
23. Herranz Tanarro FJ, Saénz Lope E, Cristobal Sassot S (1984) La pointe-onde occipitale avec et sans épilepsie benigne chez l'enfant. Rev EEG neurophysiol. 14:1–7
24. Hess R (1982) Migräne und Epilepsie. Schweiz Rundschau Med (Praxis) 71:1595–1599
25. Holmes GL, McKeever M, Saunders Z (1981) Epileptiform activity in aphasia of childhood: An Epiphenomenon. Epilepsia 22:631–639
26. Jacome DE (1984) Pseudocataplexy: Gelastic-atonic seizures. Neurology 34:1381–1383
27. Jacome DE, FitzGerald R (1982) Ictus emeticus. Neurology 32:209–212
28. Janz D (1969) Die Epilepsien. Thieme, Stuttgart
29. Jerusalem F, Hess K (1979) Schwindel – Differentialdiagnose und Therapie. Schweiz Rundschau Med (Praxis) 68:475–483
30. Karbowski K (1981) Pathophysiologie des Vestibularisschwindels. In: Karbowski K (Hrsg) Der Schwindel aus interdisziplinärer Sicht, p. 1–19. Springer, Berlin-Heidelberg-New York
31. Karbowski K (1982) Auditive und vestibuläre Halluzinationen epileptischer Genese. In: Karbowski K (Hrsg) Halluzinationen bei Epilepsien und ihre Differentialdiagnose, p. 24–51. Huber, Bern-Stuttgart-Wien
32. Königsberger MR, Chutorian AM, Gold AP, Schrey MS (1970) Benign paroxysmal vertigo of childhood. Neurology 20:1108–1113
33. Lance JW (1977) Familial paroxysmal dystonic choreoathetosis and its differentiation from related syndromes. Ann Neurol 2:283–295
34. Landau WM, Kleffner FR (1957) Syndrome of acquired aphasia with convulsive disorder in children. Neurology 7:523–530

35. Lugaresi E, Cirignotta F, Montagna P (1984) Occipital lobe epilepsy with scotosensitive seizures: The role of central vision. Epilepsia 25:115–120
36. Marshall DW, Westmoreland BF, Sharbrough FW (1983) Ictal tachycardia during temporal lobe seizures. Mayo Clin Proc 58:443–446
37. Matusik MC, Eisenberg HM, Meyer WJ (1981) Gelastic (laughing) seizures and precocious puberty. Am J Dis Child 135:837–838
38. Mayeux R, Fahn S (1982) Paroxysmal dystonic choreoathetosis in a patient with familial ataxia. Neurology 32:1184–1186
39. Müller D, Müller J (1980) Lachen als epileptische Manifestation. Abhandl Psychiat Neurol Band 48. Fischer, Jena
40. Peled R, Harnes B, Borovich B, Sharp B (1984) Speech arrest and supplementary motor area. Neurology 34:110–111
41. Penfield W (1957) Vestibular sensation and the cerebral cortex. Ann Oto-rhino-laryng St. Louis 66:691–698
42. Penfield W, Jasper H (1954) Epilepsy and the functional anatomy of the human brain. Little-Brown, Boston
43. Penfield W, Perrot P (1963) The brain's record of auditory and visual experience. A final summary and discussion. Brain 86:595–696
44. Perez-Borja C, Tassinari AC, Swanson AG (1967) Paroxysmal choreoathetosis and seizures induced by movement (reflex epilepsy) Epilepsia 8:260–270
45. Sackheim HA, Greenberg MS, Weiman AL, Gur RC, Hungerbuhler JP, Geschwind N (1982) Hemispheric asymmetry in the expression of positive and negative emotions. Neurologic evidents. Arch Neurol 39:210–218
46. Saint-Hilaire JM, Gilbert M, Bouvier G (1980) Epilepsy and aggression: Two cases. In: Robb P (ed) Epilepsy updated, p. 145–176. Year Book Medic Publish, Chicago-London
47. Schäffler L, Karbowski K (1981) Rezidivierende paroxysmale Schmerzen zerebraler Genese. Schweiz med Wschr 111:1352–1360
48. Schneider RC, Calhoun HD, Crosby EC (1968) Vertigo and rotational movement in cortical and subcortical lesions. J Neurol Sci 6:493–516
49. Smith NJ, Docherty TB (1982) Nystagmus: an unusual manifestation of temporal lobe epilepsy. J Electrophysiol Technol 8:7–13
50. Stevens JR, Hermann BP (1981) Temporal lobe epilepsy, psychopathology, and violence: the state of the evidence. Neurology 31:1127–1132
51. Stevens JR, Hermann BP (1982) Temporal lobe epilepsy and violence. Reply from the authors. Neurology 32:574–575
52. Stodieck SRG, Wieser HG (1985) Autonomic phenomena in temporal lobe epilepsy. J Auton Nerv System. Im Druck.
53. Strauss H (1960) Paroxysmal compulsive running and the concept of epilepsia cursiva. Neurology 10:341–344
54. Strain F, Rabe F (1982) Epileptische Angstäquivalente. Nervenarzt 53:246–253
55. Tinuper P, Aguglia U, Farnarier G, De Carvalho GV (1983) Le vomissement; un symptome critique épileptique. Rev EEG Neurophysiol 13:168–173
56. Tissot SA (1770) Traité de l'épilepsie, faisant le tome troisième du traité des nerfs et de leurs maladics, p. 20–21. Chapuis, Lausanne et Didot le jeune, Paris. Faksimile-Ausgabe in: Karbowski K (1984) Samuel Auguste Tissot et son „Traité de l'épilepsie de 1770". Fondation Eben-Hezer, Lausanne
57. Van Buren JM (1963) The abdominal aura; a study of abdominal sensations occurring in epilepsy and produced by deep stimulation. Electroenceph clin Neurophysiol 15:1–19
58. Watanabe K, Negoro T, Matsumoto A, Inokuma K, Takaesu E, Maehara M (1984) Epileptic nystagmus, associated with typical absence seizure. Epilepsia 25:22–24
59. Wieser HG (1982) Zur Frage der lokalisatorischen Bedeutung epileptischer Halluzinationen. In: Karbowski K (Hrsg) Halluzinationen bei Epilepsien und ihre Differentialdiagnose, p. 67–92. Huber, Bern-Stuttgart-Wien
60. Wieser HG (1983) Electroclinical features of the psychomotor seizure. Fischer, Stuttgart-New York

61. Wieser HG, Isler H (1983) Kopfschmerz als epileptisches Symptom. Schweiz Rundschau Med (Praxis) 72:844–848
62. Wilkinson HA (1973) Epileptic pain. Neurology 23:518–520
63. Wolf P (1982) Halluzinationen im Rahmen epileptischer Psychosen. In: Karbowski K (Hrsg) Halluzinationen bei Epilepsien und ihre Differentialdiagnose, p. 58–66. Huber, Bern-Stuttgart-Wien
64. Wolf P (1984) Lokomotorischer Zwang im epileptischen Anfall. Nervenarzt 55:197–201
65. Young GB, Blume WT (1983) Painful epileptic seizures. Brain 106:537–554

VII. Auslösungsfaktoren epileptischer Anfälle

Sogar bei völlig gesunden Personen kann es – z. B. infolge einer i. v.-Injektion von pentetrazolhaltigen Präparaten oder nach Einwirkung elektrischen Stroms auf den Schädel – zu einem epileptischen Anfall kommen. Bei etwa 5% der Gesamtbevölkerung [33] manifestieren sich epileptische Anfälle in akuter Phase einer zerebralen Affektion oder im Rahmen einer Allgemeinerkrankung bzw. einer metabolischen Entgleisung. Übergänge zwischen diesen „Gelegenheitsanfällen" und einer „chronischen" Epilepsie können fließend sein.

Bei der letzteren besteht – anscheinend infolge einer Summationswirkung von genetischen und erworbenen Faktoren – eine entweder diffuse oder lokal begrenzte neuronale Übererregbarkeit. Sie führt nicht selten, auch im anfallsfreien Intervall, zu paroxysmalen EEG-Veränderungen. Bei der Mehrzahl der Epilepsiekranken läßt sich nicht ermitteln, welche Vorgänge für die Auslösung einzelner Anfälle unmittelbar verantwortlich sind. Neben periodischen Schwankungen der Reizschwelle epileptogener Hirnareale spielen dabei vermutlich verschiedene intero-, proprio- und exterozeptive Stimuli eine Rolle, deren Identifikation im Einzelfall auf Schwierigkeiten stößt.

Immerhin ist bekannt, daß eine Reihe unspezifischer Faktoren das Auftreten der Anfälle bei Epilepsiekranken fördert. Wir wollen sie in alphabetischer Reihenfolge kurz besprechen und werden danach auf die Frage der bedeutend selteneren, durch spezifische Stimuli ausgelösten epileptischen Anfälle („Reflexepilepsie") sowie der epileptischen Anfälle nach Schädel-Hirn-Traumen zurückkommen. Nicht eingehen werden wir hier auf die im Kapitel IV bereits besprochenen Fieberkrämpfe (S. 35) und epileptische Anfälle bei Hypoglykämie (S. 39), sowie auf das noch wenig erforschte Problem hormoneller Einflüsse auf die Anfallshäufigkeit, das im Kapitel VIII, Pkt. 3.1 (S. 164) und 3.3 (S. 166) am Rande erwähnt wird.

1 Unspezifische Auslösungsfaktoren

1.1 Alkohol

Bei einer vorbestehenden erhöhten Anfallsbereitschaft können nach einem Alkoholexzeß – und dies sowohl bei Alkoholikern als auch bei Gelegenheitstrinkern – meist in der Phase des Abklingens eines Rausches, epileptische Anfälle auftreten. Da ein Alkoholexzeß nicht selten mit einem Schlafmanko einhergeht, besteht die Möglichkeit, daß die Auslösung der Anfälle durch eine Summationswirkung dieser beiden Faktoren erfolgt. Andererseits wurde nachgewiesen, daß eine maßvolle Alkoholeinnahme zweimal wöchentlich, zumindest kurzfristig weder eine Anfallshäufung, noch EEG-Modifikationen, noch signifikante Schwankungen der Plasmakonzentration der Antiepileptika bei Epilepsiekranken bewirkt [28].

Eine chronische Epilepsie, die infolge toxisch-vaskulärer Hirnschäden im Laufe eines Alkoholismus entsteht („Alkoholepilepsie" i. e. S.), ist selten. Dies obschon bei der Mehrzahl von Alkoholikern abnorme Befunde im Hirn-CT vorliegen. Dabei kommen Substanzdefekte vaskulärer oder traumatischer Genese, und vor allem diffuse Hirnatrophien, bei Alkoholikern, die an epileptischen Anfällen leiden, bedeutend häufiger, als bei jenen ohne Anfälle vor [18].

Vorbestehende epileptische Risikofaktoren (familiäre Epilepsiebelastung, residuale Hirnschäden, frühere epileptische Anfälle) lassen sich bei Alkoholikern ermitteln, die auch außerhalb der Entzugsperiode epileptische Anfälle aufweisen [10]. Immerhin können manchmal auch bei Personen mit anscheinend reinen „Entzugsanfällen" computertomographisch Hirntumoren entdeckt werden [18]. Die Diagnose von „epileptischen Alkoholentzugs-Anfällen" sollte also mit Vorsicht und erst nach Ausschluß anderer möglicher ätiologischer Faktoren gestellt werden.

Grand mal-Anfälle, die bei Alkoholentzug, insbesondere während einer Entwöhnungskur, auftreten, bilden bei Alkoholikern das größte epileptologische Problem. Die Vermutung liegt nahe, daß auch in diesen Fällen eine konstitutionell erhöhte Anfallsbereitschaft [63], oder eine frühkindliche „minimale" Hirnschädigung [74] eine Rolle mitspielt. Zu beachten ist, daß die Alkoholentwöhnungsmittel, insbesondere das Disulfiram (Antabus), anfallsfördernd sind.

Es besteht in der Literatur keine Einigkeit darüber, ob eine Alkoholentwöhnungskur unter Schutz von Antiepileptika erfolgen soll [25] und gegebenenfalls ob sich dazu Carbamazepin [75] oder Phenobarbital [47] besonders eignen. Zur Behandlung epileptischer Anfälle, die sich in einem Alkohol-Prädelir manifestieren, werden vor allem das Clomethiazol (s. S. 175) oder aber Benzodiazepinderivate angewendet.

Unabhängig davon, ob epileptische Anfälle in einem ursächlichen Zusammenhang mit chronischem Alkoholismus stehen, oder ob es sich um eine zufällige Koinzidenz handelt, soll die Möglichkeit einer rascheren, alkoholbedingten, Metabolisierung von Antiepileptika, insbesondere von Phenytoin (s. S. 159), in Betracht gezogen werden. Bei üblicher Dosierung kann ihre Plasmakonzentration unterdurchschnittlich niedrig sein. Bei Alkoholikern, die mit Phenytoin oder mit Valproat behandelt sind, besteht ein besonders hohes Risiko hepatotoxischer Schäden.

1.2 Halluzinogene Drogen

Es bestehen experimentelle Hinweise dafür, daß verschiedene Halluzinogene in höheren Dosen myoklonische Zuckungen bei Primaten auslösen können [21]. Bei Menschen wurden unter akuter Einwirkung von Heroin sowohl subklinische EEG-Paroxysmen [84], als auch klonische Krämpfe [87] beobachtet. Es liegen Berichte vor über Grand mal-Anfälle sofort nach einer i. v.-Injektion von Kokain [58], bzw. im Rahmen einer akuten Kokain-Intoxikation [36], und sogar über einen Grand mal-Status mit letalem Ausgang infolge einer kombinierten Kokain/ Lidokain-Vergiftung [13].

Diese Beobachtungen weisen darauf hin, daß vor allem Kokain, auch aber Heroin, anfallsfördernd sind, und daß bei ihrer Einnahme durch Epilepsiekranke die Gefahr einer Anfallsaktivierung besteht. Abgesehen davon muß bei der Differentialdiagnose eines epileptischen, durch Störungen der sensorischen Wahrnehmung sowie des Zeit- und Raumerlebens gekennzeichneten, Dämmerzustandes (s. S. 64) u. U. ein LSD-Rausch [40] differentialdiagnostisch in Betracht gezogen werden.

1.3 Hyperventilation

Eine forcierte Mehratmung – wie sie in der klinischen Elektroenzephalographie als Aktivationsmethode routinemäßig angewendet wird – führt zu einer wesentlichen Ausscheidung der Kohlensäure, was eine Senkung des arteriellen CO_2-Partialdruckes (d. h. eine Hypocapnie) und eine Alkalisierung des Blutes zur Folge hat. Daraus resultiert eine Vasokonstriktion, eine zerebrale Durchblutungsminderung um 30–40% und eine transitorische ischämische Hypoxie [86].

Nebst den Absencen werden häufig auch psychomotorische Anfälle [52] und seltener andere epileptische Anfallsformen, durch eine 3–4 Minuten dauernde Hyperventilation provoziert. Dies ist oft für die Diagnose ausschlaggebend, birgt aber andererseits in sich die Gefahr einer ungewollten Anfallsauslösung, z. B. bei weinenden epileptischen Kindern. Im übrigen aktiviert häufig die Hyperventilation, sowie die ihr folgende leichte Somnolenz, auch subklinische temporale EEG-Veränderungen hypoxischer Genese bei nichtepileptischen Probanden mittlerer und höherer Altersstufen [17].

1.4 Impfungen

Bei 1,4% der Kinder, die in den ersten 7 Lebensjahren einen epileptischen Anfall erleiden, manifestiert sich dieser innert 2 Wochen nach einer Schutzimpfung, vor allem gegen Diphtherie-Pertussis-Tetanus, bzw. gegen Masern. Bei der Hälfte dieser Kinder ist die persönliche oder familiäre Anamnese in bezug auf Fieberkrämpfe positiv. Eine Evolution in Richtung einer chronischen Epilepsie findet in der Regel nicht statt [26]. Ernste zerebrale Impfkomplikationen sind bekannt, gehören aber zur Seltenheit. Es liegt ein neuerer Bericht über einen 31 jährigen Patienten vor, bei dem sich nach einer Tollwutimpfung eine demyelinisierende Encephalomyelitis mit generalisierten Krampfanfällen mit einer ungewöhnlich langen Latenzzeit von 5 Monaten manifestiert hat [11].

Zur Frage von Schutzimpfungen bei Epilepsiekranken hat kürzlich STICKL [77] detailliert Stellung genommen. Seine Ausführungen lassen sich wie folgt zusammenfassen:

Vorbehaltlos zulässig sind Schutzimpfungen gegen Tetanus, Tollwut (mit dem neuen HDC-Impfstoff), Frühsommer-Meningoencephalitis (ab 2. Lebensjahr), die Impfung gegen Poliomyelitis mit dem Totimpfstoff nach SALK, die orale Typhus-Lebendimpfung, die Hepatitis-B-Impfung sowie die Gabe von sämtlichen Immunglobulin-Präparaten, die von menschlichen Spendern gewonnen wurden.

Zulässig mit Ausnahme der mit ACTH oder mit Kortikosteroiden behandelten Kranken sind Impfungen gegen Masern, Mumps und Röteln, die Polio-Schluckimpfung mit attenuierten Lebendviren nach SABIN sowie die Gelbfieberimpfung.

Kontraindiziert ist eine Pertussis-Impfung, eine parenterale Impfung gegen Typhus und Cholera, eine BCG-Impfung gegen Tuberkulose bei Neugeborenen mit Krampfanfällen, insbesondere geburtstraumatischer Genese, sowie die Anwendung eines vom Tier gewonnenen Diphtherie-Antiserums.

Besondere Probleme können sich im Falle einer Medikamentenallergie bei einer Diphtherie-Impfung ergeben. Sie sollte bei Epilepsiekranken mit einer phenytoinbedingten Zahnfleischhyperplasie unterlassen werden.

1.5 Medikamente

Die Liste der Medikamente, die – zumindest im Tierversuch und bei höherer Dosierung – eine anfallsfördernde Wirkung ausüben, ist lang. Sie umfaßt mehrere Mittel, auf deren Anwendung bei Epilepsiekranken u. U. nicht verzichtet werden kann, wie z. B. Analgetika und Antipyretika, Antibiotika (insbesondere Penicillin), Tuberkulostatika (vor allem Isoniazid) und bei Erwachsenen auch das ACTH und die Kortikosteroide. Ihre eventuellen Interaktionen mit Antiepileptika müssen individuell analysiert werden (s. Kapitel VIII, S. 155 und folgende).

Bei *Epilepsiekranken zu vermeiden* ist unter allen Umständen die Applikation von zentral stimulierenden Analeptika, wie Pentetrazol (Cardiazol) sowie von Anthelmintika, insbesondere von Piperazinderivaten, bei Kleinkindern. Ebenfalls kontraindiziert sind die Alkoholentwöhnungs-Mittel, insbesondere das Disulfiram (Antabus).

Näher eingehen werden wir in diesem Kontext auf folgende Medikamentengruppen: die Hypnoanalgetika und Lokalanästhetika sowie die Psychopharmaka.

1.5.1 Hypnoanalgetika und Lokalanästhetika

Epileptische Anfälle treten nur ganz selten während einer Narkose auf. Es besteht keine Einigkeit darüber, ob bestimmte Narkosemittel besonders anfallsfördernd sind. Im allgemeinen darf man deswegen auch bei Epilepsiekranken die Hypnoanalgetika nach allgemein anästhesiologisch verbindlichen Richtlinien auswählen [62]. Kaum anfallsfördernd sind anscheinend die zur Inhalationsnarkose angewendeten halogenierten Kohlenwasserstoffe (Halothan). Zur Prämedikation bei Epilepsiekranken werden hier Benzodiazepinderivate, entweder das Diazepam (Valium) oder das Flunitrazepam (Rohypnol) empfohlen [55, 62]. Allerdings soll eine intravenöse Narkoseeinleitung mit dem letzterwähnten Mittel, wegen möglichen medikamentösen Interaktionen, unter sorgfältiger Überwachung des Patienten, besonders in der postoperativen Phase, erfolgen [62].

Die Lokalanästhetika gelten seit Jahrzehnten als anfallsfördernd. Diese Wirkung wird auf eine Funktionsminderung inhibitorischer Neuronenverbände zurückgeführt. Bei medikamentös gut eingestellten Epilepsiekranken konnten dennoch KOCH et al. [39] während und nach in Regionalanästhesie mit Mepivacain (Scandicain), Bupivacain (Carbostesin) oder Etidocain (Duranest) durchgeführten Operationen, keine epileptischen Anfälle und nur ausnahmsweise eine Zunahme der paroxysmalen EEG-Aktivität, gegenüber jener in einem gewöhnlichen Mittagsschlaf, beobachten. Die niedrigeren als sonst bei gleicher Dosierung Plasmaspiegel der Lokalanästhetika bei ihren Patienten führen diese Autoren auf eine enzyminduzierende Wirkung der Antiepileptika zurück. Ihrer Ansicht nach besteht keine Kontraindikation zur Anwendung von Lokalanästhetika bei Epilepsiekranken. Dies betrifft sämtliche Arten der Regionalanästhesie, u. a. auch die spinale.

Am Rande ist hier an die eindeutig anfallsfördernde Wirkung der Myelographie-Kontrastmittel, wie die Metrizamid (Amipaque)- oder die Meglumin-Iocarmat (Dimer-X)-Lösung zu erinnern, die nicht nur bei Epilepsiekranken, sondern gelegentlich auch bei anderen Patienten, Krampfanfälle auslösen können [69].

1.5.2 Psychopharmaka

Bereits in therapeutischen Dosen können mehrere psychotrope Substanzen, sowohl bei Epilepsiekranken als auch bei Patienten mit einer bisher latenten Erhöhung der zerebralen Anfallsbereitschaft, epileptische Anfälle auslösen und/oder paroxysmale EEG-Veränderungen aktivieren. Ob dabei die Neuroleptika generell gefährlicher als die Antidepressiva sind [30], erscheint im Lichte neuer tierexperimenteller Untersuchungsergebnisse fraglich [49].

Unter den *Neuroleptika* üben *vor allem* das Clozapin (Lapenax, Leponex), auch aber das Chlorpromazin (Largactil) sowie das Promazinhydrochlorid (Prazine, Verophen), und *weniger* das Thioridazin (Melleril), das Fluphenazin (Dapotum, Lyogen, Moditen) sowie das Mesoridazin (Calodal, Lidanil), *eine anfallsfördernde Wirkung* aus [30].

Zwischen der epileptogenen Wirkung trizyklischer und nichttrizyklischer *Antidepressiva* lassen sich keine allgemein gültigen Unterschiede ermitteln [82]. *Am wenigsten anfallsfördernd* ist das nicht-trizyklische Nomifesin (Alival). Maprotilin (Ludiomil) und Mianserin (Tolvin, Tolvon) sind anscheinend weniger epileptogen [29] als das Amitriptylin (Laroxyl) oder das Imipramin (Tofranil).

Der *Tranquilizer* Meprobamat (Meprobamat, Miltown, u. a.) ist kaum anfallsfördernd, und die Benzodiazepinderivate üben bekanntlich – das Diazepam (Valium) mehr als das Chlordiazepoxid (Librium) – eine antiepileptische Wirkung aus.

Bei einer Co-Medikation von Antiepileptika und Psychopharmaka soll die Möglichkeit von Interaktionen in Betracht gezogen werden. Klinisch relevant ist dabei vor allem eine eventuelle Senkung des Plasmaspiegels der Psychopharmaka infolge einer enzyminduzierenden Wirkung der Antiepileptika [70].

1.6 Schlaf und Schlafentzug

Die Tatsache, daß *bei Vigilanzabnahme, im Einschlaf- sowie im Aufwachstadium epileptische Paroxysmen oft ausgelöst oder verstärkt werden*, ist den elektroenzephalographisch tätigen Ärzten gut bekannt. Bei Patienten mit epilepsieverdächtigen klinischen Manifestationen, ohne spezifischen EEG-Befund im Wachzustand, soll ein EEG im Schlaf registriert werden. Sein diagnostischer Wert ist größer bei Kindern, Jugendlichen und jüngeren Erwachsenen, als bei Personen höherer Altersstufen. Im Gegensatz zu dem Einschlafstadium und der Übergangsphase zum leichten Schlaf werden bei den späteren (III–IV) Stadien des Non-REM (= orthodoxen sive langsamen)-Schlafes und im REM (= paradoxen oder raschen)-Schlaf nur selten epileptische Veränderungen erfaßt [6]. Dies betrifft Patienten mit nahezu sämtlichen fokalen und generalisierten Anfallsformen mit Ausnahme jener, die ausschließlich an einer „Wachepilepsie" [31] leiden, und bei denen paroxysmale EEG-Veränderungen eher an die REM-Schlafphase gebunden sind.

Im *Kindesalter* sind noch folgende Probleme *erwähnungswürdig:*

- Bei der benignen Epilepsie mit zentrotemporalen EEG-Spitzenpotentialen (s. S. 79) besteht im Einschlafstadium, bzw. im leichten Schlaf eine ausgesprochene Tendenz zur Generalisierung epileptogener EEG-Aktivität, die sich dann in Form eines Spike-Wave-Rhythmus manifestieren kann.
- Auf die tonischen Krampfanfälle im Rahmen des Lennox-Gastaut-Syndroms (s. S. 25) übt der Schlaf eine stark fördernde Wirkung aus.
- Ausschließlich schlafgebunden ist das „Enzephalopathie-Syndrom mit einem hirnelektrischen Status epilepticus im langsamen Schlaf" [1] [46, 66, 80], welches vor allem bei 4–10 jährigen Kindern auftritt und Überschneidungen mit dem auf S. 125 erwähnten Syndrom einer erworbenen Aphasie aufweisen kann.

Allein aufgrund der Anamnese und gelegentlich sogar bei direkter Beobachtung ohne gleichzeitige EEG-Registrierung, kann es schwierig sein epileptische und *nichtepileptische Schlafmanifestationen* voneinander zu unterscheiden. Diurne Schlafanfälle einer Narkolepsie, narkoleptische Dämmerzustände, bzw. kataplektische „Schlaflähmungen" werden manchmal als epileptische Phänomene fehlinterpretiert [23]. Auch bei quälenden Nachtträumen, Pavor nocturnus, Schlafwandel oder Enuresis nocturna [5], wird u. U. mit Unrecht eine epileptische Genese postuliert.

Dabei sollte berücksichtigt werden, daß psychomotorische nächtliche Anfälle mit einer Angstsymptomatik (s. S. 124) oder ein epileptischer „lokomotorischer Zwang" (s. S. 131) sehr selten vorkommen, und daß sie bei der Differentialdiagnose eines Pavor nocturnus oder eines Somnambulismus nur bei Epilepsiekranken mit anderen bekannten Anfallsmanifestationen ernsthaft in Betracht gezogen werden müssen. Ebenfalls nur ausnahmsweise bildet ein nächtliches Einnässen das einzige Zeichen eines durchgemachten Grand mal-Anfalles. Bei epileptischen Kindern muß hier vor allem an die Möglichkeit einer Zufallskoinzidenz mit einer nichtepileptischen Enuresis nocturna gedacht werden.

Bei Personen mittlerer und höherer Altersstufen mit nächtlichen, durch Schnarchen und Apnoeperioden gekennzeichneten, Störungen handelt es sich in der Regel um Ausdruck einer – häufig durch Obstruktion der oberen Luftwege

---

[1] Synonyme Bezeichnung: „Epilepsie mit kontinuierlicher Spike-Wave-Aktivität im langsamen Schlaf"

bedingten – *chronischen alveolären Hypoventilation* [44, 50]. Solche *Schlafapnoen* werden besonders häufig, aber keineswegs ausschließlich, bei einer schweren Fettsucht im Rahmen des „Pickwick"-Syndroms, beobachtet. Eine nächtliche mehrstündige polygraphische (EEG, Nasen-, Mund-, Thoraxatmung u. a.) Registrierung ist für die Diagnose von Schlafapnoen ausschlaggebend.

EEG-Schlafableitungen – wenn möglich unter videographischer Kontrolle – werden auch bei *schlafgebundenen dystonen Manifestationen* durchgeführt. LUGARESI u. CIRIGNOTTA [51] unterscheiden dabei zwei Unterformen: eine von kurzer (unterhalb einer Minute) Anfallsdauer mit guter Ansprechbarkeit auf Carbamazepin, und die andere mit Minuten bis Stunden dauernden Dyskinesien und Therapieresistenz sowohl auf antikonvulsive als auch auf psychotrope Mittel. Ähnlich wie bei der paroxysmalen Choreoathetose im Wachzustand (s. S. 130) bleibt auch die Pathogenese der nächtlichen Anfälle unklar. Obschon hier keine epileptischen EEG-Entladungen erfaßt werden können, so wird dennoch die Zugehörigkeit der kurzdauernden dystonen Attacken zum epileptischen Formenkreis diskutiert.

Wie bereits auf S. 135 erwähnt, übt *Schlafentzug* eine fördernde Wirkung auf epileptische Anfälle aus. Er sollte von Epilepsiekranken vermieden werden. Ein Schlaf-EEG nach vorangegangenem nächtlichem Schlafentzug ist seit Jahren eine bewährte diagnostische Aktivationsmethode in der klinischen Elektroenzephalographie. Ein solches Vorgehen ist allerdings für den Patienten ziemlich belastend und organisatorisch nicht problemlos. Neuere Erfahrungen weisen darauf hin, daß sich auch oft nach partiellem Schlafentzug und einer in den frühen Nachmittagsstunden durchgeführten EEG-Untersuchung Hinweise für Epilepsie gewinnen lassen [45], und daß bei psychomotorischen Anfällen und „atypischen" Absencen ein Schlaf-EEG mit oder ohne vorangegangenem Schlafentzug gleich häufig eine epileptische Aktivität aufweist [9].

1.7 Streß und Witterung

Die empirisch bekannte Tatsache, daß bei gewissen Epilepsiekranken *Streß-Situationen* das Auftreten von Anfällen fördern, wird durch Ergebnisse neuropsychologischer Untersuchungen bestätigt [81]. Gemäß einer japanischen Studie führte bei 5,5% von Epilepsiekranken eine gesteigerte psychische Spannung während verschiedener Testaufgaben zu einer Zunahme der paroxysmalen EEG-Aktivität, die meist von Myoklonien begleitet war [54]. Es ist zu vermuten, daß dies nicht eine Reaktionsweise von Patienten mit „Aufwach"-Epilepsien ist. Seit den Untersuchungen von JANZ ist ja bekannt, daß in diesen Fällen eine Entspannungssituation die Anfälle fördert [31].

Das wichtige Problem der *Wettereinflüsse* auf die Häufigkeit epileptischer Anfälle wurde bisher kaum in systematischer Weise studiert. Eine Häufung von Fieberkrämpfen wurde im Sommer beim Abbruch eines antizyklonischen Hochdruckes und im Winter während einer schwachen Windstärke, beim Luftdruckabfall beobachtet [4]. Gemäß Untersuchungsergebnissen von CLAASSEN [8] scheint eine Anfallshäufung bei Epilepsiekranken mit dem Auftreten von kurzen Zwischenhochs verbunden zu sein.

2 Spezifische Auslösungsfaktoren („Reflexepilepsien")

Bei Epilepsiekranken, deren zerebrale Reizschwelle definitionsgemäß herabgesetzt ist, werden die einzelnen Anfälle vermutlich in der Regel durch zentripetale Stimuli ausgelöst (s. auch S. 135). Von einer „Reflexepilepsie" wird aber nur dann gesprochen, wenn erkennbare, spezifische Reize eine anfallsauslösende Wirkung ausüben.

Bei „Reflexepilepsien" im engeren Sinne zeigt der Auslösungsmechanismus und die Symptomatologie der Anfälle ihre Pathogenese an. Dazu gehören z. B. die äußerst seltenen Anfälle, die durch Reizung einer Amputationsnarbe ausgelöst werden, und dann fokal im Stumpf beginnen [20], oder jene, bei denen eine peripher-vestibuläre, kalorische oder rotatorische, Stimulation einen epileptischen Anfall mit einer vertiginösen Symptomatik [2] auslöst („vestibulogen-vestibuläre Anfälle"). In diesen Fällen ist eine peripher induzierte, durch spezifische kortiko-petale Verbindungen vermittelte, Aktivierung umschriebener epileptogener kortikaler Areale anzunehmen.

Bei einer „Reflexepilepsie" im weiteren Sinne handelt es sich um verschiedenartige fokale oder generalisierte epileptische Anfälle, die durch erkennbare Stimuli besonderer Art ausgelöst werden, die keine physiopathologische Affinität zu der Anfallssymptomatik aufweisen. Anfallsauslösend können dabei entweder sensorische Reize oder komplizierte mentale Prozesse bzw. komplexe Handlungen, oder plötzliche Körperbewegungen wirken [12, 43, 56]. In gewissen Fällen, wie z. B. bei der auf S. 90 beschriebenen „Startle epilepsy", scheint bei der Anfallsauslösung ein Überraschungsfaktor ausschlaggebend zu sein.

Als *„sensorisch ausgelöst"* werden jene epileptischen Anfälle bezeichnet, die sich unter Einfluß taktiler, optischer, auditiver, vestibulärer, gustatorisch-olfaktorischer u. a. einfacher Reize manifestieren. Es erscheint zweifelhaft, ob zur gleichen Gruppe auch die „musikogene" Epilepsie gehört, weil hier bei der Auslösung der – meist psychomotorischen – Anfälle vor allem psychodynamische und emotionelle Faktoren und nicht elementare akustische Signale, eine Rolle spielen [24, 57, 72].

Die Gruppe der *durch komplizierte mentale Prozesse, bzw. durch komplexe Handlungen ausgelösten* „Reflexepilepsien" ist groß. Sie umfaßt Anfälle, die durch arithmetische Aufgaben, durch Singen, Rezitieren, Essen u. ä. ausgelöst werden [22, 59, 68, 78, 83]. Dazu gehört auch die „Lese-Epilepsie", bei der nur einem Lesen von Worten, und nicht irgendwelchen optischen Reizen, eine anfallsauslösende Bedeutung zukommt [41, 48].

Die Klassifizierung und Zuordnung von Anfällen, die *durch eine plötzliche Bewegung an umschriebener Körperstelle oder durch ein definiertes Bewegungsmuster* ausgelöst werden, ist schwierig. Einerseits lassen sie sich nicht immer mit Sicherheit von den tonischen Hirnstammanfällen (s. S. 89) oder von der paroxysmalen Choreoathetose differenzieren. Andererseits bestehen hier fließende Übergänge zu den im Kapitel V/7, S. 90 beschriebenen, oben erwähnten, schreckinduzierten epileptischen Anfällen („Startle epilepsy") sowie zu den anfallsartigen epileptischen oder nichtepileptischen Myoklonien (s. Kapitel V/6, S. 82), die u. U. ebenfalls durch plötzliche Bewegungen gefördert werden können.

Die weitaus größte klinische Bedeutung unter den „Reflexepilepsien" kommt jenen zu, deren *Anfälle durch* die bereits erwähnten *optischen Reize ausgelöst* werden. Eine Stimulation mit rhythmischen Lichtblitzen von einer Frequenz von 1–30 Hz wird seit langem als routinemäßige Provokationsmethode bei den EEG-Untersuchungen praktiziert. Vor allem die Impulsiv-Petit mal-Anfälle (s. S. 83), auch aber manchmal die Grand mal-Anfälle und seltener die Absencen, lassen sich durch eine Photostimulation auslösen. Treten die Anfälle nur oder hauptsächlich nach einer photischen Reizung auf, werden von einer „photosensiblen" Epilepsie gesprochen. Eine suchtartige Anfallsauslösung kommt hier gelegentlich, vor allem bei Kindern und Jugendlichen, vor [3, 60].

Paroxysmale Spitzenpotentiale („photoparoxysmale" Reaktion) ohne klinisch faßbare Begleitphänomene, werden auch bei anfallsfreien Probanden, so z. B. bei verhaltensgestörten Schulkindern [16] angetroffen. In diesen Fällen sind die paroxysmalen EEG-Veränderungen streng an den Lichtreiz gebunden und hören mit Ende der Stimulation auf. Bei klinischer Anfallsfreiheit erlaubt eine derartige, vor allem bei jüngeren Individuen zu beobachtende, „photoparoxysmale" Reaktion, die Diagnose einer Epilepsie nicht. Um so weniger dürfen aus einer „photomyoklonischen" – häufiger im mittleren und höheren Lebensalter vorkommenden – Reaktion, diagnostische Schlüsse gezogen werden. Sie beruht auf rhythmischen Muskelzuckungen, zuerst im Bereich der Augenlider und des M. orbicularis oculi und später u. U. auch in der übrigen Gesichts- und in der Nackenmuskulatur, oder in anderen Körperteilen. Im EEG sind hier lediglich Muskelartefakte, hingegen keine paroxysmalen Potentiale zerebralen Ursprungs, erkennbar. Eine „photomyoklonische" Reaktion kommt gehäuft bei psychiatrischen Patienten, bei Alkoholikern sowie bei Kranken mit metabolisch-toxischen Affektionen, wie eine Urämie, vor [67].

Ob ein photischer Reiz elektroenzephalographische und/oder klinische paroxysmale Phänomene auslöst, hängt nicht nur von der individuell unterschiedlichen Reizschwelle, sondern auch von den Reizeigenschaften, ab [24, 71]. Am meisten anfallsfördernd sind Blitze höherer Energie (0,725 Joule/Blitz) und Frequenz (15–25 Hz). Dabei soll das Rotlicht mehr als das Blaulicht [60, 79] und ein strukturiertes Licht mehr als ein diffuses Licht anfallsfördernd wirken, und dies besonders, wenn es mit beiden Augen angeschaut wird. Diesem Problemkreis kommt in unserer Fernseh- und Videospiel-Ära eine besondere Bedeutung zu [14, 60]. Von HESS u. WIESER [24] wurde neulich ein folgender Katalog von Präventivmaßnahmen zusammengestellt:

1. Den größtmöglichsten praktikablen Abstand zum TV-Schirm halten, mindestens aber die vierfache Distanz der Schirmabmessung. Bei beschränkten Raumverhältnissen vermindert ein kleiner Schirm (ca. 30 cm) das Risiko der Anfallsauslösung.
2. Sich niemals dem Schirm nähern um einen Sendekanal zu wechseln oder das Gerät abzustellen, sondern Fernbedienung benutzen. Wenn man aus irgendeinem unvorhergesehenen Grund zum TV-Gerät muß, dann ein Auge mit der Hand abdecken.
3. Ein dunkelgetönter und ein feines Netzwerk aufweisender Plastikbelag auf dem TV-Schirm ist in manchen Fällen nützlich und reduziert das Anfallsrisiko.

4. Wenn bei einem normal funktionierenden TV-Gerät und genügend Abstand (oder bei intermittierender Lichtreizung mit 50 Hz) Anfälle auftreten, dann kann eine „Fernsehbrille" mit polarisierter monokularer Okklusion hilfreich sein.
5. Diskotheken sollten wegen des meist vorhandenen, oft noch akustisch gekoppelten, Stroboskop-Lichtes natürlich sowohl von Patienten mit photosensitiven als auch akustisch ausgelösten Reflexepilepsien nach Tunlichkeit gemieden werden.
6. Mehr allgemeine Empfehlungen sind: Bei heller Beleuchtung Dunkelbrille tragen, nicht in stark reflektierende gleißende Schnee- oder Wasseroberflächen sehen; bei besonderen Lichtverhältnissen (auch als hoffentlich nur Beifahrer) bei Durchfahrten durch Alleen, bestimmte Tunnel mit periodischen Lichtquellen, oder bei Vorbeifahrt an bestimmten Zäunen beide Augen mit den Händen abdecken, usw.

3 Schädel-Hirn-Traumen

3.1 Epileptische Frühanfälle
(= traumatisch bedingte „Gelegenheitsanfälle")

Die Inzidenzrate epileptischer Anfälle innert erster Woche nach einem Schädel-Hirn-Trauma (SHT) hängt vor allem von der Art der Läsion und dem Alter der Patienten ab. Nach JENNETT [35] führen SHT mit intrakraniellen Hämatomen in 32%, und jene mit einfachen linearen Schädelfrakturen nur in 6% der Fälle zu epileptischen Frühmanifestationen. Sie treten bei 60% der Patienten innert 24 Stunden nach dem SHT auf. Anfallsrezidive werden in $^2/_3$ der Fälle beobachtet. Bei 8% der Patienten läßt sich eine familiäre Epilepsiebelastung ermitteln. Kinder vor dem vollendeten 5. Lebensjahr erleiden häufiger als ältere Kinder und Erwachsene – oft bereits nach anscheinend „banalen" Schädelprellungen – einen epileptischen Anfall. Bei mehr als der Hälfte der Patienten weisen die Anfälle einen fokalen Charakter auf [35, 65]. Nicht immer läßt sich ermitteln, ob ein epileptischer „Frühanfall" tatsächlich die Folge und nicht die Ursache des SHT war.

3.2 Chronische Epilepsie nach Schädel-Hirn-Traumen
(= posttraumatische Epilepsie i. e. S.)

Die Gefahr des Auftretens einer posttraumatischen (Spät-)Epilepsie beträgt bei Hirnkontusionen mit gedeckten Schädel-Traumen 3–5% [61, 85]. Bei Fällen mit Impressionsfrakturen des Schädels ohne Verletzung der Dura mater erhöht sich diese Gefahr auf 15–20% und bei jenen mit Dura penetrierenden Läsionen sowie bei Subduralhämatomen auf 30–50% [7, 19, 35]. Dabei scheint nicht nur die Art der Läsion, sondern auch ihre Lokalisation eine wesentliche Rolle zu spielen. Am meisten epileptogen sind Herde in der zentroparietalen Region, etwas weniger die frontal und temporal lokalisierten [7, 65]. Bis dahin nicht endgültig geklärt ist die Bedeutung solcher unfallsunabhängiger Faktoren, wie das Geschlecht, das Alter und der Grad einer vorbestehenden Anfallsbereitschaft [53]. Bei mäßig schweren bis schweren, gedeckten SHT werden bei Patienten mit Anfällen in der Frühphase in etwa 20% [1, 35], und damit 4mal häufiger als bei jenen ohne Frühanfälle, Spätepilepsien beobachtet. Der prognostische Wert des EEG wird bestritten [15].

70–80% dieser Epilepsien manifestieren sich innerhalb der zwei ersten posttraumatischen Jahre, davon die meisten im 4. bis 9. Monat [65, 76]. Die Anfallsform wird vor allem durch die Lokalisation der Läsion determiniert. Dem Reifungsgrad des Gehirns kommt bei Kindern ebenfalls eine wesentliche Bedeutung zu. Bei ¾ der Patienten mit offenen SHT handelt es sich entweder ausschließlich um fokale Anfälle oder um Grand mal-Anfälle mit fokalen Zeichen [7]. Dabei

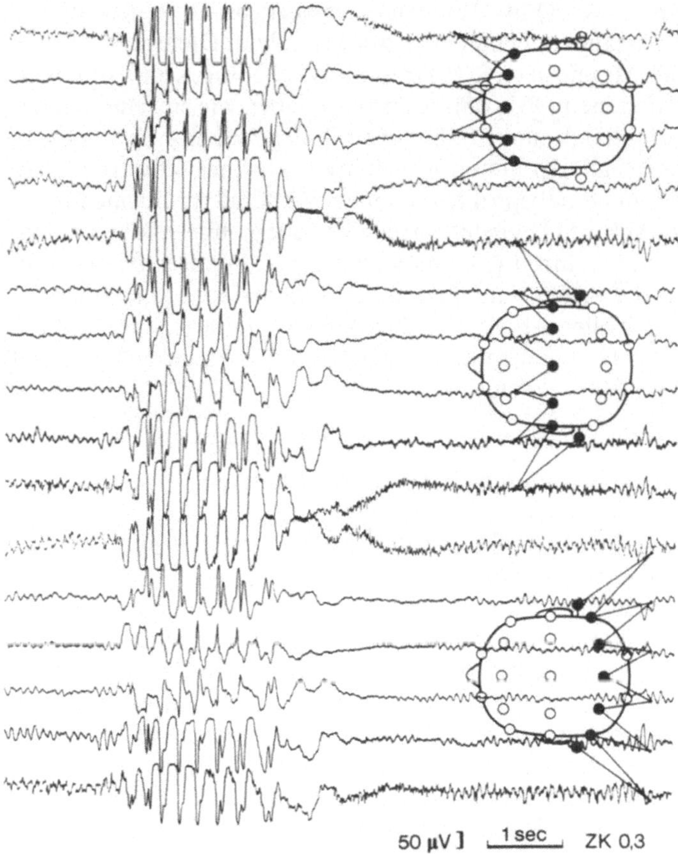

Abb. 65. Bilateral-synchroner Paroxysmus von 3 ½ /s Spike-Wave-Komplexen während einer Absence mit rudimentärer klinischer Symptomatik bei einem 14jährigen Mädchen. Mit 9 ½ Jahren schwere Hirnkontusion mit residualer linksseitiger Hemiparese und psychoorganischem Syndrom. Auftreten vereinzelter, einfacher Absencen 1 Jahr 11 Monate danach. (EEG Nr. F 34.82)

werden mehr als zweimal häufiger fokale Anfälle mit einfacher Symptomatologie (vor allem Jackson-Krisen und Adversivkrämpfe) als psychomotorische Attakken beobachtet. Hingegen treten nach gedeckten SHT in der Mehrzahl der Fälle reine Grand mal-Anfälle, bei ca. $^1/_3$ der Patienten psychomotorische und nur bei $^1/_{10}$ einfache fokale Anfälle auf [31, 65].

Die Diagnose einer posttraumatischen Epilepsie sollte in Berücksichtigung des Schweregrades des erlittenen SHT und der Latenzzeit bis zum Auftreten der Anfälle gestellt werden. Diese Diagnose ist nicht berechtigt, wenn sich epileptische Anfälle mehrere Jahre nach einer Schädelprellung oder einer einfachen Commotio cerebri manifestieren. PAAL [64] sowie KRAYENBÜHL et al. [42] haben eine Reihe von Fällen zusammengestellt, bei denen sich hinter der Diagnose einer „posttraumatischen Epilepsie" ein Hirntumor verbarg. Andererseits besteht die Möglichkeit, daß ein schweres SHT nach dem 15. Lebensjahr und medikamentös behandelte epileptische Anfälle, Risikofaktoren für ein Glioblastomwachstum darstellen [27].

„Atypische Absencen" (s. S. 51) im Rahmen einer posttraumatischen Epilepsie gehören bei Kindern und Jugendlichen nicht zur Seltenheit. Die Frage, ob eine Epilepsie mit „typischen" Absencen (s. S. 47) traumatisch bedingt sein kann, wird von den meisten Autoren verneint [32, 65]. Allerdings haben wir einzelne Kinder mit einer unauffälligen familiären und persönlichen Epilepsieanamnese beobachtet [37, 38], bei denen innerhalb der ersten zwei Jahre nach einer schweren Hirnkontusion Absencen begonnen haben, die von einem bilateral-synchronen 3–4/s Spike-Wave-Rhythmus (Abb. 65) begleitet waren. Sie traten ohne eine pyknoleptische Häufung, selten und vereinzelt („spanioleptisch"), auf. Unseres Erachtens hat hier beim Entstehen der Absencenepilepsie das Trauma eine gegenüber der Prädisposition vorrangige Rolle gespielt. Da aber derartige Fälle eine Rarität bilden, soll die Diagnose einer „posttraumatischen Absencenepilepsie" nur mit größter Zurückhaltung gestellt werden.

3.3 Antiepileptische Therapie nach Schädel-Hirn-Traumen

Über die Notwendigkeit, den Zeitpunkt und die Art einer *antiepileptischen Therapie* sind die Meinungen geteilt [15, 19, 34, 73].

Bei einer Summation mehrerer Risikofaktoren, wie Dura mater penetrierende Läsion und/oder Subduralhämatom sowie Anfälle in der Frühphase, würden wir eine einjährige prophylaktische, niedrig dosierte, Therapie als angezeigt erachten. Dies entweder mit Phenytoin (3 mg/kg KG/Tag) oder mit Carbamazepin (10 mg/ kg KG/Tag). Bei Anfallsfreiheit und einer nicht nachweisbaren epileptogenen EEG-Aktivität darf dann eine allmähliche Medikamentenreduktion, unter EEG-Kontrolle, erfolgen. Neuauftreten eindeutiger Spitzenpotentiale betrachten wir als Zeichen einer erhöhten Anfallsbereitschaft und als einen Hinweis für die Notwendigkeit einer Fortsetzung der antiepileptischen Therapie. Eine klinisch manifeste posttraumatische Epilepsie wird nach den allgemein gültigen epileptologischen Grundsätzen (s. Kapitel VIII, S. 151) behandelt.

Die Notwendigkeit einer parenteralen Therapieeinleitung drängt sich in der posttraumatischen Frühphase vor allem bei jenen Patienten auf, die Anfallsserien oder gar einen Status epilepticus aufweisen. Betreffend diesbezüglicher Therapierichtlinien verweisen wir auf S. 173 und folgende. Isolierte Frühanfälle ohne zusätzliche Risikofaktoren bilden keine Indikation für eine Behandlung mit Antiepileptika.

Literatur zu Kapitel VII

1. Annegers JF, Grabow JD, Groover RV, Laws ER, Elveback LR, Kurland LT (1980) Seizures after head trauma: A population study. Neurology 30:683–689
2. Behrman S, Wyke BD (1951) Vestibulogenic seizures. A consideration of vertiginous seizures, with particular reference to convulsions produced by stimulation of labyrinthine receptors. Brain 81:529–541
3. Binnie CD, Darby CE, De Korte RA, Wilkins AJ (1980) Self-induction of epileptic seizures by eye closure: Incidence and recognition. J Neurol Neurosurg Psychiat 43:386–389
4. Bodin S, Eeg-Olofsson O, Holmqvist L, Wigertz A (1981) Febrile seizures and weather, a preliminary study. Opusc Med 26:74–76
5. Broughton R (1982) Pathophysiology of enuresis nocturna, sleep terrors and sleepwalking. Current status and the Marseilles contribution. EEG Suppl 35:401–410. Elsevier, Amsterdam
6. Broughton RJ (1984) Epilepsy and sleep: a synopsis and prospectus. In: Degen R, Niedermeyer E (eds) Epilepsy, Sleep and Sleep Deprivation, p. 317–356. Elsevier, Amsterdam-New York-Oxford
7. Caveness WF, Meirowsky AM, Berkeley LR, Morh JP, Kistler JP, Dillon D, Weiss GH (1979) The nature of posttraumatic epilepsy. J Neursurg 50:545–553
8. Claassen W (1979) Zur Frage anfallsprovozierender Witterungseinflüsse. In: Doose H, Gross-Selbeck G (Hrsg) Epilepsie 1978, p. 261–262. Thieme, Stuttgart
9. Degen R, Degen HE (1984) Sleep and sleep deprivation in epileptology. In: Degen R, Niedermeyer E (eds) Epilepsy, Sleep and Sleep Deprivation, p. 273–286. Elsevier, Amsterdam-New York-Oxford
10. Deisenhammer E, Klingler D, Trägner H (1984) Epileptic seizures in alcoholism and diagnostic value of EEG after sleep deprivation. Epilepsia 25:526–530
11. Gamboa ET, Cowen D, Eggers A, Cogan P, Ganti R, Brust JCM (1983) Delayed onset of post-rabies vaccination encephalitis. Ann Neurol 13:676–678
12. Gastaut H, Tassinari CA (1966) Triggering mechanisms in epilepsy. The electroclinical point of view. Epilepsia 7:85–138
13. Gerchow J, Mebs D, Raudonat HW, Schmidt K, Baas H, Fischer PA (1983) Zwischenfälle bei Drogenkuriern: das „Body-Packer"-Syndrom. Dtsch med Wschr 108:1001–1002
14. Glista GG, Frank HG, Tracy FW (1983) Video games and seizures. Arch Neurol 40:588
15. Glötzner FL, Haubitz I, Miltner F, Kapp G, Pflughaupt KW (1983) Anfallsprophylaxe mit Carbamazepin nach schweren Schädelhirnverletzungen. Neurochirurgia 26:66–79
16. Guggenheim P, Scollo-Lavizzari G, Hess R (1968) Die diagnostische Bedeutung der gesteigerten hirnelektrischen Reaktion auf Flackerlicht. Fortschr Neurol Psychiat 36:342–372
17. Guggenheim P, Karbowski K (1979) EEG-Befunde bei 40–60 jährigen gesunden Probanden. Z Gerontologie 12:365–375
18. Haan J (1983) Kraniale Computertomographie (CCT) und EEG im Vergleich bei chronischen Alkoholikern mit und ohne zerebrale Anfälle. In: Remschmidt H, Rentz R, Jungmann J (Hrsg) Epilepsie 1981, p. 173–179. Thieme, Stuttgart-New York
19. Hagel KG, Vanscheidt W, Martin L (1983) Die medikamentöse Prophylaxe der traumatischen Epilepsie. Ein kasuistischer Beitrag. Unfallheilk Traumatol 86:331–336
20. Hecaen H, Renard M (1946) Epilepsie réflexe chez les amputés. L'Encéphale 47:3–24
21. Heinze WJ, Schlemmer RF, Tyler CB, Davis JM (1981) A primate model for the study of hallucinogens. IIIrd World Congress of Biological Psychiatry, Stockholm, F 182
22. Herskowitz J, Rosman NP, Geschwind N (1984) Seizures induced by singing and recitation. Arch Neurol 41:1102–1103

23. Hess CW (1984) Narkolepsie-Epilepsie. Differentialdiagnose. Schweiz Rundschau Med (Praxis) 24:773–778
24. Hess R, Wieser HG (1985) Reflexepilepsien. Schweiz Rundschau Med (Praxis) 74:646–654
25. Hillbom ME, Hjelm-Jäger M (1984) Should alcohol withdrawal seizures be treated with antiepileptic drugs? Acta Neurol Scand 69:39–42
26. Hirtz DG, Nelson KB, Ellenberg JH (1983) Seizures following childhood immunizations. J Pediatr 102:14–18
27. Hochberg F, Toniolo P, Cole P (1984) Head trauma and seizures as risk factors of glioblastoma. Neurology 34:1511–1514
28. Höppener RJEA (1981) Epilepsy and alcohol. The influence of social alcohol intake on seizures and treatment in epilepsy. Med Dissert. Rijksuniversität Limburg (NL)
29. Hughes IE, Radman S (1978) Relative toxicity of amitryptyline, imipramine, maprotiline and mianserin after intravenous infusion in conscious rabbits. Br J Clin Pharmac 5 (Suppl 1):19–20
30. Itil TM, Soldatos C (1980) Epileptogenic side effects of psychotropic drugs. Practical recommendations. JAMA 244:1460–1463
31. Janz D (1969) Die Epilepsien. Thieme, Stuttgart
32. Janz D (1975) Fragen aus der Praxis. Posttraumatisches Petit mal? Dtsch Med Wschr 100:2366
33. Janz D (1979) Epidemiologie und Klassifikation von Epilepsien und epileptischen Anfällen. Akt Neurol 6:189–196
34. Janz D (1982) Zur Prognose und Prophylaxe der traumatischen Epilepsie. Nervenarzt 53:238–245
35. Jennett B (1974) Early traumatic epilepsy. Incidence and significance after nonmissile injuries. Arch Neurol 30:394–398
36. Jonsson S, O'Meara M, Young JB (1983) Acute cocaine poisoning. Importance of treating seizures and acidosis. Am J Med 75:1061–1064
37. Karbowski K, Pavlincova E, Vassella F (1981) Zur Frage einer posttraumatischen Absenzenepilepsie. Nervenarzt 52:718–722
38. Karbowski K, Pavlincova E, Vassella F (1982) Y-a-t-il des absences Petit Mal d'origine traumatique? Boll Lega It Epil 39:72
39. Koch D, Lindner R, Degen R, Opitz A (1982) Regionalanästhesie bei Patienten mit zerebralem Krampfleiden? In: Opitz A, Degen R, Kugler J (Hrsg) Anästhesie bei Epileptikern und Behandlung des Status epilepticus, p. 185–198. Editiones „Roch", Basel
40. Koella WP (1982) Semiologie und neurophysiologische Grundlagen drogenbedingter Halluzinationen. In: Karbowski K (Hrsg) Halluzinationen bei Epilepsien und ihre Differentialdiagnose, p. 115–140. Huber, Bern-Stuttgart-Wien
41. Krause KH (1977) Primäre Leseepilepsie. Ein kasuistischer Beitrag. Nervenarzt 48:285–288
42. Krayenbühl H, Hess R, Weber G, Siegfried J (1970) Pseudotraumatic epilepsy. Epilepsia 11:59–71
43. Kreis A (1968) Reflexepilepsie. Schweiz Arch Neurol Neurochir Psychiat 101:41–59
44. Kripke DF, Ancoli Israel S, Okudaira N (1982) Sleep apnea and nocturnal myoclonus in the elderly. Neurobiol Aging 3:329–336
45. Kubicki S, Scheuler W, Wittenbecher H (1984) Short term sleep EEG recordings after partial sleep deprivation as a routine procedure in order to uncover epileptic phenomena: an evaluation of 719 EEG recordings. In: Degen R, Niedermeyer E (eds) Epilepsy, Sleep and Sleep Deprivation, p. 249–271. Elsevier, Amsterdam-New York-Oxford
46. Laurette G, Arfel G (1976) „Etat de mal" électrographique dans le sommeil d'après-midi. Rev EEG Neurophysiol 6:137–139
47. Linder M (1983) Epileptische Anfälle bei chronischem Alcoholismus. Schweiz Rundschau Med (Praxis) 72:840–843
48. Login IS, Kolakovich TM (1978) Successful treatment of primary reading epilepsy with clonazepam. Ann Neurol 4:155–156
49. Luchins DJ, Oliver AP, Wyatt RJ (1984) Seizures with antidepressants: An in vitro technique to assess relative risk. Epilepsia 25:25–32

50. Lugaresi E, Coccagna G (1980) Schlafsucht mit Perioden von Atemstillstand. Z EEG-EMG 11:167–172

51. Lugaresi E, Cirignotta F (1984) Two variants of nocturnal paroxysmal dystonia with attacks of short and long duration. In: Degen R, Niedermeyer E (eds) Epilepsy, Sleep and Sleep Deprivation, p. 169–173. Elsevier, Amsterdam-New York-Oxford

52. Lys R (1980) Zur Frage der aktivierenden Wirkung der Hyperventilation auf psychomotorische Anfälle. Akt Neurol 7:155–160

53. Majkowski J (1980) Posttraumatic epilepsy: risk factors, familial susceptibility, and pharmacologic prophylaxis. In: Canger R, Angeleri F, Penry JK (eds) Advances in epileptology, p. 323–339, XIth Epilepsy Intern Symp. Raven Press, New York

54. Matsuoka H, Takahaski T, Okuma I (1983) The role of psychic tension in the precipation of epileptic seizures. With special reference to the findings obtained from neuropsychological EEG activation (japanisch). J Jpn Epilepsy Soc 1:128–138. Zit. nach Epilepsy Abstracts, Vol 17, Abstr Nr 808

55. Matthes K, Henschel WF (1982) Zur Auswahl des Anästhesieverfahrens bei Epileptikern. In: Opitz A, Degen R, Kugler J (Hrsg) Anästhesie bei Epileptikern und Behandlung des Status epilepticus, p. 61–64. Editiones „Roche", Basel

56. Meier-Evert K, Hoffmann J (1973) Epilepsie und Sinnesreize. Klinische und klinisch-neurophysiologische Aspekte. Nervenarzt 44:225–233

57. Mundt C (1980) Über Entstehungsbedingungen der psychosomatischen Phänomene bei einer musikogenen Epilepsie. Psychother Psychosom Med Psychol 30:83–91

58. Myers JA, Earnest MP (1984) Generalized seizures and cocaine abuse. Neurology 34:675–676

59. Nagaraja D, Pratap Chand R (1984) Eating epilepsy. Clin Neurol Neurosurg 86:95–99

60. Newmark ME, Penry JK (1979) Photosensitivity and epilepsy. A review. Raven Press, New York

61. Oberthür B (1970) Hirnorganische Anfälle nach offenen und gedeckten Schädelhirntraumen. Med Diss, Köln

62. Opitz A (1982) Zerebrale Krampfanfälle und Hypnoanalgetika. In: Opitz A, Degen R, Kugler J (Hrsg) Anästhesie bei Epileptikern und Behandlung des Status epilepticus, p. 39–46. Editiones „Roches", Basel

63. Ottonello GA, Regesta G, Tanganelli P (1983) Withdrawal seizures in alcoholics. A transverse and longitudinal investigation. Ital J Neurol Sci 4:191–193

64. Paal G (1968) Unfall und Hirntumor aus klinisch diagnostischer Sicht. Med Welt 19:295–299

65. Pampus J, Seidenfaden J (1974) Die posttraumatische Epilepsie. Fortschr Neurol Psychiatr 42:329–384

66. Patry G, Lyagoubi S, Tassinari CA (1971) Subclinical "electrical status epilepticus" induced by sleep in children. Arch Neurol 24:242–252

67. Rabending G, Klepel H (1978) Die Fotostimulation als Aktivierungsmethode in der Elektroenzephalographie. Fischer, Jena

68. Reder AT, Wright FS (1982) Epilepsy evoked by eating: The role of peripheral input. Neurology 32:1065–1069

69. Reinhardt HF (1980) Nebenwirkungen nach lumbaler Dimer-X-Myelographie – Cave Dosiserhöhung. Schweiz Rundschau Med (Praxis) 69:83–86

70. Richens A, Nawishy S, Trimble M (1983) Antidepressant drugs, convulsions and epilepsy. Br J clin Pharmac 15:295S–298S

71. Robert F, Karbowski K (1971) Elektroenzephalographische Befunde bei Schulkindern. Helv Paediat Acta 26:286–299

72. Scott D (1977) Musicogenic epilepsy. In: Critchely McD, Henson RA (eds) Music and the Brain, p. 354–364. Heinemann, London

73. Servit Z, Musil F (1981) Prophylactic treatment of posttraumatic epilepsy: Results of a long-term follow-up in Czechoslovakia. Epilepsia 22:315–320

74. Seyfeddinipur N, Jehl H (1984) Zur Prognose der sog. Alkoholepilepsie. In: Hallen O, Meyer-Wahl JG, Braun J (Hrsg) Epilepsie 1982, p. 281–289. Einhorn-Presse, Reinbek

75. Siillanpää M, Björkqvist SE, Alihanka J (1980) Treatment of convulsions and other alcohol withdrawal symptoms. In: Robb P (ed) Epilepsy updated: causes and treatment, p. 243–255. Year Book, Medic Publish. Chicago-London
76. Sollberg G (1979) Die traumatische Epilepsie. Folia traumatologica Geigy. Ciba-Geigy, Basel
77. Stickl H (1984) Können Kinder mit einer Epilepsie geimpft werden? Rundbrief der Deutschen Liga gegen Epilepsie 80:148–153
78. Striano S, Orsini A, Vitolo S (1983) "Epilepsia arithmetica". Clinical and EEG Study of a case and characteristics of precipitation factors. Acta Neurol 38:14–19
79. Takahaski T, Tsukahara Y, Kaneda S (1981) Influence of pattern and red colour on the photoconvulsive response and the photic driving. Tohoku J Exp Med 133:129–137
80. Tassinari CA, Dravet C, Roger J (1977) Encephalopathy related to electrical status epilepticus during slow sleep. Electroenceph clin Neurophysiol 43:529–530
81. Temkin NR, Davis GR (1984) Stress as a risk factor for seizures among adults with epilepsy. Epilepsia 25:450–456
82. Trimble MR, Maldrum BS, Anlezark G (1977) Effect of nomifensine on brain amines and epilepsy in photosensitive baboons. Br J clin Pharmac 4:101S–107S
83. Tsuki H, Kasuga I (1978) Paroxysmal discharges triggered by hearing spoken language. Epilepsia 19:147–154
84. Volavka J, Zaks A, Roubicek J, Fink M (1970) Electrographic effects of diacetylmorphine (Heroin) and naloxone in man. Neuropharmacology 9:587–593
85. Walker AE (1962) Post-traumatic epilepsy. World Neurol 3:184–194
86. Wasserman AJ, Patterson JL, Jr (1961) Cerebral vascular response to reduction in arterial carbon dioxide tension. J Clin Invest 40:1297–1303
87. Zaks AM, Bruner A, Fink M, Freedman AM (1969) Intravenous diacetylmorphine (Heroin) in studies of opiate dependence. Dis Nerv Syst 30 Suppl 89–92

VIII. Antiepileptische Therapie

1 Allgemeine Richtlinien

Der Entscheid darüber, ob und gegebenenfalls wie ein Patient mit epilepsieverdächtigen Anfällen behandelt werden soll, wird erst dann gefaßt, wenn der Arzt die im Kapitel II erwähnten diagnostischen Probleme gelöst hat. Dabei ist folgendes zu berücksichtigen.

A. Eine antiepileptische Behandlung wird nur bei jenen Kranken eingeleitet, deren Anfälle eindeutig, oder zumindest höchst wahrscheinlich, epileptischer Genese sind. Antiepileptika, die z. B. einem Kind mit „Affektkrämpfen" oder einem Patienten mit hysterischen Anfällen verabreicht werden, sind nutzlos, werten ihn als „Epileptiker" sozial ab und können auch sonst schädlich sein. Dies weil man in solchen Fällen wegen Unwirksamkeit des Medikamentes geneigt ist, seine Dosis zu steigern und/oder eine Polytherapie anzuwenden, was schließlich eine Intoxikation zur Folge haben kann. Werden nach monate- oder jahrelanger Behandlung die Medikamente abgesetzt, dann besteht die Gefahr von Entzugserscheinungen. Treten in diesem Rahmen auch echte epileptische Anfälle auf, dann ist die diagnostische Verwirrung vollkommen.

B. Die Notwendigkeit einer pharmakologischen Langzeittherapie besteht in der Regel bei Epilepsie im eigentlichen Sinne mit („spontan") rezidivierenden Anfällen. Bei „Oligoepilepsie" mit Anfällen, die selten, in jährlichen oder mehrjährigen Abständen auftreten, müssen die Vor- und Nachteile einer Therapie gegeneinander abgewogen werden. Dies in Berücksichtigung der Art und des Schweregrades der Anfälle, des Berufs des Patienten und seiner Einstellung zu einem eventuellen Anfallsrezidiv. Bei epileptischen „Gelegenheitsanfällen" (s. S. 4) lassen sich ebenfalls keine allgemeingültigen Richtlinien festlegen. So wird z. B. ein Kranker mit Anfällen bei Hypoglykämie in der Regel nicht mit Antiepileptika behandelt. Eine solche Behandlung soll hingegen bei einem Kind mit „komplizierten" Fieberkrämpfen erfolgen. Ein „Frühanfall" im Rahmen eines gedeckten Schädel-Hirn-Traumas bildet keine Indikation für eine Langzeittherapie. Sie ist hingegen angezeigt, wenn eine offene Hirnverletzung vorliegt.

C. Vor Beginn der Therapie soll die Anfallsform genau präzisiert werden. Besonders bei Kranken mit „absencenartigen" Anfällen besteht die Gefahr einer Verwechslung von Absencen und psychomotorischen Anfällen, was eine falsche Medikamentenwahl zur Folge haben kann.

D. Bei oraler Medikamentengabe ist zu berücksichtigen, daß der therapeutische Effekt nicht sofort, sondern erst nach Erreichen einer konstanten Plasmakonzentration („steady state") auftritt. Bei Phenytoin ist dies nach 1–2 Wochen, bei Phenobarbital erst nach 2–3 Wochen der Fall. Ist wegen häufigen Anfällen eine rasche Wirkung dieser Medikamente erforderlich, dann soll die Therapie parenteral eingeleitet werden.

E. Grundsätzlich sollte man anstreben, die Anfälle durch Verabreichung eines Medikamentes unter Kontrolle zu halten (Monotherapie). Eine Polytherapie führt zu medikamentösen Wechselwirkungen und erhöht die Gefahr einer Intoxikation.

F. Treten bei einem antiepileptisch (insbesondere mit Phenytoin oder Carbamazepin) behandelten Epilepsiekranken zerebelläre Symptome, wie Spontannystagmus, Ataxie, verwaschene Sprache auf, dann handelt es sich in den allermeisten Fällen um den Ausdruck einer medikamentösen Intoxikation. Sie kann u. U. auch eine Häufigkeitszunahme epileptischer Anfälle zur Folge haben. In diesem Fall besteht die Gefahr, daß die Medikamentendosis weiter erhöht und somit ein gravierender therapeutischer Fehler begangen wird. Ein rechtzeitiger Nachweis pathologisch erhöhter Plasmakonzentration der Antiepileptika ist hier sowohl für das therapeutische Vorgehen, als auch für die Differentialdiagnose gegenüber der zerebellären Symptomatik, infolge einer Erhöhung des intrakraniellen Druckes, ausschlaggebend. Eine Medikamentenreduktion – oder wenn erforderlich – Medikamentenumstellung soll in einer Spitalabteilung erfolgen. Die notwendige Beobachtungszeit beträgt in der Regel mindestens 2–3 Wochen.

G. Ein gutes Ansprechen auf eine pharmakologische Therapie eines Patienten, der an epileptischen Anfällen unklarer Ätiologie leidet, schließt die Möglichkeit eines dem Leiden zugrundeliegenden Hirntumors keineswegs aus. Die Erfahrung lehrt, daß auch Anfälle tumoröser Genese jahrelang medikamentös unterdrückt werden können. Bei Beginn des Leidens im Erwachsenenalter ergibt sich somit auch in solchen Fällen die Notwendigkeit regelmäßiger neurologischer, elektroenzephalographischer und – bei Progredienz der Befunde – auch computertomographischer Kontrollen.

H. Über den Zeitpunkt der Beendigung einer Therapie wird individuell entschieden. Als Voraussetzung gilt eine 3jährige Anfallsfreiheit, bei einem EEG, das seit mindestens 1 Jahr keine epilepsiespezifischen Veränderungen aufweist. Besondere Vorsicht ist bei Patienten notwendig, die an einem grob organischen Hirnschaden leiden und/oder früher eine hohe Anfallsfrequenz bzw. einen Status epilepticus zeigten. In der Präpubertät und Pubertät sollte man in der Regel von einem Ausschleichen der Therapie absehen.

I. Wurde der Entscheid über Beendigung einer antiepileptischen Langzeittherapie gefaßt, dann soll das Medikament stufenweise, unter EEG-Kontrolle, innert mehrerer Monate abgesetzt werden. Ein plötzlicher Entzug birgt in sich die Gefahr eines baldigen Anfallsrezidivs oder gar eines Status epilepticus.

J. Im Falle eines Medikamentenwechsels soll sein Zeitplan in Berücksichtigung pharmakokinetischer Eigenschaften der betreffenden Substanzen erstellt werden. Wird z. B. beabsichtigt, das Valproat (welches eine kurze Halbwertszeit hat) durch Phenobarbital (dessen Halbwertszeit bedeutend länger ist, und das erst innert 2–3 Wochen eine konstante Plasmakonzentration erreicht) zu ersetzen, dann soll der Abbau von Valproat erst ca. 3 Wochen nach Einführung des Phenobarbitals beginnen. Wenn hingegen Phenobarbital durch Valproat ersetzt werden soll, dann darf der Medikamentenwechsel innert einer Woche erfolgen, da die Plasmakonzentration von Phenobarbital langsam abfällt und jene von Valproat relativ rasch konstante Werte erreicht.

2 Einleitung der Therapie, Medikamentenwahl

Wurde die Notwendigkeit einer antiepileptischen Langzeittherapie bejaht, dann richtet sich die Medikamentenwahl vor allem nach der Anfallsform. Allmähliches Einschleichen innert 1–2 Wochen ist wünschenswert. Medikamente mit langer Halbwertszeit werden meist auf 2, jene mit kurzer Halbwertszeit auf 3 Tagesgaben verteilt. Bei Patienten mit häufigen Anfällen wird man eventuelle transitorische Nebenerscheinungen in Kauf nehmen müssen und von Beginn an mittelhohe Medikamentendosen verabreichen. Bei einigen Substanzen (Phenytoin, Phenobarbital, Benzodiazepine) besteht auch die Möglichkeit, die Therapie parenteral, in der Regel i.v., einzuleiten.

Vor Beginn der Therapie – und dies besonders bei beabsichtigter Anwendung von Valproat – sollte eine Bestimmung von Hämoglobin, Leuko- und Thrombozytenzahl, Transaminasen und alkalischer Phosphatase stattfinden.

Die heutzutage *gebräuchlichsten antiepileptischen* Substanzen sind (in alphabetischer Reihenfolge): Carbamazepin, Phenobarbital, Phenytoin und Valproat. Eine Mittelstellung nehmen Ethosuximid und Primidon ein. Seltener, hauptsächlich in spezialisierten Kliniken, werden auch Acetazolamid (Diamox), Mephenytoin (Mesantoin), Mesuximid sive Methsuximid (Celontin, Petinutin), Pheneturid (Benurid), Sultiam (Ospolot) und Bromide [15] angewendet.

ACTH und Kortikosteroide werden bei Epilepsien der Säuglinge und Kleinkinder (s. Kapitel IV, S. 20 u. 27) und bei Erwachsenen nur beim Vorliegen eines Hirnödems, verabreicht. Diazepam (Valium) und Clonazepam (Rivotril) eignen sich vor allem zur i.v.-Behandlung epileptischer Staten. Allerdings wird das letzterwähnte Medikament bei BNS-Krämpfen, bei myoklonisch-astatischen Anfällen und gelegentlich bei Impulsiv-(myoklonischen) Petit mal-Anfällen auch per os verabreicht.

Die therapeutischen Probleme bei Neugeborenen, Säuglingen und Kleinkindern haben wir bereits in den Kapiteln III und IV (S. 12, 20 u. 27) eingehend besprochen. In den Tabellen 1–3 wurden einige Daten betreffend gebräuchlichster

Tabelle 1. Medikamentenwahl

Anfallsart	Medikamente engerer Wahl
Grand mal-Anfälle	Phenytoin, Phenobarbital, Carbamazepin, ev. Valproat
Fokale motorische und/oder sensible Anfälle	Phenytoin, Carbamazepin, Phenobarbital
Psychomotorische Anfälle	Carbamazepin, Phenytoin, Primidon
Absencen	Valproat, Ethosuximid
Impulsiv-(myoklonische) Petit mal-Anfälle	Valproat, ev. Phenobarbital, Primidon oder Clonazepam

Tabelle 2. Firmennamen und Handelsformen gebräuchlichster Antiepileptika

Generische Bezeichnung	Firmennamen	Handelsformen
Carbamazepin	Tegretal	Tabl. 200 mg, Saft 5 ml = 100 mg
	Tegretol (CH)	Tabl. 200 u. 400 mg
	Sirtal	Tabl. 200 mg
	Timonil	Tabl. 200 mg, Saft 5 ml = 100 mg
		Tabl. retard 300 mg
Phenobarbital	Luminal	Tabl. 15 mg (Luminaletten) u. 100 mg, Amp. 200 mg
	Phenaemal	Tabl. 15 mg (Phenaemaletten), 100 u. 300 mg
Barbexaclon (Phenobarbital 60%, Propylhexedrin 40%)	Maliasin	Tabl. 25 u. 100 mg (= 15 u. 60 mg Phenobarbital)
Phenytoin-Na	Epanutin	Kaps. 50 u. 100 mg, Susp. 5 ml = 30 mg Amp. 250 mg
	Antisacer	Drag. 100 mg
1/2 Phenytoin-Na 1/2 Phenytoin	Citrullamon	Drag. u. Tabl. 75 mg
Phenytoin	Phenhydan	Tabl. 100 mg, Amp. 5 ml = 250 mg Amp. 50 ml (Infus.-Konzent.) = 750 mg
	Phenytoin-Gerot (A, CH)	Tabl. 100 mg
	Tacosal (CH)	Tabl. 50 mg
	Zentropil	Tabl. 100 mg, Supp. 200 mg
Valproat-Na	Depakine (CH)	Drag. 150, 300, 500 mg, Tabl. 300 mg Lösung 1 ml = 300 mg, Sirup 5 ml = 300 mg
	Ergenyl	Tabl. 300 mg, Drag. 150, 300 u. 500 mg, Lösung 1 ml = 300 mg
	Convulex	Tabl. 300 mg, Lösung 1 ml = 300 mg
	Leptilan	Tabl. 150, 300, 600 mg
	Orfiril	Drag. 150, 300, 600 mg Drag. retard 300 mg Saft 5 ml = 300 mg
Valproinsäure	Convulex	Kaps. 150, 300, 500 mg
	Mylproin	Kaps. 150, 300, 450 mg
Ethosuximid	Suxinutin	Kaps. 250 mg, Sirup 5 ml = 250 mg
	Petinimid (CH)	Kaps. 250 mg
	Petnidan	Kaps. 250 mg, Saft 5 ml = 250 mg
	Pyknolepsinum	Kaps. 250 mg, Saft 5 ml = 250 mg
	Simatin (CH)	Kaps. 250 mg, Sirup 5 ml = 250 mg
Primidon [Hauptmetabolite: Phenylmethylmalonamid (PEMA) und Phenobarbital]	Mysoline	Tabl. 250 mg
	Liskantin	Tabl. 250 mg, Saft 5 ml = 125 mg
	Mylepsinum	Tabl. 250 mg
	Resimatil	Tabl. 250 mg

Tabelle 3. Pharmakologische Eigenschaften gebräuchlichster Antiepileptika

Medikament	Mittlere Tages-dosis (mg) pro kg/Körper-gewicht ( )=betr. Kinder im Schulalter	Durchschnitt-liche Halb-wertszeit	Durchschn. Dauer (Tage) bis zum Erreichen konst. Plasmakonzen-tration	Sogen. therapeutischer Bereich		
				in µg/ml	in µmol/l (abgerun-det)	Umrech-nungs-faktor
Carbamazepin	10–15 (15–20)	20 Std.[a]	3– 5	4– 10	15– 40	4,23
Phenobarbital	3 (4)	3–5 Tage	14–21	10– 30	45–130	4,31
Phenytoin	4 (5–6)	24 Std.	7–14	5– 20	20– 80	3,96
Valproat	20 (25)	15 Std.	3– 4	50–100	350–700	6,93
Ethosuximid	20 (25)	30 Std.	4– 8	40–100	285–710	7,09
Primidon	12 (15)	10 Std.	2– 3	5– 12	25– 55	4,58

[a] Bei Monotherapie und Langzeitbehandlung

Antiepileptika für die Behandlung von Schulkindern, Jugendlichen und Erwachsenen zusammengestellt. Eine Reihe anderer Angaben findet der Leser in den folgenden Besprechungen einzelner Medikamente.

2.1 Carbamazepin

Über antiepileptische Eigenschaften des 5-Carbamoyl-5 H-dibenz (b, f) azepins haben erstmals 1962 BONDUELLE et al. [16] sowie LORGÉ [123, 124] an einem internationalen Kongreß für Neuropsychopharmakologie berichtet. Im gleichen Jahr wurde das Medikament auch zur Behandlung der Trigeminusneuralgie [14] empfohlen und 1963 unter dem Firmennamen Tegretol (bzw. Tegretal) kommerzialisiert. Beim Carbamazepin handelt es sich um das erste und bisher einzige Antiepileptikum mit trizyklischer Struktur, welches mit den Antidepressiva Imipramin (Tofranil) und Opipramol (Insidon) chemisch nahe verwandt ist und anscheinend auch selbst eine psychotrope Wirkung ausübt [123]. Das Carbamazepin ist dem Phenytoin bei der Behandlung von psychomotorischen Anfällen ebenbürtig. Es wird auch mit Erfolg bei fokalen motorischen oder sensiblen Anfällen sowie bei dem Grand mal eingesetzt. Zur Behandlung von Absencen ist es hingegen nicht geeignet.

Der *Wirkungsmechanismus* von Carbamazepin ist noch nicht eindeutig geklärt. Er beruht anscheinend auf der Stabilisierung neuronaler Membranen und Hemmung der Impulsübertragung, vor allem auch in dem thalamischen Nucleus ventralis anterior, der bei Generalisierung epileptischer Erregungen eine Rolle spielen soll [86].

Carbamazepin wird relativ langsam resorbiert und fast vollständig in der Leber metabolisiert. Nur 2–3% der eingenommenen Dosis finden sich unverändert im Urin. Im Plasma ist die Substanz zu 70–80% an Protein gebunden. Das Carbamazepin ist ein potenter Enzyminduktor. Es beschleunigt sowohl den Abbau einiger anderer Medikamente als auch – im Sinne von Autoinduktion – seinen eigenen Metabolismus. Dies hat zur Folge, daß sich die Halbwertszeit von Carbamazepin im Laufe der Behandlung verkürzt. Sie beträgt nach einmaliger Gabe 35 und bei Langzeittherapie um 20 oder weniger Stunden [82, 184]. In Berücksichtigung dieser Tatsache soll die Tagesdosis des Medikamentes auf 3 Gaben, mit einem Dosismaximum am Abend, verteilt werden.

Phenobarbital, Phenytoin und Primidon beschleunigen zusätzlich den Abbau und vermindern dadurch die Plasmakonzentration von Carbamazepin, welches seinerseits die Plasmakonzentration von Valproat und von Phenytoin senkt. Eine ähnliche Wirkung übt das Carbamazepin auf orale Antikoagulantien, Steroide (u. a. auch Kontrazeptiva) sowie auf das Antibiotikum Doxycyclin aus [107].

Zu Beginn der Therapie mit Carbamazepin treten bei vielen Patienten störende – gewöhnlich transitorische – Nebenwirkungen wie Schwindel, Müdigkeit, Übelkeit und Inappetenz auf. Sie können durch eine einschleichende Einleitung der Therapie (Beginn mit 100 mg 2 × täglich, Dosiserhöhung um je 100 mg/Tag in 3 bis 4 tägigen Abständen) vermieden oder zumindest vermindert werden. Andere Nebenwirkungen von Carbamazepin treten meist bei Anwendung höherer Dosen und einer Plasmakonzentration von über 40 µmol/l (10 µg/ml) auf [166]. Am häufigsten handelt es sich dabei um Doppel- und/oder Verschwommensehen, Müdigkeit und Schläfrigkeit, Schwindel, Ataxie, Exanthem und Urtikaria [28]. Gelegentlich wird eine Leukopenie oder eine Hyponaträmie festgestellt. Bei Kranken mit einer intermittierenden Porphyrie kann Carbamazepin Porphyrieschübe auslösen [112]. Lebertoxizität oder aplastische Anämie gehören zur Seltenheit. Ebenfalls sehr selten treten andere Zeichen einer lebensbedrohlichen Toxizität [87] wie Koma, tonisch-klonische Krämpfe, Atemdepression sowie kardiale Symptome (Herzrhythmusstörungen, atrioventrikulärer Block) auf [110, 171, 183]. Als Vorbeugemaßnahme sollte bei älteren herzkranken Patienten die Tagesdosis von Carbamazepin 600 mg nicht überschreiten [75, 80]. Betreffend der Frage von Teratogenität verweisen wir auf S. 164.

Während einer Carbamazepin-Behandlung sind auch bei unkomplizierten Verläufen Kontrollen des Leukozyten-Differentialbildes und des Hämoglobins in etwa 6 monatigen Abständen zu empfehlen.

2.2 Phenobarbital

Als Antiepileptikum 1. Ordnung ist die 5-Ethyl-5-phenyl-barbitursäure, welche unter dem Firmennamen Luminal kommerzialisiert wurde, seit der 1912 publizierten Mitteilung von HAUPTMANN [79] bekannt. Sie wird heutzutage vor allem zur Behandlung von Grand mal-Anfällen sowie zur Prävention von Fieberkrämpfen bei Kleinkindern angewendet, aber auch bei fokalen (motorischen und sensiblen) sowie bei Impulsiv-Petit mal-Anfällen benützt.

Der *Wirkungsmechanismus* des Phenobarbitals ist noch nicht endgültig geklärt. Die Ergebnisse tierexperimenteller Studien weisen darauf hin, daß es die Anfallsschwelle epileptischer Neurone erhöht, ihre Entladungsfrequenz mindert und auf die synaptische Übertragung eine selektive Wirkung ausübt. Es verstärkt die Tätigkeit hemmender und reduziert jene exzitatorischer Transmittersubstanzen [72, 151].

Nebst einer antiepileptischen übt das Medikament, vor allem in den ersten Behandlungswochen, auch eine sedierend-hypnagoge Wirkung aus, was verständlicherweise von den meisten Patienten als störend empfunden wird. Diese unerwünschte Wirkung kann durch eine einschleichende Anfangsdosierung, durch Verabreichung höherer Dosen in den Abendstunden und auch durch zusätzliche Gaben von Coffein bzw. von Amphetaminen, gemildert werden. Am häufigsten wird dann das in Tabelle 2 aufgeführte Barbexaclon (Maliasin) benützt, welches 60% Phenobarbital und 40% eines Amphetaminderivats (Propylhexedrin) enthält.

Das Phenobarbital wird wahrscheinlich hauptsächlich im Dünndarm resorbiert und in der Leber zum großen Teil metabolisiert. Es wird immerhin in 10–40% unverändert im Urin ausgeschieden. Im Plasma ist das Phenobarbital nur zu 40% an Eiweiß gebunden [71]. Es hat eine Halbwertszeit von 3–5 Tagen und erreicht (bei oraler Verabreichung) eine konstante Plasmakonzentration erst nach 2–3 Wochen. Mit einem früheren Auftreten einer stabilen antiepileptischen Wirkung darf somit kaum gerechnet werden. In Berücksichtigung seiner langen Halbwertszeit könnte Phenobarbital einmal täglich verabreicht werden. Dennoch wird meist eine Verteilung auf zwei Tagesgaben, mit einer höheren Dosis am Abend, praktiziert.

Das Phenobarbital ist ein starker Aktivator des metabolischen Enzymsystems [150, 166]. Es induziert die mikrosomalen Enzyme der Leberzellen, beschleunigt den Abbau und vermindert dadurch die Wirkung einiger Antiepileptika (Carbamazepin, Valproat) sowie einer Reihe anderer Substanzen (Chloramphenicol, Chlorpromazin, Digitoxin, Steroide, Kumarine). Nach Absetzen des Phenobarbitals kann es bei Patienten, die mit Antikoagulantien behandelt sind, infolge einer Aktivitätssteigerung der letzteren zu Blutungen kommen. Die Schutzwirkung von Kontrazeptiva nimmt bei Co-Medikation mit Phenobarbital ab [180].

Im Falle einer antiepileptischen Kombinationstherapie ist zu berücksichtigen, daß Valproat die Metabolisierung von Phenobarbital hemmt und seinen Plasmaspiegel bis zu 40% erhöhen kann.

Nebst den bereits erwähnten sedativ-hypnotischen kann das Phenobarbital noch eine Reihe anderer *unerwünschter Wirkungen* ausüben [23, 89, 166, 172]. Bei Kindern führt es oft paradoxerweise zu Schlaflosigkeit, Hyperexzitabilität und Verhaltensstörungen. Bei 1–2% aller Patienten löst es Exantheme (ausnahmsweise sogar exfoliative Dermatitiden) aus. Auch Folsäuremangel, megaloblastäre Anämien und Osteopathien – ähnlich jenen wie bei Langzeitbehandlung mit Phenytoin (s. S. 160) –, algodystrophische Schulter-Hand-Syndrome [2], Dupuytrensche Kontrakturen [58] sowie selten toxische Leberschäden kommen vor. Das Phenobarbital kann auch Schübe einer intermittierenden Porphyrie auslösen und ist bei dieser Erkrankung kontraindiziert. Kürzlich wurde über das Auftreten einer Gynäkomastie und Hyperprolaktinämie bei Patienten berichtet, denen zusätzlich zu Phenobarbital/Phenytoin-Therapie Fluoresone verabreicht wurde [163].

Bei einer Phenobarbital-Überdosierung mit Plasmakonzentrationen von über 130 µmol/l (30 µg/ml) kommt es zu Müdigkeit, Konzentrationsschwäche, später auch Rumpfataxie, Übelkeit, Erbrechen, Nystagmus und Koma.

Auf die Fragen der Gefahr von Mißbildungen bei Kindern, deren Mütter in der Schwangerschaft mit Phenobarbital behandelt wurden, sowie der möglichen Komplikationen im Neugeborenenalter (Blutungsneigung, Entzugssymptome) werden wir noch zurückkommen (s. S. 164 u. 167).

Während einer Phenobarbital-Behandlung sollen in 6 monatigen Abständen das Leukozyten-Differentialbild und das Hämoglobin kontrolliert und einmal jährlich das Kalzium, die alkalische Phosphatase und die Transaminasen im Blutserum bestimmt werden.

2.3 Phenytoin

Das 5,5-Diphenylhydantoin wurde 1938 von MERRITT u. PUTNAM als Antiepileptikum empfohlen [133] und erstmals unter dem Firmennamen Dilantin in den USA kommerzialisiert. Es gehört immer noch zu den am häufigsten angewendeten antiepileptischen Medikamenten und eignet sich gleichermaßen zur Behandlung fokaler (motorischer, sensibler und psychomotorischer) und generalisierter (Grand mal) Anfallsformen. Im Gegensatz zu Phenobarbital übt das Phenytoin kaum eine sedativ-hypnotische Wirkung aus und wird deswegen von den meisten Patienten besser als das erstere vertragen. Der Vorteil des Phenytoins gegenüber dem Carbamazepin besteht in längerer Halbwertszeit und völlig stabiler Plasmakonzentration bei zweimaligen Tagesgaben.

Die Richtigkeit der früheren Meinung von JANZ [91], daß sich Phenytoin – im Gegensatz zu Phenobarbital – zur Behandlung von „Aufwach"-Grand mal-Epilepsien nicht eignet, wird neuerdings in Frage gestellt [143, 166]. Nach wie vor ist man sich hingegen darin einig, daß Phenytoin bei Absencenepilepsie wirkungslos ist. Es bestehen sogar klinische Hinweise dafür, daß es einen Absencen-Status fördern kann [97].

Das Phenytoin übt eine Reihe von – bisher noch nicht endgültig geklärten – *Wirkungen auf neuronale Membranen, Synapsen und metabolische Prozesse* aus. Es beeinflußt den passiven und aktiven Ionenaustausch, trägt zur Stabilisierung neuronaler Membranen bei und blockiert die synaptische Übertragung [208]. Kontrovers ist noch die Frage, ob die antiepileptische Wirkung von Phenytoin auch auf der Aktivierung hemmender Strukturen der Kleinhirnrinde beruht [113].

Das Medikament wird nahezu vollständig aber langsam resorbiert und zu ungefähr 95% in der Leber metabolisiert. Nur 5% der eingenommenen Phenytoindosis werden unverändert im Urin ausgeschieden. Die Proteinbindung im Plasma beträgt um 90% [70]. Die Halbwertszeit von Phenytoin variiert erheblich je nach der eingenommenen Dosis. Bei oraler Verabreichung von 4–5 mg/Kg KG/Tag wird erst nach 1–2 Wochen ein konstanter Plasmaspiegel erreicht. Ist wegen häufigen Anfällen ein sofortiger antiepileptischer Schutz erforderlich, dann soll die Behandlung intravenös eingeleitet werden (s. S. 174). Wegen schlechter Resorption wird das Phenytoin nur ausnahmsweise intramuskulär appliziert [168, 174, 175, 205].

Die Literaturangaben über die Modifikationen der Plasmakonzentration von Phenytoin bei *Co-Medikation* mit Phenobarbital und Carbamazepin sind kontrovers [117]. Das Valproat vermindert transitorisch den Phenytoin-Plasmaspiegel

[107]. Von den weniger gebräuchlichen Antiepileptika führen Pheneturid und Sultiam zu einer Hemmung des Metabolismus von Phenytoin in der Leber und einer wesentlichen Erhöhung seiner Plasmakonzentration. Das Phenytoin seinerseits steigert, vermutlich durch Enzyminduktion, den Abbau von Primidon zu Phenobarbital und erhöht erheblich die Plasmakonzentration des letzteren [53].

Es gibt außerdem *Interaktionen* von Phenytoin *mit mehreren nicht antiepileptischen Medikamenten.* Vor allem Disulfiram, Isoniazid und Kumarine, aber auch Chloramphenicol, Chlorpromazin und Cimetadin hemmen den Metabolismus von Phenytoin und erhöhen seine Plasmakonzentration. Phenylbutazon, Salizylate und Sulfonamide verdrängen das Phenytoin aus seiner Eiweißbindung, was eine Erhöhung des freien Phenytoinanteils im Plasma zur Folge hat und toxische Nebenwirkungen auslösen kann. Antazida, Ethanol und Folsäure führen hingegen zu einer Senkung der Phenytoin-Plasmakonzentration [99, 107, 166].

Phenytoin seinerseits beschleunigt den Abbau in der Leber, senkt die Plasmakonzentration und verkürzt die Halbwertszeit von Steroiden [29, 148, 161]. Die Wirkungsminderung der letzteren soll sowohl bei steroidbehandelten Patienten als auch bei Frauen, die Ovulationshemmer einnehmen, in Betracht gezogen werden (s. S. 164). Das Phenytoin beschleunigt ebenfalls den Abbau von mehreren Antibiotika (Chloramphenicol, Doxycyclin, Tetracyclin u. a.), von Digitoxin und von Kumarinen. Wird bei einem antikoagulierten Patienten das Phenytoin abgesetzt, dann kann es infolge einer Aktivitätssteigerung der Kumarine zu Blutungen kommen [77]. Wegen additiver Wirkung und Gefahr eines sinuatrialen und atrioventrikulären Blockes ist bei gleichzeitiger Anwendung von Phenytoin und von Antiarrhythmica bzw. Betablockern Vorsicht angezeigt.

Da Phenytoin bereits seit Jahrzehnten als Antiepileptikum 1. Ordnung benützt wird, sind seine *unerwünschten Wirkungen* gut bekannt [69, 99, 109, 166]. Am häufigsten ist die dosisunabhängige Zahnfleischhyperplasie [78, 193]. Sie kann durch sorgfältige zahnhygienische Maßnahmen vermindert werden. Unter den dosisabhängigen Nebenwirkungen sind an erster Stelle zerebellovestibuläre Störungen zu erwähnen. Sie treten meist bei einer Phenytoin-Plasmakonzentration von über 80 μmol/l (20 μg/ml) auf.

Ein diskreter Blickrichtungsnystagmus wird dabei gelegentlich auch bei Patienten beobachtet, die noch keine subjektiven Beschwerden empfinden. Eine stärkere Intoxikation äußert sich in unsystematischem Schwindel, intensivem Spontannystagmus, Doppelsehen, Ataxie, Reizbarkeit, psychomotorischer Verlangsamung und Verschlechterung des EEG, welches sowohl unspezifische als auch vermehrt epilepsiespezifische Veränderungen aufweisen kann [104]. Nicht selten kommt es auch zu einer Zunahme der Anfallsfrequenz. Diese Symptome bilden sich nach einer Dosisreduktion des Phenytoins in der Regel innert weniger Wochen zurück. Irreversible zerebelläre Schäden wurden aber ebenfalls beschrieben [85, 173]. Ob sie tatsächlich Folge einer direkten toxischen Wirkung von Phenytoin sind, ist noch kontrovers [6, 37, 137].

Bei einer Langzeitbehandlung mit Phenytoin können auch – allerdings nicht häufiger als bei Anwendung anderer Antiepileptika [185] – diskrete polyneuropathische Symptome, vor allem eine Areflexie an den unteren Extremitäten sowie eine Verlangsamung der motorischen und sensiblen Nervenleitgeschwindigkeit, beobachtet werden [39, 49, 66]. Auch myasthenische Syndrome kommen vor

[138]. Vereinzelt wurde über Dyskinesien [27], transitorische Hemisyndrome [164], präsenile Katarakte [7] und Veränderungen des Liquor cerebrospinalis (Eiweißvermehrung und lymphocytäre Pleozytose) berichtet [45, 157].

Bei etwa $^1/_3$ der Patienten bestehen Zeichen einer Osteopathie, die allerdings meistens subklinisch bleibt und sich lediglich durch Erhöhung der alkalischen Phosphatase äußert [31, 166]. Manifeste Osteomalazie oder Rachitis, u. U. mit pathologischen Frakturen [130], werden bedeutend seltener angetroffen.

Eine Erhöhung von Gamma-GT (Gammaglutamyltransferase) wird bei der Mehrzahl der phenytoinbehandelten Patienten beobachtet. Sie ist nur dann als Zeichen einer Lebertoxizität zu deuten, wenn auch die GP (Glutamat-Pyruvat) und die GO (Glutamat-Oxalacetat) Transaminasen erhöht sind [105, 166]. Klinische – meist in den ersten Behandlungswochen sich manifestierende – Leberschäden gehören zur Seltenheit [48]. Bei Hypersensibilität auf Phenytoin kann ihnen ein Fieberanstieg und eine Lymphoadenopathie vorangehen [189]. Ebenfalls eine Rarität bilden andere allergische Reaktionen wie Erythema nodosum, exfoliative Dermatitis oder das Stevens-Jonson-Syndrom [69, 166].

Megaloblastäre Anämien [68] sind selten. Ein Folsäuremangel ohne Anämie hat keinen sicheren Krankheitswert und stellt in der Regel keine Indikation zur Folsäurebehandlung dar. Häufiger kommt es zu Leukopenien, die allerdings meist gut ertragen werden. Als Toleranzgrenze werden $3\,500/mm^3$ Leukozyten, bzw. $1\,500/mm^3$ neutrophile Granulozyten betrachtet [105].

Von anderen möglichen Nebenwirkungen sind noch Hyperpigmentierung der Haut und Hypertrichose [120, 121] zu erwähnen. Das Phenytoin kann auch Porphyrieschübe auslösen [59, 112] sowie durch Hemmung der Insulinsekretion der Langerhans-Inseln eine diabetogene Wirkung ausüben [128, 147].

Auf die Frage der Teratogenität von Phenytoin werden wir noch zurückkommen (s. S. 164).

Ein und drei Monate nach Einleitung einer Phenytoinbehandlung und danach in 6 monatigen Abständen, sollen Untersuchungen des Leukozyten-Differentialbildes und des Hämoglobins, und einmal jährlich Bestimmungen von Kalzium, alkalischer Phosphatase und Transaminasen im Blutserum erfolgen.

2.4 Valproat

Die antiepileptischen Eigenschaften der 2-Propyl-pentansäure (Acid. valproicum) bzw. ihrer Natriumsalze (Acid. valproicum natrium) sind seit der 1963 publizierten tierexperimentellen Arbeit von MEUNIER et al. [134] bekannt. Bei Behandlung von Absencen hat Valproat das Ethosuximid weitgehend verdrängt. Es wird auch als Medikament 1. Wahl bei Impulsiv- (myoklonischen) Petit mal-Anfällen und – hier aber mit weniger günstigen Ergebnissen – bei myoklonisch-astatischen Anfällen angewendet. Das Wirkungsspektrum von Valproat ist breit. Es eignet sich auch zur Behandlung von Epilepsien mit alternierend auftretenden Absencen und Grand mal-Anfällen und sogar jener mit reinen Grand mal- bzw. psychomotorischen Anfällen [73, 122, 204]. Dies ist vor allem bedeutungsvoll bei Patienten, bei denen die klassischen Antiepileptika (Phenytoin, Carbamazepin, Phenobarbital) nicht genügend wirksam sind, bzw. störende Nebenwirkungen hervorrufen.

Um den *Wirkungsmechanismus* des Valproats zu erklären, wurden drei verschiedene Hypothesen aufgestellt. Zwei von ihnen betreffen seinen Einfluß auf die Gamma-Aminobuttersäure (GABA), eine Transmittersubstanz, welche die neuronalen Membranen stabilisiert und die Entladungen hemmt. Demnach würde das Valproat entweder den Hirnspiegel von GABA erhöhen oder ihre postsynaptischen Aktivitäten steigern. Gemäß einer dritten Hypothese soll das Medikament eine direkte stabilisierende Wirkung auf neuronale Membranen ausüben. Da die Richtigkeit keiner dieser drei Hypothesen bisher experimentell eindeutig nachgewiesen wurde, bleibt der antiepileptische Wirkungsmechanismus von Valproat unbekannt [96].

Das Medikament wird rasch und nahezu vollständig resorbiert und metabolisiert. Nur etwa 2% der eingenommenen Menge kann in unveränderter Form im Urin nachgewiesen werden. Der an Plasmaeiweiß (hauptsächlich an das Albumin) gebundene Anteil beträgt um 90% [30]. Infolge einer relativ kurzen Halbwertszeit weist die Plasmakonzentration von Valproat wesentliche Tagesschwankungen auf. Es wird deswegen in der Regel dreimal täglich, mit einer höchsten Dosis am Abend, verabreicht. Um vergleichbare Werte bei Bestimmungen der Plasmakonzentration von Valproat zu erreichen, sollte man die Blutentnahme am Morgen, vor der ersten Medikamenteneinnahme, durchführen.

Im Falle einer *Co-Medikation* mit anderen Antiepileptika (Carbamazepin, Phenobarbital, Phenytoin, Primidon) oder mit gewissen nicht antiepileptischen Substanzen (Clofibrat, Salizylate, Phenylbutazon) muß mit einem Abfall der Plasmakonzentration von Valproat gerechnet werden. Seinerseits vermindert Valproat etwas die Plasmakonzentration von Phenytoin und erhöht wesentlich jene von Phenobarbital [116, 117, 166].

In den 1984 publizierten Übersichtsarbeiten von SCHMIDT [167] und von JEAVONS [94] wurden die bis dahin beschriebenen *unerwünschten Wirkungen* von Valproat zusammengestellt. Sie traten bedeutend häufiger bei Patienten auf, die nebst Valproat noch andere Antiepileptika erhielten, als bei jenen mit Valproat-Monotherapie. Diese Nebenwirkungen reichten von banalen gastrointestinalen Störungen – die im übrigen bei Verabreichung von magensaftresistenten („Enteric"-) Dragées sehr selten sind – bis zu schwersten hepatotoxischen Schäden [197], auf die wir noch zurückkommen werden. Es wurden auch Störungen der Blutgerinnung infolge Senkung der Zahl der Thrombozyten bzw. Hemmung ihrer Aggregation, Tremor der Hände, Parästhesien, Haarausfall, Hyperglycinämie und Hyperammoniämie, und dies auch ohne nachweisbare Leberaffektionen, beobachtet. Schläfrigkeits- bzw. Verwirrtheitszustände traten am häufigsten bei Patienten auf, die nebst Valproat auch Phenobarbital einnahmen, und bei denen es zu einer wesentlichen Erhöhung der Plasmakonzentration von Phenobarbital gekommen ist. Wie alle anderen Antiepileptika (mit Ausnahme von Brom) kann auch Valproat Schübe einer intermittierenden Porphyrie auslösen [18, 19].

Unter bekannten, durch Valproat bedingten, lebensbedrohlichen toxischen Affektionen nehmen – weit vor den Pankreatitiden [36, 111, 146] – *Leberschäden* den ersten Platz ein. Die bereits erwähnte Zusammenstellung der diesbezüglichen Weltliteratur von JEAVONS [94] umfaßt 67 Fälle mit letalem Ausgang und 21 Patienten mit reversibler Hepatotoxizität. Bei ¾ der gestorbenen Patienten handelte es sich um Kinder bis zum 11. Lebensjahr. Die ersten toxischen Zeichen wurden bei ihnen in der Mehrzahl der Fälle innert 3 Monate ab Therapiebeginn beobachtet. Beinahe alle Patienten nahmen nebst Valproat in verschiedener Dosierung auch andere Medikamente, vor allem Phenobarbital, Phenytoin, Clonazepam oder Carbamazepin ein. Histologisch wurden am häufigsten Lebernekrosen, allein oder mit Steatosen kombiniert, und viel seltener Steatosen entweder allein oder in Kombination mit Leberzirrhosen, festgestellt. JEAVONS vermutet, daß Leberschäden nach Einnahme von Valproat durch toxische Metaboliten bedingt sind, und daß es sich in diesen Fällen um Ausdruck einer Idiosynkrasie handelt. Er unterstreicht, daß in einigen der beschriebenen Fälle der Leberschaden nicht mit absoluter Sicherheit auf das Valproat zurückgeführt werden kann und schätzt die Gefahr einer solchen Katastrophe auf 1 von 20 000 behandelten Patienten.

Da Valproat bei Petit mal-Epilepsien Medikament 1. Wahl ist, auf das nicht a priori verzichtet werden kann, stellt sich die Frage, welche *Vorsichtsmaßnahmen* bei seiner Anwendung erforderlich sind [34].

– Bei Patienten mit durchgemachten oder bestehenden Lebererkrankungen bzw. Leberdysfunktionen sollte Valproat nicht angewendet werden. Das gleiche gilt für Fälle, bei denen im Rahmen einer vor Beginn der Therapie unerläßlichen Plasmabestimmung der Transaminasen und alkalischen Phosphatase pathologische Werte erhoben wurden.

– In allen anderen Fällen soll die Valproat-Therapie einschleichend (Beginn mit 10 mg/kg KG/Tag) eingeleitet werden. Kombinationen mit anderen Antiepileptika, insbesondere mit Phenobarbital oder Phenytoin, sind möglichst zu vermeiden.

– Während den ersten 6 Monaten sollen in monatlichen Abständen und danach alle 3 Monate, Transaminasen, alkalische Phosphatase, Albumin, Fibrinogen und Bilirubin bestimmt werden. Eine Erhöhung der Gammaglutamyltransferase (Gamma-GT) allein – wie sie auch bei Behandlung mit anderen Antiepileptika häufig beobachtet wird – bildet keine Indikation zur Absetzung der Valproat-Therapie.

– Die Therapie soll dann unterbrochen werden, wenn mehrere Laborwerte oder eventuelle klinische Symptome wie Asthenie, Schläfrigkeit oder Verwirrtheit, Erbrechen, Anorexie oder Ödeme eine Störung der Leberfunktion anzeigen.

Die Frage des Mißbildungsrisikos von Kindern, deren Mütter während der Schwangerschaft Valproat einnehmen, werden wir auf S. 165 besprechen.

2.5 Ethosuximid

Das 2-Ethyl-2-methyl-succinimid wurde erstmals 1958 zur Behandlung von Absencen empfohlen [196, 211] und dann unter dem Firmennamen Zarontin in den USA kommerzialisiert. Es war lange Zeit Medikament allererster Wahl für diese Anfallsform, wurde aber in den letzten 10 Jahren von Valproat – welches einen breiteren antiepileptischen Schutz bietet – weitgehend verdrängt. Heute wird das Ethosuximid vor allem dann angewendet, wenn die Valproat-Therapie unwirksam ist, störende Nebenerscheinungen hervorruft bzw. wegen Gefahr einer Hepatotoxizität kontraindiziert ist.

Ethosuximid wird rasch resorbiert und in der Leber großenteils in 5 Metabolite umgewandelt. Ungefähr 20% der eingenommenen Dosis wird unverändert im Urin ausgeschieden [52]. Wegen seiner relativ langen Halbwertszeit darf das Ethosuximid ohne weiteres auf nur 2 Tagesdosen verteilt werden [177]. Sein Wirkungsmechanismus ist bisher unklar [52].

Eine *Co-Medikation* mit Valproat führt zu einer wesentlichen Erhöhung der Plasmakonzentration des Ethosuximids [129]. Eine ähnliche Wirkung übt anscheinend das Isoniazid aus [191].

Von den möglichen *unerwünschten Wirkungen* von Ethosuximid sind vor allem gastrointestinale Beschwerden sowie psychische Störungen depressiver oder halluzinatorisch-paranoider Prägung zu erwähnen [24, 206]. Ob das Ethosuximid tatsächlich – wie oft behauptet wird – eine fördernde Wirkung auf Grand mal-Anfälle ausübt, bleibt ungewiß [166]. Ebenfalls nicht genau bekannt ist seine teratogene Potenz.

2.6 Primidon

Das 5-Ethyldihidro-5-phenyl-4,6 (1 H, 5 H)-pyrimidindion oder 2-Desoxy-phenobarbital wurde 1952 als Antiepileptikum in die Klinik eingeführt [76] und unter dem Firmennamen Mysoline kommerzialisiert. Es wird vor allem zur Behandlung psychomotorischer Anfälle, aber auch anderer fokaler und generalisierter (Grand mal und Impulsiv-Petit mal) Anfallsformen benützt. In den letzten Jahren haben allerdings Carbamazepin und Valproat das Primidon teilweise verdrängt.

Das Primidon wird innert 3 Stunden, also relativ rasch, resorbiert und – vermutlich in der Leber – zum großen Teil zu Phenylethylmalonamid (PEMA) sowie in ungefähr 25% zu Phenobarbital und p-Hydroxy-phenobarbital, metabolisiert. Die Metabolisierung zu PEMA erfolgt innert einiger Stunden, jene zu Phenobarbital erst innert 3–4 Tagen. Im Tierversuch wird etwa 20% der eingenommenen Dosis unverändert in Form von Primidon im Urin ausgeschieden. Sowohl das Primidon selbst, als auch das PEMA sind nur unwesentlich an Plasmaproteine gebunden [60, 61, 166].

Obwohl das Medikament bereits mehr als 30 Jahre angewendet wird, so konnte bisher nicht endgültig geklärt werden, ob nebst den Phenobarbitalmetaboliten auch Primidon selbst und/oder PEMA antiepileptisch wirksam sind [20, 166]. Die in Tabelle 3 (S. 155) aufgeführten Daten betreffen den nicht metabolisierten Primidonanteil. PEMA weist eine ungefähr 3mal längere Halbwertszeit auf und erreicht auch bedeutend später als Primidon eine konstante Plasmakonzentration [61]. Für die Phenobarbitalmetabolite gelten die gleichen Werte wie für das Phenobarbital im allgemeinen.

Eine *Co-Medikation* mit Carbamazepin, Phenytoin und Pheneturid stimuliert die Biotransformation von Primidon zu Phenobarbital und erhöht sehr wesentlich die Plasmakonzentration des letzteren. Die Metabolisierung von Primidon soll durch Isoniazid und Nicotinamid gehemmt sein [166]. Andere Wechselwirkungen von Primidon dürften mit jenen des Phenobarbitals (s. S. 157) identisch sein.

Bereits zu Beginn der Behandlung mit Primidon, noch bevor PEMA und Phenobarbital im Blut nachweisbar sind, können – meist nur transitorisch – verschiedene *unerwünschte Wirkungen*, vor allem Übelkeit, Erbrechen, Schwindel und/oder Ataxie, auftreten [21, 166]. Die Notwendigkeit niedriger Anfangsdosen (125 mg 2 × täglich) mit allmählicher Dosissteigerung drängt sich hier somit auf. Nebenwirkungen bei höher dosierter Therapie mit einer Primidon-Plasmakonzentration von über 55 μmol/l (12 μg/ml) unterscheiden sich nicht grundsätzlich von jenen bei Phenobarbital-Überdosierung. Sie sind am häufigsten durch Schläfrigkeit und Gangunsicherheit gekennzeichnet.

3 Therapeutische Probleme bei Frauen im gebärfähigen Alter

3.1 Kontrazeption bei antiepileptisch behandelten Frauen

Antiepileptika, das Phenobarbital anscheinend im höheren Ausmaß als die anderen, induzieren den Metabolismus, beschleunigen den Abbau und vermindern die Plasmakonzentration oraler östrogen- und progestagenhaltiger Kontrazeptiva. Ihre Schutzwirkung wird dadurch vermindert [5, 145, 180]. Darauf weisen sowohl relativ häufige Durchbruchblutungen als auch einige ungewollte Schwangerschaften bei antiepileptisch behandelten Frauen hin [35, 93].

Epilepsiekranke im gebärfähigen Alter sollten über diese Tatsache informiert werden und sich von ihrem Gynäkologen beraten lassen. In Frage kommt entweder eine Verabreichung höher dosierter oraler Ovulationshemmer (50 μg Ethinoestriadol + 250 μg Levonogestrel) oder ein Verzicht auf orale Kontrazeption und Anlage einer Intrauterinspirale [145, 180].

Bei den meisten epilepsiekranken Frauen wird während der Einnahme oraler Kontrazeptiva keine Änderung der Anfallsfrequenz beobachtet [180]. In einigen Fällen können sie dennoch diese Frequenz erhöhen oder gar, bei Personen mit bisher latenter Erhöhung der Anfallsbereitschaft, erstmals epileptische Anfälle auslösen [11]. In einer solchen Situation sollte das Kontrazeptivum abgesetzt werden. Zu einer Verhütung perimenstruell gehäuft auftretender Anfälle sind die Kontrazeptiva in der Regel nicht geeignet [180].

3.2 Mißbildungsrisiko bei Kindern antiepileptisch behandelter Frauen

Dieses Risiko beträgt um 10% und ist damit 1,5 bis 3 mal größer als bei Kindern von Frauen eines Kontrollkollektivs. Am häufigsten werden Herzfehler (Ventrikel- oder Vorhof-Septumdefekte) und andere kardiovaskuläre Mißbildungen, oder Lippen- und/oder Gaumenspalten angetroffen [32, 92]. Unter den kleineren Anomalien überwiegen faziale Dysmorphien mit kurzer Nase, flachem, breitem Nasensattel, Hypertelorismus und Epikanthus („embryo-fetales Antiepileptika-Syndrom"). Die Rate der Spätaborte, Frühgeburten und auch Totgeburten ist bei epilepsiekranken Frauen ebenfalls erhöht [102]. Ihre Kinder zeigen bei Geburt häufiger als jene anderer Mütter Zeichen einer intrauterinen Mangelentwicklung

(Verminderung des Gewichtes, der Körperlänge und des Kopfumfanges), die nicht immer später nachgeholt wird [102, 156].

Man neigt heute zur Annahme, daß diese Mißbildungen und Entwicklungsstörungen nicht ausschließlich durch Antiepileptika verursacht sind, sondern daß bei ihrer Entstehung auch andere – vor allem krankheitsbedingte und genetische – Faktoren eine Rolle spielen [56, 92, 155]. So kann z. B. auch bei Kindern epileptischer Väter eine überdurchschnittliche Häufung von Mißbildungen festgestellt werden [10, 127].

Mißbildungen und Entwicklungsstörungen wurden nach Behandlung mit verschiedenen Antiepileptika beschrieben. Am stärksten gefährdet sind dabei Kinder jener Frauen, die in den ersten drei Schwangerschaftsmonaten zwei oder mehr antiepileptische Substanzen eingenommen haben [51, 102, 118, 126]. Am meisten teratogen ist anscheinend das – heutzutage praktisch nicht mehr angewandte – Trimethadion [67, 210]. Signifikante Unterschiede der Mißbildungs- und Entwicklungsstörungsrate nach Behandlung mit Phenytoin, Phenobarbital, Primidon oder Carbamazepin konnten bisher nicht mit Sicherheit nachgewiesen werden [33, 92, 102, 155]. Über diesbezügliche Gefahren bei Behandlung mit Ethosuximid bestehen nur wenige Literaturhinweise. Seine teratogene Wirkung ist jedenfalls bedeutend geringer als jene von Trimethadion [50].

In den letzten 3 Jahren wurde über Neuralrohrmißbildungen und sogar Anenzephalien nach einer intrauterinen Valproat-Exposition der Feten berichtet und die Gefahr derartiger ernster Mißbildungen mit 1% eingeschätzt [13, 46, 162]. Im übrigen neigt man aber eher zur Ansicht, daß es keine für ein bestimmtes Medikament spezifische Mißbildungsarten oder -Syndrome gibt [92, 155]. Möglicherweise ist die Art der Mißbildung nicht nur von einem medikamentösen „Realisationsfaktor", sondern auch von der besonderen individuellen genetischen Prädisposition abhängig [54, 55].

Trotz diesen eventuellen Auswirkungen auf das Kind darf eine antiepileptische Behandlung vor oder während der Schwangerschaft *nicht* unterbrochen werden. Dies wegen Gefahr einer Häufung epileptischer Anfälle oder gar eines Status epilepticus. Besonders beim Vorliegen einer Grand mal-Epilepsie kann eine Anfallshäufung sowohl gesundheitliche Schäden der schwangeren Frau als auch eine Störung der fetalen Entwicklung zur Folge haben. Bei Feten wurden während und nach Grand mal-Anfällen ihrer Mütter wesentliche Herzrhythmusstörungen mit Zeichen einer Myokardhypoxie beobachtet [115, 187]. Auch die Möglichkeit tödlicher Komplikationen muß in Betracht gezogen werden [38, 188].

In dieser, keineswegs einfachen, Situation erscheint ein folgendes *praktisches Vorgehen* bei epilepsiekranken Frauen im gebärfähigen Alter vertretbar.

3.2.1 Vor einer geplanten Schwangerschaft

– Die Patientin sollte sowohl über das erhöhte Risiko von Mißbildungen und Entwicklungsstörungen beim Kind, als auch über die Notwendigkeit einer weiteren antiepileptischen Therapie informiert werden.
– Bei Frauen, die mit zwei oder mehreren Antiepileptika behandelt und anfallsfrei sind, soll unter Aufsicht eines epileptologisch erfahrenen Arztes eine allmähliche *Umstellung auf Monotherapie* erfolgen. Valproat wird dabei gemieden.

– Treten bei einer behandelten Frau immer noch epileptische Anfälle auf, dann wird – bis zu einer besseren medikamentösen Einstellung – von einer Schwangerschaft abgeraten.
– Ebenfalls abzuraten ist eine Schwangerschaft beim Vorliegen zusätzlicher Risikofaktoren wie: höheres Gebäralter, frühere Spontanaborte oder Totgeburten, gehäuftes Vorkommen von Mißbildungen in der Familie der Frau bzw. ihres Mannes.

3.2.2 Im Falle einer bereits eingetretenen Schwangerschaft

– Das Vorgehen wird hier individuell, in Berücksichtigung der bisherigen Therapie, der Art und Frequenz der Anfälle sowie der Dauer der Schwangerschaft festgelegt. Bei Kranken mit Grand mal-Epilepsie ist man geneigt, die Behandlung unverändert zu lassen. Dies weil eine Therapieumstellung Gefahren eines Wiederauftretens der Anfälle mit gesundheitlichen Schäden der Patientin und ihres Kindes in sich birgt. Nach dem 2. Schwangerschaftsmonat erscheint die Zweckmäßigkeit eines Therapiewechsels fraglich, da die Gefahr teratogener Wirkung der Antikonvulsiva in der Embryonalphase am größten ist.
– Wird die Patientin mit Valproat behandelt, soll rechtzeitig nach Hinweisen für eine eventuelle Fehlbildung des fetalen Zentralnervensystems geforscht werden. Dies vor allem mittels einer in der 16.–18. Schwangerschaftswoche durchzuführenden Amniozentese und Bestimmung der Fruchtwasserkonzentration des Alfa-Fetoproteins [33, 56, 178]. Erhöhte Werte zeigen eine offene Fehlbildung beim Feten an. In so einem Falle soll die Frage einer Schwangerschaftsunterbrechung mit den Eltern diskutiert werden. Etwas weniger zuverlässig, aber auch weniger belastend für die Patientin ist die Bestimmung der Alfa-Fetoproteinwerte im Blutplasma [3, 178] sowie eine Ultraschalluntersuchung, die u. U. bereits in der 16.–19. Schwangerschaftswoche Wachstumsstörungen erkennen lassen kann [178].
– Bei Behandlung mit Phenytoin und Phenobarbital sollte – wegen des Folsäureantagonismus dieser Medikamente und Gefahr fetaler Schäden – die Folsäure-Plasmakonzentration regelmäßig kontrolliert werden. Bei niedrigen Werten ist eine Substitution angezeigt [103, 182].

3.3 Einfluß der Schwangerschaft auf Epilepsieverlauf und auf Plasmakonzentration der Antiepileptika

Voraussagen in bezug auf Anfallsfrequenz während der Schwangerschaft sind im Einzelfall kaum möglich. Im Durchschnitt bleibt diese Frequenz bei etwa der Hälfte epilepsiekranker Frauen unverändert und ist bei je einem Viertel entweder erhöht oder erniedrigt [165]. Eine Häufigkeitszunahme der Anfälle wird vor allem in den ersten oder aber in den letzten Schwangerschaftsmonaten beobachtet. Eine Abgrenzung von eklamptischen Anfällen ist nicht immer einfach [47].

Welche Faktoren Anfälle in der Schwangerschaft fördern können, ist nicht sicher bekannt. Zur Diskussion stehen: Einfluß erhöhter Plasmakonzentration von Östrogen und von Progesteron, Wasserretention, Gewichtszunahme und andere metabolische Dysfunktionen, psychologische Probleme und Abfall der Plasmakonzentration der Antiepileptika [92, 165].

Dies betrifft vor allem das Phenobarbital und Phenytoin, möglicherweise aber auch das Carbamazepin, die während der Schwangerschaft häufig niedrigere und nach der Entbindung eher höhere Werte aufweisen [8, 40, 158]. Die Plasmakonzentration von Primidon nimmt – im Gegensatz zu seinen Phenobarbitalmetaboliten – gegen Mitte der Schwangerschaft zu [9]. Betreffend Valproat und Ethosuximid fehlen bisher sichere Angaben.

Nebst einer eventuellen unregelmäßigen Medikamenteneinnahme [165, 169] können auch eine herabgesetzte intestinale Absorption, eine erhöhte Metabolisierung in der Leber und eine vermehrte renale Ausscheidung zur Minderung der Plasmakonzentration der Antiepileptika während der Schwangerschaft führen. Monatliche Bestimmungen dieser Werte werden von den meisten Autoren empfohlen [33, 38, 182]. Die Meinungen darüber, *wie man im Falle einer erniedrigten Plasmakonzentration vorgehen soll,* sind allerdings geteilt [84]. Unsere Auffassung lautet wie folgt:

- In einem Gespräch mit der Patientin wird vorerst abgeklärt, ob sie die Antiepileptika regelmäßig einnimmt. Ist dies nicht der Fall, wird eine regelmäßige Einnahme ausdrücklich empfohlen und keine Dosisänderung vorgenommen.
- Bei Frauen, die ihre Medikamente lückenlos einnahmen, sollte eine nochmalige Bestimmung der Plasmakonzentration sowie eine EEG-Untersuchung (ohne Photostimulation) erfolgen. Bei Spiegelwerten, die deutlich unterhalb des „therapeutischen Bereichs" liegen und/oder bei Zunahme bzw. Neuauftreten epileptogener Potentiale im EEG wird die Medikamentendosis geringfügig (z. B. bei Phenytoin von 200 auf 250 mg/Tag) erhöht und die Patientin in monatlichen Abständen kontrolliert. Bleibt sie anfallsfrei, so kann auch bei einer weiterhin niedrigen Plasmakonzentration auf eine erneute Dosiserhöhung verzichtet werden.
- Bei jeder antiepileptisch behandelten Frau sollte eine Woche nach Entbindung die Plasmakonzentration der Antikonvulsiva bestimmt werden. Ist sie erhöht, wird die Untersuchung nach 2–3 weiteren Wochen wiederholt. Bei Werten, die oberhalb des „therapeutischen Bereiches" liegen, bzw. bei klinischen Zeichen einer Überdosierung, soll die Dosis geringfügig herabgesetzt werden.

3.4 Unerwünschte Wirkungen der Antiepileptika auf neugeborene Kinder epilepsiekranker Frauen

Antiepileptika, die während der Schwangerschaft eingenommen werden, erreichen durch die Placenta den Feten und weisen unmittelbar nach der Geburt gleich hohe Plasmakonzentrationen beim Kind wie bei seiner Mutter auf [22, 83, 156].

Die enzyminduzierende Wirkung mehrerer Antiepileptika führt zu einem *gesteigerten Abbau von Vitamin K.* Dies kann eine Verlangsamung der Prothrombinzeit und u. U. lebensbedrohliche Spontanblutungen beim Neugeborenen zur Folge haben. Sie treten meist innerhalb von 24 Stunden nach der Geburt auf [156, 181].

Als *vorbeugende Maßnahme* gilt eine i.m.-Injektion von 1 mg Vitamin K (Konakion) sofort nach der Geburt. Ist trotzdem die Prothrombinzeit verlängert, wird die Injektion in den folgenden Tagen wiederholt. Nicht allgemein durchgesetzt hat sich bisher die Empfehlung, jeder mit Phenobarbital, Primidon, Phenytoin oder Carbamazepin behandelten schwangeren Frau in den letzten 2 Wochen [38, 156] oder gar 1–2 Monate [182] vor der Entbindung täglich 10–20 mg Vitamin K oral zu verabreichen.

Unter Einfluß von Antiepileptika (vor allem von Phenobarbital, Primidon oder Phenytoin) weisen die Neugeborenen während einigen Tagen ein *„Apathie-Hypotonie-Syndrom"*, mit verlängerten Schlafphasen, Muskelhypotonie und Trinkschwäche, auf. Besonders bei denen, die abgestillt wurden, kann es anschließend zu *Entzugserscheinungen* in Form von Hyperexzitabilität, Schlafstörungen, Myoklonien oder gar Krampfanfällen kommen (s. S. 11). Sie können wochen- bis monatelang andauern [156].

Die *Konzentration der Antiepileptika in der Muttermilch* ist bei den einzelnen Substanzen unterschiedlich [32, 140, 156]. Sie beträgt bei *Phenytoin* und bei Valproat nur etwa 20–25% jener im Mutterplasma, was (mit Ausnahme einer sehr hoch dosierten Therapie) zu keiner relevanten Plasmakonzentration beim Kind führt.

In etwas stärkerem Ausmaß geht *Phenobarbital* in die Muttermilch über, wo seine Konzentration 40–45% jener im Mutterplasma beträgt. Infolge einer langen Halbwertszeit von Phenobarbital kann es bei brustmilchernährten Kindern zu einer Kumulation mit den noch durch die Placenta übertragenen Phenobarbitalmengen und zu einer Verstärkung des postpartalen „Apathie-Hypotonie-Syndroms" kommen. Das gleiche gilt für *Primidon*, das in einem noch höheren Ausmaß (70–80%) in die Muttermilch übergeht.

Betreffend *Carbamazepin* sind die Angaben kontrovers [32]. Einige Autoren fanden eine Konzentration in der Muttermilch von 40–60% jener im Mutterplasma und eher niedrige Plasmakonzentrationen beim Kind [142, 152]. NAU et al. [141] stellten hingegen beachtenswerte Plasmakonzentrationen beim Neugeborenen fest. Im höchsten Ausmaß geht das *Ethosuximid* in die Muttermilch über, wo seine Konzentration 80% jener im Mutterplasma beträgt.

Gemäß den *Empfehlungen* von RATING et al. [156], sollte bei gestillten Kindern von Müttern, die mit Phenobarbital, Primidon, Ethosuximid oder Carbamazepin behandelt sind, die Plasmakonzentration der entsprechenden Substanz kontrolliert werden. Bei hohen Werten und besonders auch bei klinischen Nebenwirkungen sollte die Brustmilchernährung eingeschränkt werden. Bei Behandlung mit Phenytoin oder Valproat sind Bestimmungen der Plasmakonzentration überflüssig. Bei Einnahme von Brom – das heutzutage nur sehr selten verabreicht wird – ist das Stillen kontraindiziert [88].

4 Antiepileptika bei Niereninsuffizienz und bei Leberleiden, inkl. akuter Porphyrien

4.1 Antiepileptika bei chronischer Niereninsuffizienz

Wegen verlangsamter renaler Ausscheidung und Überempfindlichkeit gegenüber verschiedenen Pharmaka besteht in diesen Fällen eine *erhöhte Gefahr toxischer, bzw. toxisch-allergischer medikamentöser Reaktionen* [41]. Überdies ist die Bindungskapazität der Serumproteine vermindert, was eine Verdrängung der Medikamente am Rezeptor durch Stoffwechselmetabolite – im Sinne einer kompetitiven Hemmung – zur Folge hat [62]. Auf einzelne der gebräuchlichsten Antiepileptika kann sich dies wie folgt auswirken [98]:

– Eine Langzeittherapie mit *Phenobarbital,* das in 10 bis 40% unverändert im Urin ausgeschieden wird, und dessen Halbwertszeit einige Tage beträgt, kann zu kumulativer Toxizität führen. Die Anfangsdosierung sollte hier niedriger sein als bei Nierengesunden und 2 mg/kg KG/Tag betragen. Drängt sich die Notwendigkeit eines erhöhten antiepileptischen Schutzes auf, kann die Dosis – bei guter Verträglichkeit und unter Kontrolle der Plasmakonzentration – allmählich erhöht werden. Anderenfalls sollte eine Umstellung auf ein anderes, nicht barbiturhaltiges, Antiepileptikum erfolgen.
Infolge einer Dialysanz des Phenobarbitals kommt es während der Dialysebehandlung zu einem wesentlichen Abfall seiner Plasmakonzentration. Dies sowie eine dialysebedingte intraneuronale Hyperhydratation fördern das Auftreten epileptischer Anfälle. In diesem Fall soll die Phenobarbitaldosis wenige Tage vor und nach der Dialyse transitorisch etwas erhöht werden.
Für das in etwa 25% zu Phenobarbital metabolisierende *Primidon* gelten die gleichen Regeln wie für das Phenobarbital selbst.
– Infolge einer verminderten Proteinbindung [119] weisen Patienten mit Niereninsuffizienz bei gleicher Dosierung niedrigere Gesamt-Plasmakonzentrationen von *Phenytoin* als Nierengesunde auf. Der Anteil des nicht proteingebundenen, freien Phenytoins bleibt jedoch relativ hoch. Eine Dosiserhöhung könnte wegen weiterer Konzentrationssteigerung dieses freien, bisher routinemäßig nicht untersuchten, Anteiles zu einer Intoxikation führen. Es empfiehlt sich deswegen, *das Phenytoin bei Nierenkranken gleich hoch wie bei Nierengesunden zu dosieren (4 mg/kg KG/Tag) und dabei niedrigere Werte der Gesamt Plasmakonzentration in Kauf zu nehmen.*
Wegen einer bei Urämie zu beobachtenden Verkürzung seiner Halbwertszeit [114], sollte das Phenytoin in drei Tagesdosen verabreicht werden. Zur Bestimmung der Plasmakonzentration eignen sich hier besser die chromatographischen Methoden als das enzymatisch-immunologische Verfahren (EMIT), welches wegen Interferenz von Phenytoin mit ihrem (inaktiven) Hauptmetaboliten Hydroxyphenyl-Hydantoin falsche, zu hohe, Werte ergibt [25, 81, 139].
– *Valproat* – ein Antiepileptikum ohne enzyminduzierende Eigenschaften – hat sich als klinisch sehr wirksam bei Behandlung epileptischer Anfälle und Myoklonien bei Niereninsuffizienz erwiesen [4]. Bei der üblichen Dosierung von

20–25 mg/kg KG/Tag, kann hier sein nicht proteingebundener Anteil hohe Konzentrationen erreichen. Die Möglichkeit einer Akkumulation der aktiven, üblicherweise im Urin ausgeschiedenen, Valproat-Metaboliten muß ebenfalls in Betracht gezogen werden. Es besteht weiter die Gefahr, daß das Medikament eine eventuelle, mit Niereninsuffizienz häufig vergesellschaftete, hepatische Dysfunktion verstärken könnte.

Die *Vor- und Nachteile* einer Anwendung des Valproats bei Niereninsuffizienz *sollten individuell* gegeneinander abgewogen werden.

– Die Proteinbindung von *Carbamazepin* scheint im Gegensatz zu jener von Phenytoin und von Valproat nicht vermindert zu sein. Es bestehen auch keine eindeutigen Hinweise auf pharmakokinetische Besonderheiten von Carbamazepin bei Niereninsuffizienz. Das Medikament *darf hier somit in gewöhnlicher Dosierung* (s. S. 60 u. 155) *verabreicht werden.*

– Über die Pharmakokinetik von *Ethosuximid* bei Niereninsuffizienz fehlen genaue Angaben. Da überlicherweise 20% der eingenommenen Dosis unverändert im Urin ausgeschieden werden [52], besteht hier eine Kumulationsgefahr. Unter Kontrolle der Plasmakonzentration sollte das Medikament niedriger als bei Nierengesunden dosiert werden.

Im Gegensatz zu häufigen Auswirkungen einer Niereninsuffizienz auf die Pharmakokinetik der *Antiepileptika rufen* die letzteren *nur selten Störungen der Nierenfunktion hervor.* Bei Behandlung mit Phenytoin wurden Einzelfälle von interstitiellen und granulomatösen Nephritiden beschrieben [1, 132]. Valproat und seine Metabolite scheinen mit der tubulären Reabsorbtion von verschiedenen Aminosäuren zu interferieren, was u. a. eine Hyperaminoazidurie zur Folge haben kann [179]. Das gleiche Medikament kann auch eine Hyperammoniämie renaler Genese und dies vor allem bei fastenden Personen verursachen [198, 199].

4.2 Antiepileptika bei Leberinsuffizienz

Bei Patienten mit Leberinsuffizienz ist die Fähigkeit zur Proteinbindung und Metabolisierung der Medikamente vermindert. Die Minderung der Proteinbindungs-Kapazität führt anscheinend nur bei Valproat-Therapie zu einem beachtenswerten Abfall seiner Gesamtplasmakonzentration [100], wird hingegen bei anderen Antiepileptika nicht als klinisch relevant betrachtet [4]. Verminderte Fähigkeit, eingenommene Antiepileptika zu metabolisieren, besteht vor allem bei Patienten mit Leberzirrhose oder chronischer Hepatitis. Sie birgt in sich die Gefahr einer Medikamentenakkumulation, die – besonders bei Polytherapie – eine Intoxikation zur Folge haben kann [4, 108].

Bei Epilepsiekranken mit Leberaffektionen empfiehlt sich deswegen, eine *möglichst niedrig dosierte Monotherapie* (ohne Anwendung von Valproat) anzustreben und besonders sorgfältig auf eventuelle Zeichen einer beginnenden Intoxikation zu achten. Dazu gehören Angaben des Patienten über Müdigkeit, Schwindel und Inappetenz, eine Verlangsamung der EEG-Grundaktivität sowie Erhöhung der Plasmakonzentration der Antiepileptika. Die letztere sollte bei Leberkranken in den sechs ersten Monaten der Behandlung in monatlichen und später in dreimonatigen Abständen bestimmt werden. Bei Patienten, die unter Monotherapie immer noch an epileptischen Anfällen leiden, sollte der weitere Behandlungsplan individuell, im Einvernehmen zwischen epileptologisch und hepatologisch erfahrenen Ärzten, festgelegt werden.

Wie wir es bereits bei der Besprechung einzelner Medikamente erwähnt haben, können Antiepileptika toxisch-allergische oder toxische Leberschäden hervorrufen. Dies ist vor allem bei Valproat (s. S. 161), seltener bei Phenytoin (s. S. 160) oder anderen Substanzen der Fall. Im Gegensatz zu den glücklicherweise seltenen ernsten klinischen Störungen [48, 149, 176] werden bei Behandlung mit Antiepileptika häufig subklinische abnorme Werte bei Laboruntersuchungen erhoben [42, 170]. Weder allein die Erhöhung der Gamma-GT, noch jene der alkalischen Phosphatase darf als sicheres Zeichen einer Leberfunktionsstörung gelten. Die erstere kann Folge eines durch Enzyminduktion bedingten vermehrten Abbaus der die Gamma-GT hemmenden Substanzen sein, die letztere Ausdruck eines Vitamin-D-Mangels [105, 161, 166]. Auf eine Leberfunktionsstörung weisen erst abnorme Werte mehrerer Parameter, insbesondere auch der GP- und GO-Transaminasen, hin.

Ob sich das kürzlich empfohlene [74] Medikament Silymarin (Legalon) tatsächlich zur Vorbeugung bzw. Behandlung der durch Antiepileptika bedingten chronischen Hepatopathien eignet, bleibt z. Z. noch ungewiß.

4.3 Antiepileptika bei akuten hepatischen Porphyrien

Sämtliche gebräuchlichsten Antiepileptika induzieren die hepatische Delta-Aminolävulinsäure (δ-ALA)-Synthetase, was eine vermehrte Produktion von δ-ALA zur Folge hat [17, 18, 131]. Dies fördert das Auftreten von Schüben einer akuten intermittierenden Porphyrie und anderer hepatischer Porphyrien (Hereditäre Koproporphyrie, Porphyria variegata und Porphyrie infolge eines ALA-Dehydrase-Mangels).

Daraus ergeben sich folgende *therapeutische Konsequenzen:*

1. Bei Patienten, bei denen *nur während der Porphyrie-Schübe epileptische Anfälle* auftreten, sollte man auf Anwendung von Antiepileptika verzichten, eine eventuelle Hyponaträmie, Hypokaliämie oder Hypomagnesämie korrigieren und große Mengen (400–500 g/Tag) Kohlenhydrate, entweder oral oder i. v. in Form von Glukoselösungen, zuführen. Als wirksamstes Mittel gilt eine i. v.-Injektion von Hämin, eines aus Erythrozyten gewonnenen Enzyminhibitors, der die δ-ALA-Synthetase hemmt und auf diese Weise anti-porphyrisch wirkt [135, 160].
Hämin wurde kürzlich unter dem Namen Panhaematin von der USA-Firma Abbot kommerzialisiert. Es steht in Form von Trockenampullen mit 313 mg Hämin zur Verfügung, das in 43 ml steriler Aqua destillata gelöst werden soll. 1 ml einer solchen Lösung enthält ca. 7 mg der Aktivsubstanz.
Die therapeutische Dosis beträgt 1–4 mg/kg KG/Tag. Sie wird langsam, während 10–15 Minuten i. v. injiziert. Unter Umständen kann die Injektion nach frühstens 12 Stunden wiederholt werden. Insgesamt darf aber pro 24 Stunden eine Hämindosis von 6 mg/kg nicht überschritten werden [136].

2. Bei *Epilepsiekranken, die an rezidivierenden abdominalen Schmerzen unklarer Genese leiden,* sollte die Möglichkeit einer Exazerbation durch Antiepileptika einer bisher latenten hepatischen Porphyrie in Betracht gezogen werden. Im Falle einer Sicherung der Diagnose durch Nachweis erhöhter δ-ALA- und Porphobilinogen-Werte im Urin, sollte eine Umstellung der antiepileptischen Therapie erfolgen.

   Trotz individueller Toleranzunterschiede auf einzelne Antiepileptika empfiehlt sich in der Regel, auf Anwendung von Phenobarbital und Primidon sowie von Phenytoin, Carbamazepin, Valproat und Ethosuximid zu verzichten [17, 18, 160, 209]. Das Clonazepam, welches weniger porphyrinogen ist, kann versuchsweise verabreicht werden [19, 112]. Ansonsten erfolgt eine *Umstellung auf Brom* [19, 125, 160], die einzige Substanz, die antiepileptisch und nicht porphyriefördernd wirkt.

   Die Durchschnittsdosis von Bromsalzen, von denen vor allem das Kaliumbromatum (Dibrobe) angewendet wird, beträgt bei normalgewichtigen Erwachsenen 3 g täglich (50 mg/kg KG/Tag), verteilt auf 3 Gaben. Durch eine salzarme Diät sowie durch einen Kalziumzusatz – wie dies bei dem Calcium bromalactobionicum (Calcibronat) der Fall ist – wird die Bromwirkung potenziert [12].

   Die Halbwertszeit von Brom ist mit 12 Tagen extrem lang. Dies hat zur Folge, daß eine konstante Plasmakonzentration erst nach mehreren Behandlungswochen erreicht wird. Als „therapeutischer Bereich" gelten 1 000–2 000 mg/l (1–2 mg/ml). Die Überschneidungen mit toxischen Werten sind hier allerdings fließend, da bereits bei Plasmakonzentrationen von über 1 500 mg/l (1,5 mg/ml) unerwünschte Wirkungen auftreten können [207]. Zu ihnen gehören Bromakne bzw. Bromdermatitis oder gar ein als Bromismus bezeichneter Symptomenkomplex mit Müdigkeit, Apathie, gastrointestinalen Beschwerden und Gewichtsverlust bis zur Kachexie.

   Wegen seiner Toxizität und wesentlicher Konzentration in der Muttermilch soll bei Einnahme von Brom das Stillen verboten werden [88].

3. Im Falle eines *Status epilepticus* kann das oben erwähnte Calcibronat langsam i. v. appliziert werden. Gelingt es damit nicht, den Status zu unterbrechen, wird das (auch zur Therapie von eklamptischen Krämpfen und von Tetanus angewandte) Magnesium [19, 186] entweder in Form von i. v.-Injektionen der Firmenpräparate Magnesium-Diasporal bzw. Magnorbin oder als i. v.-Injektion von Magnesiumsulfat verabreicht. Dabei werden vorerst 2–4 g Magnesiumsulfat innert 15 Minuten injiziert. Darauf folgt eine Dauertropfinfusion in der 50 ml 20% Magnesiumsulfat in 450 ml 5% Glucoselösung enthalten sind. Mit 30 Tr./Min. wird ca. 1 g Magnesiumsulfat/Stunde zugeführt. Seine Tagesmenge sollte 20–30 g nicht überschreiten [101, 200]. Die anzustrebende Plasmakonzentration wird mit 2,5–4 mmol/l angegeben [90]. Die Diskussion darüber, ob Porphyriekranke im Status epilepticus auch mit i. v.-Injektionen von Diazepam (Valium), Clonazepam (Rivotril) oder Paraldehyd behandelt werden dürfen, ist noch nicht abgeschlossen. Diese Substanzen werden als weniger porphyriefördernd als Phenobarbital und Phenytoin, jedoch als nicht frei von porphyrinogenen Eigenschaften betrachtet [19, 159].

5 Behandlung eines Status epilepticus

5.1 Zur Frage der Terminologie und der Auslösungsfaktoren

Unter dem Begriff eines Status epilepticus verstand man ursprünglich restriktiv mehrere aufeinanderfolgende Grand mal-Anfälle ohne Rückkehr des Bewußtseins zwischen den einzelnen Krisen. Dies aufgrund der folgenden, aus dem Jahre 1824 stammenden, Beschreibung von CALMEIL [26]: „Il est des cas ou un accès à peine fini, un autre recommence, et successivement coup sur coup, si bien qu'on peut compter quarante, soixante accès sans interruption; c'est ce que les malades appellent entre eux état de mal. Le danger est pressant, beaucoup de malades succombent". Spätere Beobachtungen wiesen darauf hin, daß nicht nur Grand mal-Anfälle, sondern auch andere Anfallsformen statusartig – unter Umständen kontinuierlich und nicht aufeinanderfolgend – auftreten können. In dem von GASTAUT [64] herausgegebenen Wörterbuch der Epilepsie wird ein Status epilepticus wie folgt definiert: „Ein Zustand, der durch einen epileptischen Anfall von langer Dauer (prolongierter Anfall) oder durch wiederholte epileptische Anfälle in so kurzen Intervallen gekennzeichnet ist, daß daraus ein andauernder epileptischer Zustand entsteht."

Zu den häufigsten *Faktoren*, die bei einem Epilepsiekranken einen *Status epilepticus auslösen*, gehört ein plötzliches Absetzen von Antiepileptika, bzw. ein wesentlicher Abfall ihrer Plasmakonzentration infolge unregelmäßiger Medikamenteneinnahme oder Resorptionsstörungen im Rahmen von Infektionskrankheiten. Beginnt ein Anfallsleiden mit einem Grand mal-Status, muß – vor allem bei Erwachsenen – an die Möglichkeit eines zugrundeliegenden frontalen Hirntumors gedacht werden. Außerdem kann eine Reihe akuter Hirnaffektionen entzündlicher, vaskulärer, metabolischer oder traumatischer Genese zu einem Status epileptischer Anfälle, häufig (aber nicht ausschließlich) vom Grand mal-Typ, führen.

Als *Grundregel* gilt, daß ein Kranker im Status epilepticus *notfallmäßig hospitalisiert* werden soll.

5.2 Behandlung eines Grand mal-Status

5.2.1 Vor einer Spitaleinweisung

I. v.-Injektionen von *Diazepam (Valium, Diazemuls) oder* von *Clonazepam (Rivotril)* sind als nahezu gleichwertige Mittel 1. Wahl zu betrachten. Als einzige absolute *Kontraindikation* gilt die *Myasthenia gravis*.

– Die 10 mg (2 ml) *Valium-Ampullen* befinden sich in der Notfallapotheke eines jeden Mediziners. Die Richtdosis für Erwachsene ist 10–20 mg (1–2 Ampullen), für Kinder im Schulalter 5–10 mg (½–1 Ampulle). Die Injektionsgeschwindigkeit sollte 1 mg/Minute betragen. Das Diazepam kann u. U. auch rektal – als Mikroklysmen (Diazepam-Desitin, Stesolid) – verabreicht werden. Rektale Durchschnittsdosen für Erwachsene betragen 20–30 mg und für Kinder 10–15 mg.

- Der Inhalt einer 1 mg (1 ml) Ampulle von *Rivotril* muß unmittelbar vor Injektion mit 1 ml des zugehörigen Diluens vermischt werden. Die Richtdosis für Erwachsene ist hier 1–2 mg, für Schulkinder 0,5–1,0 mg, und die empfehlenswerte Injektionsgeschwindigkeit 0,2 mg/Minute. Das Rivotril soll bei i. v.-Verabreichung eine längere Wirkungsdauer als das Valium haben und wird deswegen häufig dem letzteren vorgezogen.

  Eine *Alternativ-Behandlung* besteht in i. v.-Injektion von *Phenobarbital (Luminal)*. Sie ist *kontraindiziert* bei Patienten mit *akuten Porphyrien* sowie bei jenen mit anderen *schweren Leberaffektionen* bzw. mit einer *terminalen Niereninsuffizienz*. Richtdosis für Erwachsene: 1 Amp. à 200 mg mit Injektionsgeschwindigkeit von 40 mg/Minute. Schulkindern werden 100–150 mg verabreicht. Im Gegensatz zu Diazepam und Clonazepam, deren Resorption bei i. m.-Applikation schlecht ist, kann das Phenobarbital auch i. m. gespritzt werden.

5.2.2 Stationäre (Spital-) Behandlung bei fortdauernden bzw. wiederaufgetretenen Krampfanfällen [1]

5.2.2.1 Allgemeine Maßnahmen

- Sicherstellung der Atmung. Bei Bedarf Mund, ev. auch intratracheal (Intubationsbereitschaft!), absaugen.
- Sauerstoffzufuhr über Maske oder Nasenkatheter.
- Kontrolle der Harnblasenfüllung, wenn notwendig Katheterisierung.

5.2.2.2 Medikamentöse Therapie bei Erwachsenen

Initialbehandlung mit Clonazepam (Rivotril) oder Diazepam (Valium). I. v.-Injektionen gemäß den unter 5.2.1 angegebenen Richtlinien.

Beim *Weiterbestehen der Krämpfe* Einleitung einer Hirnödem-Prophylaxe, z. B. mit 20% Mannitol-Lösung als i. v.-Kurzinfusion während 10 Minuten. Gesamtdosis 0,5 g/kg KG (bei 60 kg: 150 ml = 30 g). Besondere Vorsicht ist hier in Fällen mit intrakranieller Blutung oder Linksherzinsuffizienz angezeigt. Als Erhaltungstherapie: Furosemid (Lasix) 10–20 mg i. v. alle 6 Stunden solange erforderlich.

Bei Patienten, die unmittelbar *vor* Spitaleinweisung keine Benzodiazepin-Injektion erhielten, sollen unter Beatmungsbereitschaft weitere 1–2 mg Clonazepam oder 10–20 mg Diazepam appliziert werden.

Weiterbehandlung (sowohl beim Weiterbestehen, als auch nach Unterdrückung der Krämpfe).

Phenytoin (Epanutin, Phenhydan)

Kontra-Indikationen:

- Hyperosmolares, nicht ketoazidotisches Coma diabeticum.
- Schwere Leber- und Niereninsuffizienz.
- Akute Porphyrie.
- Sinuatrialer und hochgradiger atrioventrikulärer Block.

---

1 Bearbeitet in Berücksichtigung entsprechender Richtlinien der Abteilung für Intensivbehandlung (Chefarzt: Dr. F. Roth) des Inselspitals Bern

Durchschnittliche *Initialdosierung* bei ca. 60 kg schweren Patienten: 500 mg (=zwei 5 ml Ampullen à 250 mg) i.v. mit Applikationsgeschwindigkeit 50 mg/ Minute).

Wurden *die Anfälle unterdrückt*, dann:

- *Entweder:* 50 ml Phenhydan-Infusionskonzentrat (entsprechend 750 mg Phenytoin) verdünnt in 500 ml 0,9% Kochsalzlösung für die nächsten 12 Stunden in einem Mikrotropf-Infusionsbesteck, ca. 50 Tropfen/Minute. (Achtung: *Keine* gewöhnlichen 5 ml Phenhydan-Ampullen für Infusion benützen!)
- *Oder:* 2 Stunden nach der 1. Injektion eine weitere 5 ml Ampulle (250 mg) Phenytoin intravenös und dann noch in 6stündigen Abständen je eine halbe Ampulle (125 mg).
  In den ersten 24 Stunden darf insgesamt bis maximal 1 250 mg Phenytoin verabreicht werden.
- Am 2. Behandlungstag in *schweren Fällen* 750 mg entweder in Infusionsform oder in 3 i.v.-Injektionen von je 250 mg. In *leichteren Fällen* 500 mg, entweder in 2 i.v.-Injektionen à 250 mg oder peroral.

Niedrigere Dosierung unter Kontrolle der Plasmakonzentration bei Patienten, die mit Phenytoin vorbehandelt waren.

Wurden die Anfälle durch Initialinjektion von 500 mg Phenytoin *nicht unterdrückt*, kann nach 20 Minuten 250 mg (maximal 500 mg) Phenytoin zusätzlich, langsam und wenn möglich unter EKG-Kontrolle, injiziert werden.

Treten die Anfälle immer noch auf, wird *Phenobarbital (Luminal)* verabreicht.

Kontraindikationen: Schwere Nieren- und Leberschädigung sowie akute Porphyrie.

Vorsicht und Beatmungsbereitschaft wegen möglicher Atemdepression bei älteren; mit Rivotril oder Valium vorbehandelten Patienten.

Dosierung: Initial i.v. 200–400 mg (1–2 Ampullen à 1 ml = 200 mg). Wenn notwendig, zusätzliche 200 mg 30 Minuten später. Falls die Krämpfe unterdrückt wurden, wird 200 mg Phenobarbital vorerst in 6-, später in 8- und dann in 12stündigen Abständen entweder i.v. oder i.m., alternierend mit Phenytoin verabreicht.

Anstelle des Phenobarbitals wird in folgenden Fällen das *Clomethiazol (Distraneurin)* angewendet:

- Bei Kontraindikationen für Phenobarbital.
- Bei statusartigen Grand mal-Anfällen im Rahmen eines Alkohol-Prädelirs.
- Bei älteren mit Benzodiazepinen vorbehandelten Patienten, hier allerdings unter Beatmungsbereitschaft.

Dosierung: I.v.-Initialinjektion von 40–100 ml einer 0,8%igen Lösung (=320–800 mg Clomethiazol) innerhalb von 5 Minuten. Danach Dauertropfinfusion (10–20 Tropfen/Minute) von 500–1 000 ml während mehreren Stunden.

Bleiben *all diese Maßnahmen erfolglos*, muß der Patient vom Anästhesisten *intubiert* werden. Nebst leichter Hyperventilation (paCo$_2$ 30–35 mmHg; paO$_2$ 90–120 mmHg) wird eine Kurznarkose mit i.v.-Injektion von 250–500 mg *Thiopentalnatrium (Penthotal, Trapanal, Thiopental „Lentia")* eingeleitet. Applikationsgeschwindigkeit: 100 mg/Minute. Unmittelbar *vorher* wird, ebenfalls i. v., 0,5–0,75 mg *Atropin* gespritzt. Statt Penthotal kann auch *Etomidat (Hypnomidate)*, vorerst als Bolus (0,2–0,3 mg/kg KG), später per Infusionem (0,02 mg/kg KG/Minute) i. v. appliziert werden [190, 201]. Unter Umständen wird auch eine Stickoxydul (Lachgas)-Narkose durchgeführt.

5.2.2.3 *Medikamentöse Therapie bei Kindern im Schulalter*

Die *Richtdosis* von Clonazepam, Diazepam, Phenytoin und Phenobarbital entspricht der Hälfte einer Erwachsenendosis. *Pro 10 (zehn) kg KG* wird für i. v. Injektionen initial im Durchschnitt:

- 2,0 mg Diazepam oder
- 0,2 mg Clonazepam oder
- 80 mg Phenhydan oder
- 50 mg Phenobarbital

verabreicht.

In der Pädiatrie wird die notwendige Medikamentendosis häufig nicht nach Körpergewicht, sondern nach Körperoberfläche errechnet [192, 195]. Zur Bestimmung der letzteren dienen die in Tabelle 4 aufgeführten Daten. Pro 1 m² Körperoberfläche soll dann die i. v. Initialdosis von Diazepam (Valium) 5–10 mg und von Phenytoin (Epanutin, Phenhydan) 300 mg betragen. Für eine i. v.-Diazepam-Dauertropfinfusion werden Dosen von 15–20 mg/m²/6 Stunden empfohlen [194]. Wie wir es bereits auf S. 27 erwähnt haben, darf man dabei einer 250-ml-Infusionslösung – wegen Ausfallgefahr – nicht mehr als 20 mg Diazepam zusetzen und auch keine anderen Medikamente beimischen. Wohl besser für diese Applikationsart geeignet wäre die vor kurzem unter dem Firmennamen Diazemuls kommerzialisierte Öl in Wasser Emulsion, in der das Diazepam in der Ölphase gelöst ist, bzw. die „Valium" Roche-Mischmizellenlösung.

Im Falle eines, bei Kindern häufiger als bei Erwachsenen zu beobachtenden, *Status rein tonischer Anfälle* sollten Benzodiazepine nicht angewendet werden, da sie u. U. diese Anfallsform fördern können (s. S. 27). Bei Therapieresistenz auf Phenytoin and Phenobarbital, kommt hier eine rektale Behandlung mit *Chloral-*

Tabelle 4. Schätzung der Körperoberfläche bei bekanntem Körpergewicht bei proportionierten Kindern. (Aus: VASSELLA [192])

Gewicht (kg)	Körperoberfläche (m²)
4	0,25
5	0,3
10	0,5
15	0,7
20	0,8
30	1,0
40	1,3
50	1,5

hydrat in Frage. Die kommerzialisierten 3 ml Chloralhydrat-Rectiolen enthalten 0,6 g Aktivsubstanz. Als Durchschnittsdosis zur Statusbehandlung beim Schulkind sind 2 g (3 bis maximal 4 Rektiolen) zu betrachten [57].

Betreffend des Verabreichungsmodus und des Dosierungsschemas des als ultima ratio anzuwendenden Paraldehyds sind die Literaturangaben sehr kontrovers [43, 57].

5.3 Behandlung eines Status anderer epileptischer Anfallsformen

Die Behandlung eines Status fokal-motorischer (Jackson- oder Adversiv-) bzw. psychomotorischer Anfälle unterscheidet sich kaum von jener eines Grand mal-Status. Es ist einzig zu berücksichtigen, daß verschiedene Narkosemittel, u. a. die auf Seiten 175/176 erwähnten Thiopenthalnatrium und Etomidat, paradoxerweise fokale epileptogene EEG-Entladungen gelegentlich aktivieren können [63, 144].

Bei einem diskontinuierlichen Absencen-Status bzw. einem kontinuierlichen Petit mal-Status (s. S. 63) ist Clonazepam (Rivotril) die Therapie der Wahl. Es wird i. v., bei Erwachsenen 1–2(3) mg, bei Kindern im Schulalter 0,5–1,0 (1,5) mg, langsam (0,2 mg/Minute) injiziert. Bei Bedarf kann nach 3–4 Stunden die gleiche Dosis wiederholt, oder aber eine Clonazepam oder Diazepam-Dauertropfinfusion appliziert werden. *Phenytoin ist hier kontraindiziert.*

6 Orale Antiepileptika-Einnahme (in anderen Fällen als ein Status epilepticus) nicht möglich – Was tun?

Im Falle von Schluckstörungen verschiedener Genese, bei länger anhaltendem Erbrechen, bei Durchfall, am Tage einer in Narkose durchgeführten Operation, und auch sonst bei bewußtlosen Patienten, ist eine orale Einnahme von Antiepileptika nicht möglich, bzw. ihre gastrointestinale Resorption gestört. Um einen plötzlichen Abfall der Plasmakonzentration und die Gefahr eines Anfallsrezidivs oder gar eines Status epilepticus zu vermeiden, soll man hier Antiepileptika auf anderem Wege zuführen [106].

Phenytoin und Phenobarbital sind in Form von Injektionen verfügbar. Das Phenytoin sollte in der Regel intravenös, und   wegen einer schlechten Gewebe-resorption und zu niedrigem Plasmaspiegel – nur ausnahmsweise intramuskulär (s. S. 158) appliziert werden. Beim Phenobarbital sind sowohl intravenöse als auch intramuskuläre Injektionen möglich. Clonazepam oder Diazepam sollten wegen ihrer kurzen Wirkungsdauer, wenn möglich in Form von i. v.-Dauertropf-infusionen und nicht als Injektionen, verabreicht werden. Zur Verfügung stehen auch 5 und 10 mg Diazepam-Mikroklysmen (Diazepam-Desitin, Stesolid). Ihre Resorption ist besser als die von gleich dosierten Valium-Suppositorien. Verfügbar sind schließlich noch die, bereits oben erwähnten, Chloralhydrat-Rectiolen.

Anti-Absencen-Mittel (Valproat, Ethosuximid) können u. U. durch Magensonde, hingegen weder rektal, noch parenteral verabreicht werden. Als Ersatzmedikation kommen vor allem Diazepam-Mikroklysmen in Frage. In Berücksichti-

gung der Tatsache, daß Somnolenz das Auftreten von Absencen fördert, sollte
hier das – bei höherer Plasmakonzentration hypnogen wirkende – Diazepam
möglichst niedrig dosiert werden.

7 Wann soll die Plasmakonzentration der Antiepileptika bestimmt werden?

Aufgrund der empfohlenen Tagesdosis allein ist man nicht imstande, die Plasmakonzentration eines Medikamentes vorauszusehen, da diese durch eine Reihe von
Faktoren beeinflußt wird. Zu diesen gehören, nebst dem Regelmäßigkeitsgrad
der Medikamenteneinnahme („compliance"), auch die galenische Form des Prä-
parates, die Resorptionsfähigkeit des Magendarmtraktes, die Suffizienz hepatischer und renaler Funktionen sowie der Grad der Proteinbindung des Medikamentes, der durch eine eventuelle Co-Medikation wesentlich modifiziert werden
kann [212].

Die *Bestimmung der Plasmakonzentration* der Antiepileptika ist *immer dann
angezeigt* wenn:

- Nach Einleitung einer mittelhoch dosierten Therapie, und der für das Erreichen einer konstanten Plasmakonzentration notwendigen Latenzzeit (s. Ta-
  belle 3, S. 155), immer noch epileptische Anfälle auftreten.
- Klinische und/oder EEG-Befunde eine beginnende medikamentöse Intoxika-
  tion vermuten lassen.
- Besondere Umstände (Schwangerschaft, Infektionskrankheiten, Leber- oder
  Niereninsuffizienz) die Plasmakonzentration der Antiepileptika modifizieren
  könnten.
- Infolge einer Zusatztherapie die Wahrscheinlichkeit medikamentöser Interak-
  tionen besteht.
- Ein Neugeborenes bzw. ein Säugling von einer mit Antiepileptika behandelten
  Mutter (s. S. 168) gestillt wird.

Um vergleichbare Werte bei Kontrolluntersuchungen zu erhalten, sollte
man – und dies besonders bei Substanzen mit einer kürzeren Halbwertszeit (Primidon, Valproat, Carbamazepin) – die *Blutentnahme jeweils am Morgen,* vor der
Medikamenteneinnahme, durchführen. Die zur Untersuchung notwendige
Menge beträgt 5 ml frischen oder 2 ml abzentrifugierten Blutes. Auf S. 169 haben
wir bereits darauf hingewiesen, daß das zur Bestimmung der Plasmakonzentration am häufigsten angewandte enzymatisch-immunologische (EMIT) Verfahren
bei phenytoinbehandelten Patienten mit Niereninsuffizienz falsche, zu hohe,
Werte ergeben kann. In solchen Fällen sind chromatographische Methoden zu-
verlässiger.

In anderen Situationen, insbesondere dann, wenn ein mit mittleren Dosen eines
Antiepileptikums behandelter Patient anfallsfrei ist und keine Zeichen einer Intoxikation aufweist, *sollte man auf die Bestimmung der Plasmakonzentration verzichten.* Hat man dennoch diese Bestimmung durchgeführt und dabei Werte außerhalb des „therapeutischen Bereiches" erhoben, sollte man von einer Modifikation
der Medikamentendosis absehen. Dies, in Berücksichtigung der Tatsache, daß

Ansprechbarkeit auf Antiepileptika und Intoxikationsschwelle individuell verschieden sind, und somit die Angaben betr. des „therapeutischen Bereiches" lediglich Richtwerte darstellen. Bei einigen Patienten sind Plasmakonzentrationen unterhalb des „therapeutischen Bereiches" bereits antiepileptisch wirksam. Andere benötigen und tolerieren Konzentrationen, die oberhalb dieses Bereiches liegen.

8 Indikationen zu einer chirurgischen Epilepsie-Therapie

In allen Fällen, bei denen epileptische Anfälle durch einen Hirntumor bzw. Hirnabszeß oder durch ein Aneurysma bzw. eine arteriovenöse zerebrale Mißbildung bedingt sind, soll die Operabilität des Grundleidens durch einen Neurochirurgen abgeklärt werden.

Bei der Gruppe idiopathischer Epilepsien (mit Absencen, Impulsiv-Petit maloder Grand mal-Anfällen) kommt eine operative Behandlung nicht in Frage.

Bei Patienten mit residualen, fokalen motorischen oder psychomotorischen Epilepsien ist die Indikation zu einer solchen Behandlung sehr begrenzt. Sie sollte in der Regel erst dann in Betracht gezogen werden, wenn es nach jahrelanger ambulanter und stationärer pharmakologischer Therapie nicht gelungen ist, Anfälle starker Intensität unter Kontrolle zu halten. Dies bei Patienten nach abgeschlossener Pubertät, bei denen die klinisch-elektroenzephalographische Symptomatik ein umschriebenes epileptogenes Areal in jener Hirnregion anzeigt, deren eventuelle operative Entfernung keine wesentlichen neurologischen Ausfälle zur Folge hätte [202]. Vorangehend sollten die Lokalisation und Ausdehnung des Herdes mit Hilfe stereo-elektroenzephalographischer, intrazerebraler Ableitung (SEEG) abgeklärt werden.

Relativ am häufigsten operiert werden Patienten mit epileptogenen Herden im temporolimbischen Bezirk. Es wird bei ihnen vor allem entweder eine vordere bzw. „Zwei-Drittel-Temporallappen-Resektion" [44, 95] oder eine „selektive Amygdalohippokampektomie" [203] durchgeführt. Unter den extratemporalen Operationen stehen an 1. Stelle frontale, vor allem subtotale Lobektomien [153]. Hemisphärektomien werden – wegen Gefahr ernster Spätkomplikationen in Form einer zerebralen Hämosiderose – in den letzten Jahren nur noch subtotal praktiziert [154]. In extrem seltenen Fällen einer operativen Behandlung von Patienten mit therapieresistenten generalisierten Epilepsien kommt u. U. eine Balkensektion (Kommissurotomie) in Frage [65].

Bei strenger Indikationsstellung sind die Resultate einer chirurgischen Epilepsiebehandlung ermutigend. Von den in der Neurochirurgischen Universitätsklinik Zürich mehrheitlich am Temporallappen operierten 172 Patienten wurden 59% vollständig oder nahezu vollständig anfallsfrei, bei weiteren 26% trat eine „lohnenswerte" Besserung, und nur bei 15% keine Besserung auf [202].

Literatur zu Kapitel VIII

1. Agarwal BN, Cabebe FG, Hoffmann BJ (1977) Diphenylhydantoin – induced acute renal failure. Nephron 18:249–251
2. Albert J, Waldburger M (1983) Forme chronique d'algoneurodystrophie secondaire au traitement de phénobarbital. Rev med (Praxis) 24:1679–1682
3. Arbeitsgruppe für das AFP-Screening in der Schweiz (1985) Früherfassung kindlicher Mißbildungen des Rückenmarkes und des Gehirns: Das AFP-Screening – Ergebnisse einer Studie bei 16 000 schwangeren Frauen in der Schweiz. Schweiz Aerzte Ztg 66:274–284
4. Asconapé JJ, Penry JK (1982) Use of antiepileptic drugs in the presence of liver and kidney disease: A review. Epilepsia 23 (Suppl 1) 65–79
5. Back DJ, Bates M, Bowden A, Breckenridge AM, Hall MJ, Jones H, Maclever M, Orme M, Perucca E, Richens A, Rowe PH, Smith E (1980) The interaction of phenobarbital and other anticonvulsants with oral contraceptive steroid therapy. Contraception 22:495–503
6. Ballenger CE, Lucke JF, King DW, Gammal TE, Brooks BS, Green JB (1982) Cerebellar atrophy in epilepsy and headache: Lack of relationship to phenytoin. Neurology 32:910–912
7. Bar S, Feller N, Savir H (1983) Presenil cataracts in phenytoin-treated epileptic patients. Arch Ophthalmol 101:422–425
8. Battino D, Avanzini G, Bossi L, Canger R, Como ML, Croci D, Spina S (1982) Monitoring of antiepileptic drugs plasma levels during pregnancy and puerperium. In: Janz D et al (eds) Epilepsy, Pregnancy and the Child, p. 147–154. Raven Press, New York
9. Battino D, Binelli S, Bossi L, Como ML, Croci D, Cusi C, Avanzini G (1984) Changes in primidone/phenobarbitone ratio during pregnancy and the puerperium. Clin Pharmacokin 9:252–260
10. Beck-Mannagetta G, Drees B, Janz D (1982) Malformations and minor anomalies in the offspring of epileptic parents: a retrospective study. In: Janz D et al (eds) Epilepsy, Pregnancy and the Child, p. 317–323. Raven Press, New York
11. Bickerstaff ER (1975) Neurological complications of oral contraceptives. Clarendon Press, Oxford
12. Bing R (1940) Lehrbuch der Nervenkrankheiten. 6. Auflage, p. 585–588. Schwabe, Basel
13. Bjerkedal T, Czeizel A, Goujard J, Kallen B, Mastroiacova P, Nevin N, Oakley G, Robert E (1982) Valproic acid and spina bifida. Lancet II/1096 u. 1172
14. Blom S (1962) Trigeminal neuralgia: Its treatment with a new anticonvulsant drug (G-32883). Lancet I/839–840
15. Boenigk HE, Lorenz JH, Jürgens U (1984) Aktuelle Erfahrungen mit Bromiden zur Behandlung generalisierter Epilepsien. 25. Jubiläumstagung der Deutschen Sektion der Intern. Liga gegen Epilepsie in Kehl. Zusammenfassungen der Referate, S 139
16. Bonduelle M, Bouygues P, Sallou C, Chemaly R (1964) Bilan de l'expérimentation clinique de l'anti-épileptique G 32883 [5-Carbamoyl-5-H-dibenzo-(b, f) azépine]. Résultats de 89 observations. In: Bradley PB, Flügel F, Hock PH (eds) Proc. I'I Congr. Intern. Neuro-Psychopharmac. München 1962, Vol. 3, p. 312–315. Elsevier, Amsterdam
17. Bonkowsky HL (1981) Carbamazepine in seizure management in acute intermittent porphyria. Reply from the author. Neurology 31:1579
18. Bonkowsky HL, Sinclair PR, Emery S, Sinclair JF (1980) Seizure management in acute hepatic porphyria: Risks of valproate and clonazepam. Neurology 30:588–592
19. Bonkowsky HL, Shedlofsky SI, Sinclair PR (1982) Seizure management and hepatic porphyrias. Reply from the authors. Neurology 32:1410
20. Booker HE (1972) Primidone. Relation of plasma levels to clinical control. In: Woodbury DM, Penry JK, Schmidt RP (eds) Antiepileptic Drugs, p. 373–376. Raven Press, New York
21. Booker HE (1972) Primidone. Toxicity. In: Woodbury DM, Penry JK, Schmidt RP (eds) Antiepileptic Drugs, p. 377–383. Raven Press, New York
22. Bossi L (1982) Neonatal period including drug disposition in newborns: Review of literature. In: Janz D et al (eds) Epilepsy, Pregnancy and the Child, p. 327–341. Raven Press, New York

23. Browning RA, Maynert EW (1972) Phenobarbital, mephobarbital and metharbital. Toxicity. In: Woodbury DM, Penry JK, Schmidt RP (eds) Antiepileptic Drugs, p. 345–351. Raven Press, New York

24. Buchanan RA (1972) Ethosuximide. Toxicity. In: Woodbury DM, Penry JK, Schmidt RP (eds) Antiepiletic Drugs, p. 449–454. Raven Press, New York

25. Burgess ED, Friel PN, Blair AD, Raisy VA (1981) Serum phenytoin concentrations in uremia. Ann Intern Med 94:59–60

26. Calmeil LF (1824) De l'épilepsie, étudiée sous le rapport de son siège et de son influence sur la production de l'aliénation mentale. Thèse. Didot le jeune, Paris

27. Chadwick D, Reynolds EH, Marsden CD (1976) Anticonvulsant-induced dyskinesias: a comparison with dyskinesias induced by neuroleptics. J Neurol, Neurosurg, Psychiatr 39:1210–1218

28. Chadwick D, Shaw MDM, Foy P, Rawlins MD, Turnbull DM (1984) Serum anticonvulsant concentrations and the risk of drug induced skin eruptions. Neurol Neurosurg Psychiat 47:642–644

29. Chalk JB, Ridgeway K, Brophy T, Yelland JDN, Eadie MJ (1984) Phenytoin impairs the bioavailability of dexamethasone in neurological and neurosurgical patients. J Neurol, Neurosurg, Psychiat 47:1087–1090

30. Chapman A, Keane PE, Meldrum BS, Simiand J, Vernieres JC (1982) Mechanisms of anticonvulsant action of valproate. Progr Neurobiol 19:315–359

31. Christiansen C, Rodbro P, Tjellesen L (1983) Pathophysiology behind anticonvulsant osteomalacia. Acta Neurol Scand 67, Suppl 94:21–28

32. Cleland P (1983) The female with epilepsy: pros and cons of anticonvulsant therapy. In: Jeavons PM, Anfield L (eds) Third International Symposium on Sodium Valproate. Br J Clin Pract, Symp Suppl 27:42–47

33. Clifford DB (1984) Seizures and pregnancy. Am Fam Physician 29:271–275

34. Committee on Drugs (1982) Valproic acid: Benefits and risks. Pediatrics 70:316–318

35. Coulam CB, Annegers JF (1979) Do anticonvulsants reduce the efficacy of oral contraceptives? Epilepsia 20:519–526

36. Coulter DL, Allen RJ (1979) Pancreatitis associated with valproic acid therapy for Epilepsy. Ann Neurol 7:92

37. Dam M (1972) Diphenylhydantoin. Neurologic Aspects of Toxicity. In: Woodbury DM, Penry JK, Schmidt RP (eds) Antiepileptic Drugs, p. 227–235. Raven Press, New York

38. Dam M, Dam AM (1984) Epilepsie et grossesse. Epilepsie-Informationsblatt der Schweizerischen Liga gegen Epilepsie 4:2–11

39. Danner R (1983) Nebenwirkungen von Phenytoin und Carbamazepin auf elektrophysiologische Funktionen des peripheren Nervensystems. Nervenarzt 54:530–534

40. Dansky L, Andermann E, Shervin AL, Andermann F (1982) Plasma levels of phenytoin during pregnancy and puerperium. In: Janz D et al (eds) Epilepsy, Pregnancy and the Child, p. 155–162. Raven Press, New York

41. Dayer P (1982) Einige klinische Untersuchungen zur Behandlung von Patienten mit Niereninsuffizienz. Sandorama 1:40–42

42. Deisenhammer E, Schwarzbach H, Sommer R (1982) Erhöhung der Gamma-GT bei antikonvulsiver Therapie. Wien klin Wschr 94:584–585

43. Delgado-Escueta AV, Wasterlan C, Treiman DM, Porter RJ (1982) Current concepts in neurology: Management of status epilepticus. N Engl J Med 306:1337–1340

44. Delgado-Escueta AV, Treiman DM, Walsh GO (1983) The treatable epilepsies. Second of two parts (1983) N Engl J Med 308:1576–1584

45. Dutton P (1958) Phenytoin toxicity with associated meningeal reaction. J Ment Sci 104:1165–1166

46. Editorial (1982) Valproate and malformations. Lancet II/1313–1314

47. Egenaes J (1982) Outcome of pregnancy in women with epilepsy – Norway, 1967 to 1978: Complications during pregnancy and delivery. In: Janz D et al (eds) Epilepsie, Pregnancy and the Child, p. 81–90. Raven Press, New York

48. Egerton Vernon JM, Fisk MJ, Snell AP (1983) Phenytoin-induced hepatotoxity. N Z Med J 96:467–469

49. Encinoza O (1974) Nerve conduction velocity in patients on long-term diphenylhydantoin therapy. Epilepsia 15:147–154

50. Fabro S, Brown NA (1979) Teratogenic potential of anticonvulsants. N Engl J Med 300:1280–1281

51. Fedrick J (1973) Epilepsy and pregnancy: A report from Oxford record linkage study. Br Med J 2:442–448

52. Ferrendelli JA, Kupferberg HJ (1980) Antiepileptic Drugs. Succinimides. In: Glaser GH, Penry JK, Woodbury DM (eds) Antiepileptic Drugs: Mechanisms of Action. Advances in Neurology, Vol 27:587–596. Raven Press, New York

53. Fincham RW, Schottelius DD, Sahs AL (1974) The influence of diphenylhydantoin on primidone metabolism. Arch Neurol (Chicago) 30:259–262

54. Finnell RJ, Chernoff GF (1984) Editorial comment: Genetic background: The elusive component in the fetal hydantoin syndrome. Am J Medic Genet 19:459–462

55. Finnell RJ, Chernoff GF (1984) Variable patterns of malformation in the mouse fetal hydantoin syndrome. Am J Medic Genet 19:463–471

56. Friis ML (1983) Antiepileptic drugs and teratogenesis. How should patients, doctors and authorities be counselled? Acta Neurol Scand 67, Suppl 94:39–43

57. Fröscher W (1976) Therapie des Status epilepticus. Schattauer, Stuttgart New York

58. Fröscher W, Hoffmann F (1983) Dupuytrensche Kontraktur und Phenobarbitaleinnahme bei Epilepsie-Patienten. Nervenarzt 54:413–419

59. Fuchs T, Seubert A, Seubert S, Ippen H (1980) Anticonvulsant-induced unclassified porphyria. Int J Biochem 12:955–957

60. Gallagher BB, Baumel IP (1972) Primidone. Absorption, distribution, and excretion. In: Woodbury DM, Penry JK, Schmidt RP (eds) Antiepileptic Drugs, p. 357–359. Raven Press, New York

61. Gallagher BB, Baumel IP (1972) Primidone. Biotransformation. In: Woodbury DM, Penry JK, Schmidt RP (eds) Antiepileptic Drugs, p. 361–366. Raven Press, New York

62. Gambertoglio JG, Lauer RM (1981) Use of neuropsychiatric drugs. In: Anderson RJ, Schreier RW (eds) Clinical Use of Drugs in Patient with Kidney and Liver Disease, p. 276–295. Saunders, Philadelphia-London-Toronto-Sydney

63. Gancher S, Laxer KD, Krieger W (1984) Activation of epileptogenic activity by etomidate. Anesthesiology 61:616–618

64. Gastaut H (1976) Wörterbuch der Epilepsie. Deutsche Übersetzung und Bearbeitung von J. Kugler. Hippokrates, Stuttgart

65. Gates JR, Leppik IE, Yap J, Gumnit RJ (1984) Corpus callosotomy: Clinical and electroencephalographic effects. Epilepsia 25:308–316

66. Geraldini C, Faedda MT, Sideri G (1984) Anticonvulsant therapy and its possible consequences on peripheral nervous system: A neurographic study. Epilepsia 25:502–505

67. German I, Kowal A, Ehlers KH (1970) Trimethadione and human teratogenesis. Teratology 3:349–361

68. Gerson WT, Fine DG, Spielberg SP, Sensenbrenner LL (1983) Anticonvulsant-induced aplastic anemia: Increased susceptibility to toxic drug metabolites in vitro. Blood 61:889–893

69. Glaser GH (1972) Diphenylhydantoin. Toxicity. In: Woodbury DM, Penry JK, Schmidt RP (eds) Antiepileptic Drugs, p. 219–226. Raven Press, New York

70. Goldberg MA (1980) Phenytoin: Binding. In: Glaser GH, Penry JK, Woodbury DM (eds) Antiepileptic Drugs: Mechanisms of Action. Advances in Neurology, Vol. 27: p. 323–337. Raven Press, New York

71. Goldberg MA (1980) Phenobarbital: Binding. In: Glaser GH, Penry JK, Woodbury DM (eds) Antiepileptic Drugs: Mechanisms of Action. Advances in Neurology, Vol. 27: p. 501–504. Raven Press, New York

72. Goldring JM, Blaustein MP (1980) Barbiturates: Physiological effects II. In: Glaser GH, Penry JK, Woodbury DM (eds) Antiepileptic Drugs: Mechanisms of Action. Advances in Neurology, Vol. 27: p. 523–531. Raven Press, New York

73. Gram L, Bentsen KD (1984) Controlled and comparative trials of valproate performed in Europa and Asia. Epilepsia 25 (Suppl 1):32–39

74. Halama P (1984) Chronische Hepatopathien durch Antikonvulsiva. Die therapeutische Wirkung von Silymarin. Therapiewoche 34:2267–2274
75. Hamilton DV (1978) Carbamazepine and heart block. Lancet I/1365
76. Handley R, Stewart ASR (1952) Mysoline: A new drug in the treatment of epilepsy. Lancet I/742–744
77. Hansen JM, Siersbaek-Nielsen K, Kristensen M, Skovsted L, Christensen LK (1971) Effect of diphenylhydantoin on the metabolism of dicoumarol in man. Acta med Scand 189:15–19
78. Hassell T, O'Donnell J, Pearlman J, Tesini D, Murphy T, Best H (1984) Phenytoin induced gingival overgrowth in institutionalized epileptics. J clin Periodontol II:242–253
79. Hauptmann A (1912) Luminal bei Epilepsie. Münch med Wschr 69:1907–1909
80. Herzberg L (1978) Carbamazepine and bradycardia. Lancet I/1097–1098
81. Hess B, Keusch G, Fluckiger J, Binswanger U (1984) Zur Pharmakokinetik von Phenytoin bei kontinuierlicher ambulanter Peritonealdialyse. 2 Fälle und kurze Literaturübersicht. Schweiz Med Wschr 114:16–19
82. Hess CW (1980) Das Carbamazepin. Schweiz Rundschau Med (Praxis) 69:803–808
83. Hiilesmaa VK (1983) Evaluation of placental function in women on antiepileptic drugs. Perinat Med 11:187–192
84. Hill RM (1982) The advisability of increasing antiepileptic drug dosage during pregnancy. In: Janz D et al (eds) Epilepsy, Pregnancy and the Child, p. 163. Raven Press, New York
85. Höglmeier H, Wenzel U (1969) Zerebellarer Dauerschaden durch vorübergehende Hydantoinüberdosierung. Dtsch med Wschr 94:1330–1332
86. Holm E, Kelleter R, Heinemann H, Hamann KF (1970) Elektrophysiologische Analyse der Wirkung von Carbamazepin auf das Gehirn der Katze. Pharmakopsychiat Neurol Psychopharmakol 3:187–200
87. Hruby K, Lenz K, Druml W, Kleinberger G (1982) Erfahrungen mit akuten Vergiftungen durch Carbamazepin. Nervenarzt 53:414–418
88. Hüter J (1970) Übergang von Medikamenten in die Muttermilch und Nebenwirkungen beim gestillten Kind, S. 29. Thieme, Stuttgart
89. Iivanainen M, Savolainen H (1983) Side effects of phenobarbital and phenytoin during long-term treatment of epilepsy. Acta Neurol Scand 68, Suppl 97:49–67
90. James MFM, Manson EDM (1985) The use of magnesium sulphate infusions in the management of very severe tetanus. Intensive Care Med 11:5–12
91. Janz D (1969) Die Epilepsien. Thieme, Stuttgart
92. Janz D (1982) Antiepileptic drugs and pregnancy: Altered utilization pattern and teratogenesis. Epilepsia 23 (Suppl. 1):53–63
93. Janz D, Schmidt D (1974) Anti-epileptic drugs and failure of oral contraceptives. Lancet I/1113
94. Jeavons PM (1984) Non-dose-related side effects of valproate. Epilepsia 25 (Suppl. 1):50–55
95. Jensen I (1975) Temporal lobe surgery around the world. Acta Neurol Scand 52:354–373
96. Johnston D (1984) Valproic acid: Update on its mechanisms of action. Epilepsia 25 (Suppl. 1):1–4
97. Karbowski K (1976) Der Petit mal-Status. Schweiz med Wschr 106:973–981
98. Karbowski K, Wegmüller E (1983) Epileptische Anfälle und Myoklonien bei Niereninsuffizienz. Schweiz Rundschau Med (Praxis) 72:832–839
99. Kaspar U (1980) Das Diphenylhydantoin. Schweiz Rundschau Med (Praxis) 69:795–802
100. Klotz U, Rapp T, Müller WA (1978) Disposition of valproic acid in patients with liver disease. Eur J Clin Pharmacol 13:55–60
101. Knoche E, Traub E, Schuhmann RA (1983) Sofortmaßnahmen bei schwerer Präeklampsie und eklamptischem Anfall. Notfallmedizin 9:1178–1192
102. Koch S, Göpfert-Geyer I, Jäger-Roman E, Jakob S, Huth H, Hartmann A, Rating D, Helge H (1983) Antiepileptika während der Schwangerschaft. Eine prospektive Studie über Schwangerschaftsverlauf, Fehlbildungen und kindliche Entwicklung. Dtsch med Wschr 108:250–257
103. Kohl PK (1978) Das Mißbildungsrisiko der antiepileptischen Therapie. Deutsche Sektion der Intern. Liga gegen Epilepsie. Rundbrief 61:31–32

104. Körner E, Ladurner G, Enge S, Lechner H (1983) Hydantoinintoxikation: Klinik, Labor und EEG. Nervenarzt 54:548–552
105. Kruse R (1977) Ambulante Epilepsiebehandlung. Wichtige Gesichtspunkte für die Durchführung einer medikamentösen Langzeittherapie in der Praxis. Schweiz Rundschau Med (Praxis) 66:1359–1371
106. Kruse R (1982) Rektale und parenterale Ersatzmedikation der antiepileptischen Langzeittherapie bei Operationen in Allgemeinanästhesie. In: Opitz A, Degen R, Kugler J (Hrsg) Anästhesie bei Epileptikern und Behandlung des Status epilepticus, p. 65–88. Editiones „Roche"
107. Kutt H (1984) Interactions between anticonvulsants and other commonly prescribed drugs. Epilepsia 25 (Suppl 2):118–131
108. Kutt H, Winters W, Scherman R, McDowell F (1964) Diphenylhydantoin and phenobarbital toxicity. The role of liver disease. Arch Neurol 11:649–656
109. Kutt H, Solomon GE (1980) Antiepileptic Drugs. Phenytoin: Relevant side effects. In: Glaser GH, Penry JK, Woodbury DM (eds) Antiepileptic Drugs: Mechanisms of Action, p. 435–445. Raven Press, New York
110. Ladefoged SD, Mogelvang JC (1982) Total atrioventrikular block with syncopes complicating carbamazepine therapy. Acta Med Scand 212:185–186
111. Lankisch PG (1980) Akute Pankreatitis unter antikonvulsiver Therapie mit Natriumvalproat (Ergenyl). Dtsch med Wschr 105:905
112. Larson AW, Wasserstrom WR, Felsher BF, Shih JC (1978) Posttraumatic epilepsy and acute intermittent porphyria: Effects of phenytoin, carbamazepine and clonazepam. Neurology 28:824–828
113. Laxer KD, Robertson LT, Julien RM, Dow RS (1980) Phenytoin: Relationship between cerebellar function and epileptic discharges. In: Glaser GH, Penry JK, Woodbury DM (eds) Antiepileptic Drugs: Mechanisms of Action. Advances in Neurology, Vol 27: p. 415–427. Raven Press, New York
114. Letteri JM, Mellk H, Louis S, Kitt H, Durante P, Glazko A (1971) Diphenylhydantoin metabolism in uremia. N Engl J Med 285:648–652
115. Levitan Z, Samberg I, Peled R, Sharf M (1983) Fetal heart rat during maternal grand mal epileptic seizures. J Foetal Med 3:59–62
116. Levy RH (1984) Variability in level-dose ratio of valproate: Monotherapy versus polytherapy. Epilepsia 25 (Suppl. 1):10–13
117. Levy RH, Moreland TA (1984) Clinical pharmacokinetics of sodium-valproate, carbamazepine and phenytoin. Schweiz Rundschau Med (Praxis) 73:159–163
118. Lindhout D, Höppener RJEA, Meinardi H (1984) Teratogenicity of antiepileptic drug combinations with special emphasis on epoxidation (of Carbamazepine). Epilepsy 25:77–83
119. Liponi DF, Winter ME, Tozer TN (1984) Renal function and therapeutic concentrations of phenytoin. Neurology 34:395–397
120. Livingston S (1972) Comprehensive management of epilepsy in infancy, childhood and adolescence. Thomas, Springfield-Illinois
121. Livingston S, Petersen D, Boks LL (1955) Hypertrichosis occuring in association with Dilantin therapy. J Pediatr 47:351–352
122. Loiseau P (1984) Rational us of Valproate: Indications and drug regimen in epilepsy. Epilepsia 25 (Suppl 1):65–72
123. Lorgé M (1963) Klinische Erfahrungen mit einem neuen Antiepilepticum, Tegretol (G 32883), mit besonderer Wirkung auf die epileptische Wesensveränderung. Schweiz med Wschr 93:1042–1047
124. Lorgé M (1964) Über ein neuartiges Antiepileptikum der Iminostilbenreihe (G 32883). In: Bradley PB, Flügel F, Hock PH (eds) Proc. III Congr. Intern. Neuro-Psychopharmac. München 1962, Vol. 3, p. 299–302. Elsevier, Amsterdam
125. Magnussen CR, Doherty JM, Hess RA, Tschudy DP (1975) Grand mal seizures and acute intermittent porphyria. Neurology 25:1121–1125
126. Majewski F, Raff W, Fischer P, Huenges R, Petruck F (1980) Zur Teratogenität von Antikonvulsiva. Dtsch med Wschr 105:719–723

127. Majewski F, Steger M, Richter B, Gill J, Rabe F (1981) The teratogenicity of hydantoins and barbiturates in humans, with considerations on the etiology of malformations and cerebral disturbances in the children of epileptic parents. Int J Biol Res Pregnancy 2:37–45

128. Malherbe C, Burrill KC, Levin SR, Karam JH, Forsham PH (1972) Effect of diphenylhydantoin on insulin secretion in man. N Engl J Med 286:339–342

129. Mattson RH, Cramer JA (1980) Valproic and ethosuximide interaction. Ann Neurol 7:583–584

130. Mauguière F, Courjon J (1983) Les effect secondaires des médicaments antiépileptiques (données recentes). Lyon méd 249:193–198

131. Maxwell JD (1976) Enzyme induction and drug sensitivity in hereditary hepatic porphyria. In: Richens A, Woodford FP (eds) Anticonvulsant drugs and enzyme induction, p. 137–145. Elsevier, Amsterdam

132. McCarthy LJ, Aguilar JC, Ransburg R (1979) Fatal benign phenytoin lymphadenopathy. Arch Intern Med 139:367–368

133. Merritt HH, Putnam TJ (1938) Sodium diphenyl hydantoinate in treatment of convulsive disorders. JAMA 111:1068–1073

134. Meunier H, Carraz G, Meunier Y, Eymard P, Aimard M (1963) Propriétés pharmacodynamiques de l'acide n-dipropylacétique. I. Propriétés antiépileptiques. Thérapie 18:435–438

135. Meyer UA (1983) Porphyrie. In: Hadorn W, Stucki P, Hess T (Hrsg) Lehrbuch der Therapie, 7. Aufl., p. 513–515. Huber, Bern-Stuttgart-Wien

136. Meyer UA (1985) Panhämatin. Persönliche Mitteilung aufgrund eines internen Merkblattes der Porphyriesprechstunde des Kantonsspitals Basel

137. Meyer-Wahl L (1980) Folsäuremangel als Mitursache für Kleinhirnatrophien bei antiepileptischer Langzeitmedikation. Nervenarzt 51:619–622

138. Milonas J, Kountouris D, Scheer E (1983) Myasthenisches Syndrom nach langzeitiger Diphenylhydantoin-Therapie. Nervenarzt 54:437–438

139. Nandedkar AK, Williamson R, Kutt H, Fairclough GF Jr (1980) A comparison of plasma phenytoin level determinations by EMIT and gas-liquid chromatography in patients with renal insufficiency. Ther Drug Monit 2:427–430

140. Nau H, Rating D, Koch S, Häuser I, Helge H (1981) Valproic acid and its metabolites: Placental transfer, neonatal pharmacokinetics, transfer via mother's milk and clinical status in neonates of epileptic mothers. J Pharmacol Exp Ther 219:768–777

141. Nau H, Kuhnz W, Egger HJ, Rating D, Helge H (1982) Anticonvulsants during pregnancy and lactation. Transplacental, maternal and neonatal pharmacokinetics. Clin Pharmacokinet 7:508–543

142. Niebyl JR, Blake DA, Freeman JM, Luff RP (1979) Carbamazepine levels in pregnancy and lactation. Obstet Gynecol 53:139–140

143. Niedermeyer E (1984) Awakening epilepsy („Aufwach-Epilepsie") revisited 30 years later. In: Degen R, Niedermeyer E (eds) Epilepsy, Sleep and Sleep Deprivation, p. 85–94. Elsevier, Amsterdam-New York-Oxford

144. Opitz A (1982) Zerebrale Krampfanfälle und Hypnoanalgetika. In: Opitz A, Degen R, Kugler J (Hrsg) Anästhesie bei Epileptikern und Behandlung des Status epilepticus, p. 39–46. Editiones „Roches" 1982

145. Orme M (1983) Oral contraceptives and anticonvulsant drugs. In: Jeavons PM, Anfield L (eds) Third International Symposium on Sodium Valproate. Br J Clin Pract, Symp Suppl 27:26–30

146. Parker PH, Helinek GL, Ghishan FK, Greene HL (1981) Recurrent pancreatitis induced by valproic acid. A case report and review of the literature. Gastroenterology 80:826–828

147. Perry-Keene DA, Larkins RG, Heyma P, Peter CT, Ross D, Sloman JG (1980) The effect of long-term diphenylhydantoin therapy on glucose tolerance and insulin secretion: A controlled trial. Clin Endocrinol (Oxford) 12:575–580

148. Perucca E, Richens A (1981) Drugs interactions with phenytoin. Drugs 21:120–137

149. Plochl E (1983) Leberkoma mit letalem Ausgang bei zwei Kindern unter antiepileptischer Dauertherapie. Pädiatr Padol 18:57–63

150. Prichard JW (1980) Phenobarbital: Introduction. In: Glaser GH, Penry JK, Woodbury DM (eds) Antiepileptic Drugs: Mechanisms of Action. Advances in Neuroloy, Vol. 27: p. 473–491. Raven Press, New York

151. Prichard JW (1980) Phenobarbital: Proposed mechanisms of antiepileptic action. In: Glaser GH, Penry JK, Woodbury DM (eds) Antiepileptic Drugs: Mechanisms of Action. Advances in Neurology, Vol. 27: p. 553–562. Raven Press, New York

152. Pynnönen S, Sillanpää M (1975) Carbamazepine and mother's milk. Lancet II/563

153. Rassmussen T (1975) Surgery of frontal lobe epilepsy. In: Purpura DP, Penry JK, Walter RD (eds) Neurosurgical Management of the Epilepsies, p. 197–205. Advances in Neurology, Vol 8. Raven Press, New York

154. Rassmussen T (1983) Hemispherectomy for seizures revisited. Can J Neurol Sci 10:71–78

155. Rating D (1985) Zum Mißbildungsrisiko einer Antiepileptika-Therapie in der Schwangerschaft. Schweiz Rundschau Med (Praxis) 74:655–659

156. Rating D, Nau H, Kuhnz W, Jäger-Roman E, Helge H (1983) Antiepileptika in der Neugeborenenperiode. Monatschr Kinderheilk 131:6–12

157. Rawson MB (1968) Diphenylhydantoin intoxication and cerebrospinal fluid protein. Neurology 18:1009–1011

158. Reith H, Schäfer H (1979) Antiepileptika während Schwangerschaft und Stillzeit. Dtsch med Wschr 104:818–823

159. Reynolds NC Jr (1982) Seizure management and hepatic porphyrias. Letter to the editor. Neurology 32:1409–1410

160. Reynolds NC Jr, Miska RM (1981) Safety of anticonvulsants in hepatic porphyrias. Neurology 31:480–484

161. Richens A (1976) Liver enzyme induction by antiepileptic drugs: Its clinical significance. In: Richens A, Woodford FP (eds) Anticonvulsant Drugs and Enzym Induction, p. 3–12. Elsevier, Amsterdam

162. Robert E, Guibaud P (1982) Maternal valproic acid and congenital neural tube defects. Lancet II/937

163. Rossi L, Bonuccelli U, Maracacci G, Bindi A, De Scisciolo G, Arena R (1983) Gynecomastia in epileptics treatment with phenobarbital, phenytoin and fluoresone: two case reports. Ital J Neurol Sci 4:207–210

164. Sandyk R (1983) Transient hemiparesis – a rare complication of phenytoin-toxicity. Postgrad Med J 59:601–602

165. Schmidt D (1982) The effect of Pregnancy of the natural history of epilepsy: Review of the literature. In: Janz D et al (eds) Epilepsy, Pregnancy and the Child, p. 3–14. Raven Press, New York

166. Schmidt D (1984) Behandlung der Epilepsien, 2. Aufl. Thieme, Stuttgart-New York

167. Schmidt D (1984) Adverse effects of Valproate. Epilepsia 25 (Suppl. 1):44–49

168. Schmidt D, Vogel A (1977) Plasmakonzentrationen nach Injektion und Infusion von Phenytoin. Klin Wschr 55:219–223

169. Schmidt D, Canger R, Avanzini G, Battino D, Cusi C, Beck-Mannagetta G, Koch S, Rating D, Janz D (1983) Change of seizure frequency in pregnant epileptic women. J Neurol Neurosurg Psychiat 46:751–755

170. Schneble H (1981) SGPT und Gamma-GT bei Patienten mit antikonvulsiver Therapie unter besonderer Berücksichtigung der Serumkonzentrationen der Antiepileptika. Med Welt 32:427–431

171. Schwartau M, Wahl G, Bucking J (1983) Intramyokardialer Block bei Carbamazepin-Intoxikation. Dtsch Med Wschr 108:1841–1843

172. Schweingruber R (1980) Die Barbiturate. Schweiz Rundschau Med (Praxis) 69:790–794

173. Selhorst JB, Kaufman B, Horwitz SJ (1972) Diphenylhydantoin induced cerebellar degeneration. Arch Neurol (Chicago) 27:453–455

174. Serrano EE, Roye DB, Hammer RH, Wilder BJ (1973) Plasma diphenylhydantoin values after oral and intramuscular administration of diphenylhydantoin. Neurology 23:311–317

175. Serrano EE, Wilder BJ (1974) Intramuscular administration of diphenylhydantoin. Arch Neurol 31:276–278

176. Sheridan WP, King RW, Gerstman M (1982) Fever as an adverse reaction to carbamazepine. Aust NZJ Med 12:520–522

177. Shervin AL, Robb JP (1972) Ethosuximide. Relation of plasma level to clinical control (continued). In: Woodbury DM, Penry JK, Schmidt RP (eds) Antiepileptic Drugs, p. 443–448. Raven Press, New York
178. Sidiropoulos D (1982) Pränatale Diagnostik von angeborenen Anomalien. Pädiat Fortbildk Praxis Bd 53, p. 128–145. Karger, Basel
179. Simila S, Wendt von L., Linna SL (1980) Dipropylacetate and aminoaciduria. J Neurol Sci 45:83–86
180. Sonnen AEH (1980) Hormonelle Kontrazeption, antikonvulsive Therapie und Epilepsieverlauf. In: Doose H et al (Hrsg) Epilepsie 1979. Ehe, Schwangerschaft, Geburt, genetische Beratung, p. 86–94. Thieme, Stuttgart-New York
181. Srinivasan G, Seeler RA, Tiruvury A, Pildes RS (1982) Maternal anticonvulsant therapy and hemorrhagic disease of the newborn. Obstet Gynecol 59:250–252
182. Stempel LE, Moore TD (1982) Anticonvulsant therapy during pregnancy. In: Rayburn WF, Zuspan FP (eds) Drug Therapy in Obstetrics and Gynecology, p. 43–64. Rayburn, Norwalk Appelton-Century-Crofts
183. Sullivan JB Jr, Rumack BH, Peterson RG (1981) Acute carbamazepine toxicity resulting from overdose. Neurology 31:621–624
184. Suria A, Killam EK (1980) Carbamazepine. In: Glaser GH, Penry JK, Woodbury DM (eds) Antiepileptic Drugs: Mechanisms of Action. Advances in Neurology, Vol. 27: p. 563–575. Raven Press, New York
185. Swift TR, Gross JA, Ward LC, Crout BO (1981) Peripheral neuropathy in epileptic patients. Neurology 31:826–831
186. Taylor RL (1981) Magnesium sulfate for AIP seizures. Neurology 31:1371–1372
187. Teramo K, Hiilesmaa V, Bardy A, Saarikoski S (1979) Fetal heart rate during a maternal grand mal epileptic seizure. J Perinat Med 7:3–6
188. Teramo K, Hiilesmaa VK (1982) Pregnancy and fetal complications in epileptic pregnancies: Review of the literature. In: Janz D et al (eds) Epilepsy, Pregnancy and the Child, p. 53–59. Raven Press, New York
189. Tomsick RS (1983) The phenytoin syndrome. Cutis 32:535–541
190. Van der Starre P (1980) Etomidat als schnellwirkende antiepileptische Substanz. In: Opitz A, Degen R (Hrsg) Anästhesie bei zerebralen Krampfanfällen und Intensivtherapie des Status epilepticus, p. 205–208. Perimed-Fachbuch-Verlagsgesellschaft, Erlangen
191. Van Wieringen A, Vrijland CM (1983) Ethosuximide intoxication caused by interaction with isoniazid. Neurology 33:1227–1228
192. Vassella F (1977) Gelegenheitskrämpfe. Schweiz Rundschau Med (Praxis) 66:1331–1337
193. Vassella F (1982) Phenytoin (DPH) in der Pädiatrie. Sozialpädiatrie in Praxis u. Klinik 4:87–90
194. Vassella F (1984) Medikamentöse Behandlung der Epilepsie. In: Berner Datenbuch der Pädiatrie, p. 558–565. Fischer, Stuttgart-New York
195. Vassella F, Pfenninger J (1975) Chemotherapie der Infektionskrankheiten im Säuglings- und Kindesalter. Schweiz med Wschr 105:263–266
196. Vossen R (1958) Über die antikonvulsive Wirkung von Succinimiden. Dtsch med Wschr 83:1227–1230
197. Ware S, Millward-Sadler GH (1980) Acute liver disease associated with sodium valproate. Lancet II/1110–1113
198. Warter JM, Brandt C, Maresceaux C, Rumbach L, Micheletti G, Chabrier G, Krieger J, Imler M (1983) The renal origin of sodium valproate-induced hyperammonemia in fasting humans. Neurology 33:1136–1140
199. Warter JM, Imler M, Marescaux C, Chabrier G, Rumbach L, Micheletti G, Krieger J (1983) Sodium valproate-induced hyperammonemia in the rat. Role of the kidney. Eur J Pharmacol 87:177–182
200. Watson DL, Sibai BM, Shaver DC, Dacus JV, Anderson GD (1983) Late postpartum eclampsia: An update. South Med J 76:1487–1489
201. Wauquier A (1983) Profil of etomidate. A hypnotic, anticonvulsant and brain protective compound. Anaesthesia 38 (Suppl):26–33
202. Wieser HG (1985) Derzeitige Möglichkeiten der operativen Epilepsiebehandlung. Nervenarzt 56: Im Druck

203. Wieser HG, Yasargil MG (1982) Die „selektive Amygdala-Hippokampektomie" als chirurgische Behandlungsmethode der mediobasal-limbischen Epilepsie. Neurochirurgie 25:39–50
204. Wilder BJ, Ramsay RE, Murphy JV, Karas BJ, Marquardt K, Hammond EJ (1983) Comparison of valproic acid and phenytoin in newly diagnosed tonic-clonic seizures. Neurology 33:1474–1476
205. Wilensky AJ, Lowden JA (1973) Inadequate serum levels after intramuscular administration of diphenylhydantoin. Neurology 23:318–324
206. Wolf P, Inoue Y, Röder-Wanner UU, Tsai JJ (1984) Psychiatric complications of absence therapy and their relation to alteration of sleep. Epilepsia 25:556–559
207. Woodbury DM (1972) Bromides. In: Woodbury DM, Penry JK, Schmidt RP (eds) Antiepileptic Drugs, p. 519–527. Raven Press, New York
208. Woodbury DM (1980) Phenytoin: Proposed mechanisms of anticonvulsant action. In: Glaser GH, Penry JK, Woodbury DM (eds) Antiepileptic Drugs: Mechanisms of Action. Advances in Neurology, Vol 27:447–471. Raven Press, New York
209. Yeung Laiwah AAC, Rapeport WG, Thomson GG, Macphee GJA, Philip MF, Moore MR, Brodie MJ, Goldberg A (1983) Carbamazepine-induced non-hereditary porphyria. Lancet I/790–793
210. Zackai EH, Mellman WJ, Neiderer B, Hanson JW (1975) The fetal trimethadione syndrome. J Pediatr 87:280–284
211. Zimmerman FT, Burgemeister BB (1958) A new drug for petit mal epilepsy. Neurology 8:769–775
212. Zysset T, Bircher J (1980) Verbesserte Dosierung von Antiepileptika mit Hilfe von Konzentrationsmessungen im Plasma. Schweiz Rundschau Med (Praxis) 69:835–839

IX. Andere Probleme

Von den zahlreichen beruflichen, sozialen und familiären Problemen der Epilepsiekranken wollen wir an dieser Stelle nur zwei der allerwichtigsten streifen. Die Frage der Tauglichkeit zur Lenkung von Motorfahrzeugen und jene der genetischen Beratung.

1 Epileptische Anfälle und Fähigkeit zur Lenkung von Motorfahrzeugen

Die Erteilung eines Führerscheins im allgemeinen und an Personen mit epileptischen Anfällen im besonderen ist im Grunde genommen ein rechtlich-administratives Problem. Es beschäftigt aber die Ärzte insofern, als es die von ihnen betreuten Patienten betrifft, und weil sich ein diesbezüglicher amtlicher Entscheid in der Regel auf eine ärztliche Stellungnahme, bzw. ein Gutachten, stützt.

In den letzten drei Jahren zeichnet sich eine – durch Empfehlungen [5] eines Komitees für Führerschein der „Epilepsy International" angeregte – Tendenz ab, die bisher rigide Haltung in dieser Angelegenheit zu lockern. Dies von den Überlegungen her, daß man nicht nur verpflichtet ist, den Patienten selbst und die Allgemeinheit vor Unfallgefahren zu schützen, sondern auch das Recht eines Epilepsiekranken „auf normale Lebensgestaltung, wozu heutzutage das Führen eines Motorfahrzeuges gehört" [8], mitberücksichtigen sollte. Die Berechtigung zu einer Liberalisierung ergibt sich auch aus der Tatsache, daß Verkehrsunfälle 400 bis 500 mal häufiger durch Alkoholmißbrauch, und Tausende Male häufiger durch eine überhöhte Geschwindigkeit und/oder ein menschliches Versagen, als durch einen epileptischen Anfall verursacht werden [3, 8, 9]. Schließlich ist noch zu berücksichtigen, daß eine zu restriktive Praxis auf diesem Gebiet kontraproduktiv wäre, indem sie mit großer Wahrscheinlichkeit eine Zunahme illegaler Lenker zur Folge hätte.

In den meisten Ländern wird für die Erteilung des Führerscheins an einen Epilepsiekranken eine zweijährige Anfallsfreiheit, ein EEG ohne epilepsiespezifische Veränderungen und eine ärztliche Überwachung seines Gesundheitszustandes gefordert. Die Diskussion über die Präzisierung dieser Anforderungen ist noch – insbesondere im Rahmen der Deutschen Sektion der Internationalen Liga gegen Epilepsie – im Gange [4, 15, 16, 19]. Es ist zu hoffen, daß die neuen Richtlinien auch einen Spielraum für individuelle Entscheide offen lassen werden.

Faktoren, die nebst der Dauer der Anfallsfreiheit, den Entscheid in einem konkreten Falle beeinflussen können, sind mannigfaltig. Als wichtigste sollen hier erwähnt werden:

A. Ätiologie und Form der Epilepsie; eventuelle Schlaf-Wach-Bindung der An-
   fälle und/oder ihre Auslösbarkeit durch äußere Reize.
B. Art und Dosierung der Antiepileptika und insbesondere die Spannweite zwi-
   schen ihrer therapeutischen und toxischen Wirkung.
C. Persönlichkeitsstruktur und Zuverlässigkeit des Patienten.
D. Art des angestrebten Führerscheins.

Ad. A. Bei Residualepilepsien mit Jackson-Anfällen schwächerer Intensität wäre
man u. U. geneigt, gemäß dem Vorschlag des Komitees von "Epilepsy International", die Fahrtauglichkeit zu bejahen. Dies ist hingegen keineswegs der Fall,
wenn ähnliche Jackson-Anfälle im Rahmen eines Tumorrezidivs auftreten. Verkürzung der Karenzfrist wäre bei nichtphotosensiblen Patienten mit ausschließlich nächtlichen Grand mal-Anfällen in Erwägung zu ziehen.

Ad. B. Bei Patienten, die unter einer nicht sehr hoch dosierten Monotherapie anfallsfrei sind, steht der Erteilung einer Fahrerlaubnis nichts im Wege. Bei jenen,
bei denen eine Anfallsfreiheit durch eine subtoxische Polytherapie erkauft werden
muß, und die bereits in der Vergangenheit klinisch manifeste Intoxikationszeichen aufwiesen, ist auch nach einer zweijährigen Karenzzeit große Zurückhaltung
angezeigt.

Ad. C. Ähnlich wie bei den intoxizierten, steht oft auch bei den psychoorganische
oder psychoreaktive Veränderungen aufweisenden Patienten, die Frage der Anfallsfreiheit nicht im Vordergrund. Einsichtslosen, emotionell labilen, ausgesprochen aggressive Tendenzen aufweisenden Patienten [17] soll – wenn notwendig
nach einer vorangehenden psychiatrischen Begutachtung – ein Führerschein ver-
wehrt werden.

Ad. D. Bei Erteilung von Führerscheinen für landwirtschaftliche Fahrzeuge sowie
für Motorfahrräder („Mofas") erscheint eine großzügigere Haltung als bei den
Personenwagen- und Motorradfahrern angemessen. Bei Lastwagenchauffeurs
hingegen ist eine lange Karenzfrist und große Vorsicht u. a. auch deswegen angezeigt, weil sie oft längere Fahrten unternehmen, bei denen die Gefahr von anfallsfördernden Ermüdungserscheinungen und/oder Schlafdefiziten überdurchschnittlich groß ist. EGLI et al. [8] empfehlen in diesen Fällen, die Umschulung auf
einen anderen Beruf vorzunehmen.

Wir sind uns mit diesen Autoren darin einig, daß die Zulassung als Busfahrer,
Taxilenker oder Fahrlehrer in der Regel nicht möglich ist, wenn einmal eine klinisch
manifeste Epilepsie i. e. S. bestanden hat. Das gleiche betrifft auch Lokomotiv-
führer, Kapitäne großer und größerer Schiffe sowie Piloten, bzw. Segelflieger [18].
Am Rande ist zu bemerken, daß bei Patienten, die seit Jahren anfallsfrei sind,
oder nur in mehrmonatigen Abständen an Anfällen leiden, eine Reise *als Fluggast*
grundsätzlich zulässig ist. Bei höherer Anfallsfrequenz muß der Entscheid individuell, in Berücksichtigung der Anfallsform, des Auslösemechanismus der Anfälle
und der Bedingungen der geplanten Reise, gefaßt werden [11].

Besondere Probleme bestehen einerseits bei Personen mit sog. Gelegenheitsanfällen und andererseits bei Epilepsiekranken, die trotz einer mehrjährigen Anfallsfreiheit epilepsiespezifische EEG-Veränderungen aufweisen. Grundsätzlich
ist ein *„Gelegenheitsanfall"* nicht mit Epilepsie gleichzustellen. In praxi gibt es

aber oft fließende Übergänge. Wurde ein „Gelegenheitsanfall" durch eine relativ geringe Belastung wie eine physische Anstrengung oder ein nicht allzulanges Schlafdefizit ausgelöst, dann besteht ein berechtigter Verdacht, daß es sich in der Tat um die erste Anfallsmanifestation einer Epilepsie i. e. S. handelt.

„Subklinische" epileptogene EEG-Aktivität ist kein einheitlicher Begriff. Einerseits gibt es eine Reihe von „epilepsiespezifischen" Graphoelementen, wie z. B. die zentralen („rolandischen") Spitzen, die mit klinischen Anfallsmanifestationen nur schwach korrelieren. Andererseits werden wenige Sekunden dauernde generalisierte Spike-Wave-Paroxysmen, bzw. fokale hirnelektrische Krisen u. U. auch dann als „subklinisch" eingestuft, wenn sie in Wirklichkeit Ausdruck rudimentärer Absencen, psychomotorischer oder motorischer Anfälle sind. Diese können sich bekanntlich lediglich in einem unaufgeforderten Augenöffnen, einem Schreibfehler, einer Mydriase, bzw. einem Hippus äußern und sind dann erst unter Berücksichtigung eines typischen Anfalls-EEG als epileptische Manifestationen erkennbar.

Aus diesen Ausführungen geht hervor, daß die Beurteilung der Fahrtauglichkeit von Epilepsiekranken nicht einfach ist. Diese Beurteilung setzt voraus, daß der Arzt sowohl über genaue Angaben betr. des Krankheitsverlaufes, als auch über gute epileptologische Kenntnisse verfügt. Die Frage, wann man das Recht, den Führerscheinentzug bei einem uneinsichtigen, unfallsgefährdeten Patienten zu beantragen, in Anspruch nehmen soll, ist heikel. Ein solcher Antrag kann zwar sachlich völlig begründet und als präventive Maßnahme auch medizinethisch vertretbar sein, verstößt aber dennoch gegen das Prinzip der ärztlichen Schweigepflicht und zerstört meist das Vertrauensverhältnis zwischen dem Arzt und seinem Patienten. In dieser seltenen, extremen Situation muß der Entscheid individuell gefaßt werden.

2 Genetische Beratung

Für nächste Verwandte von Personen mit *epileptischen Anfällen im Rahmen progredienter metabolisch-enzymatischer oder degenerativer zerebraler Erkrankungen* besteht ein sehr hohes Vererbungsrisiko. Es hängt von dem Erbgang ab und beträgt z. B. 25% für Geschwister in Fällen mit einer autosomal-rezessiven Übertragung und je 50% für Nachkommen bei autosomal-dominant vererbten Krankheiten, bzw. für Söhne von Konduktorinnen X-chromosomaler Leiden [14]. Bei solchen Erkrankungen wie Ceroidlipofuszinosen, Lafora-Krankheit, tuberöse Hirnsklerose u. ä. drängt sich in der Regel die Notwendigkeit einer spezialärztlichen genetischen Beratung auf.

Bei den ganz wesentlich häufigeren *idiopathischen oder residualen Epilepsien* stößt die Abgrenzung genetischer und exogener ätiologischer Faktoren auf Schwierigkeiten. Das Risiko für ein Kind von Eltern, bei denen ein Partner Epilepsie hat, selbst epileptische Anfälle zu entwickeln, beträgt im Durchschnitt mindestens 3–4% [1, 10]. Generalisierte, auf eine erhöhte Anfallsneigung hinweisende, Spike-Wave-Paroxysmen werden sogar bei 18% der Kinder, und andersartige EEG-Abnormitäten bei weiteren 31% angetroffen [2].

Dabei ist zu berücksichtigen, daß die Penetranz der Spike-Waves am größten zwischen dem 5. und 17. Lebensjahr ist [12]. Dies hat zur Folge, daß bei sehr jungen oder bei älteren Geschwistern sowie bei Eltern epilepsiekranker Kinder, kaum die Wahrscheinlichkeit besteht, Spike-Wave-Paroxysmen nachzuweisen [6, 13]. Ebenfalls ausgesprochen altersgebunden ist die Photosensibilität. Eine photoparoxysmale EEG-Reaktion (s. S. 143) kann in der Pubertät bei anfallsfreien Geschwistern von Epilepsiekranken in 40% der Fälle – bei Mädchen häufiger als bei Knaben – festgestellt werden [6].

Das Vererbungsrisiko bei *einzelnen Epilepsieformen* wird von Doose [6, 7] wie folgt eingeschätzt:

- Für Geschwister eines Kindes mit „typischer" *Absencenepilepsie* (s. S. 47) beträgt die Gefahr, an irgendwelcher Epilepsieform zu erkranken, 7–10%. Ein Risiko etwa gleicher Größenordnung besteht für die Nachkommen von Patienten mit einer Absencenepilepsie, und zwar in höherem Grade in Fällen kranker Mütter als kranker Väter.
- Bei 4% der Geschwister und bei 5% der Nachkommen mit einer *Impulsiv-Petit mal-Epilepsie* (s. S. 82) – einer Krankheit mit wahrscheinlich polygenen Erbgängen [20] – kommt es zu klinisch manifesten epileptischen Anfällen unterschiedlicher Art.
- Die Morbiditätsgefahr für Geschwister von Kindern mit der *sog. „primär generalisierten myoklonisch-astatischen Epilepsie"* (s. S. 29) wird auf 13–20% geschätzt. Das Risiko für eine eventuelle Nachkommenschaft ist hier nicht bekannt.
- 33% der Geschwister von Kindern mit einer „benignen Epilepsie mit zentrotemporalen Spitzenpotentialen" (s. S. 79) zeigen EEG-Veränderungen gleicher Art. Bei etwa der Hälfte dieser Geschwister kommt es auch zu klinischen Anfallsmanifestationen.

Bei der idiopathischen Grand mal-Epilepsie wurde laut Doose [6] die Vererbungsgefahr bisher nicht eindeutig ermittelt. Andere Quellen geben sie mit 3,5% für Geschwister, und mit 4% für Nachkommen der Patienten an [14]. Welche Rolle genetische Faktoren beim Entstehen einer Reihe anderer fokaler oder sekundär generalisierter Epilepsieformen spielen, bleibt ungewiß.

Zusammenfassend ist festzuhalten, daß das Erkrankungsrisiko für Geschwister und für Nachkommen von Kranken, bei den meisten idiopathischen oder symptomatisch-residualen Epilepsieformen nicht allzuhoch und im Einzelfall kaum voraussehbar ist. Für Verwandte 2. Grades scheint das Erkrankungsrisiko jenes bei der Durchschnittsbevölkerung nur wenig zu überschreiten.

Ein relativ hohes Vererbungsrisiko bei der Epilepsie mit zentrotemporalen EEG-Spitzen fällt bei einer genetischen Beratung kaum ins Gewicht, da es sich hier um eine ausgesprochen gutartige, spontane Heilungstendenzen aufweisende, Epilepsieform handelt. Bei dem myoklonisch-astatischen Petit mal unbekannter Genese, sollte man hingegen die Eltern des Patienten auf die statistisch erhebliche Wahrscheinlichkeit des Auftretens gleicher Erkrankungen bei weiteren Kindern aufmerksam machen. Im Falle anderer Epilepsieformen besteht nur bei Kindern von Eltern, die *beide* an einer Epilepsie leiden, eine besonders hohe, laut Moser [14] bis zu 25% betragende, Erkrankungsgefahr.

Literatur zu Kapitel IX

1. Annegers JF, Hauser WA, Anderson VE, Kurland LT (1982) The risks of seizures disorders among relatives of patients with childhood onset epilepsy. Neurology 32:174–179
2. Benninger C, Lipinski C, Matthis P, Scheffner D (1983) EEG-Befunde bei Kindern epileptischer Eltern. In: Remschmidt H, Rentz R, Jungman J (Hrsg) Epilepsie 1981, p. 118–122. Thieme, Stuttgart-New York
3. Besser R, Krämer G (1982) Fahrtauglichkeit bei epileptischen Anfällen. Akt Neurol 9:105–108
4. Besser R, Hirschberg E, Hopf HC, Krämer G, Penin H (1984) Fahrtauglichkeit bei Patienten mit Epilepsie. Wortmeldungen und Kommentare. Rundbrief der Deutschen Sektion der Intern. Liga gegen Epilepsie 79:79–87
5. Committee on driving licence regulations (1982) International summary of driving licence regulations. Epilepsy International, Milano
6. Doose H (1978) Grundlagen der Genetik und der genetischen Beratung bei Epilepsie. Mschr Kinderheilk 126:487–491
7. Doose H (1982) Genetische Beratung bei Epilepsie. In: Gross-Selbeck G (Hrsg) Das anfallskranke Kind, p. 59–66. Edition M + P, Hamburg
8. Egli M, Hartmann H, Hess R (1977) Die Fahrtauglichkeit Epilepsiekranker. Schweiz med Wschr 107:389–397
9. Hess R, Egli M (1978) Die Fahrtauglichkeit Epilepsiekranker. Schweiz Rundschau Med (Praxis) 67:868–883
10. Janz D, Scheffner D (1980) Über epileptische Anfälle bei Kindern von Eltern mit Epilepsie. Nervenarzt 51:226–232
11. Lipinski CG (1983) Epilepsie und Flugreisefähigkeit. Rundbrief der Deutschen Sektion der Intern. Liga gegen Epilepsie 77:10–13
12. Metrakos K, Metrakos JD (1961) Genetics of convulsive disorders II. Genetic und electroencephalographic studies in centrencephalic epilepsy. Neurology 11:474–483
13. Metrakos K, Metrakos ID (1974) Genetics of epilepsy. In: Vinken RJ, Bruyn GW (eds) Handbook of clinical neurology Vol 15, p. 382–422. Nord Holland Publ Comp, Amsterdam and American Elsevier Publ Comp, New York
14. Moser H (1985) Bedeutung genetischer Faktoren bei Epilepsien. Schweiz Rundschau Med Praxis 74:636–642
15. Penin H (1983) Zur Frage des Führerscheins. Rundbrief der Deutschen Sektion der Intern. Liga gegen Epilepsie 76:3–5
16. Penin H, Steinmeyer HD, Warzelhan E (1985) Erneut in der Diskussion: Fahrtauglichkeit. Rundbrief der Deutschen Sektion der Intern. Liga gegen Epilepsie 81:66–68
17. Ritter G, Ritzel G (1972) Untersuchungen von Verkehrsdelinquenz von Epileptikern. Münch med Wschr 114:2077–2081
18. Schweingruber R (1983) Motorfahrzeugführen und Epilepsie. Informationsblatt der Schweiz. Liga gegen Epilepsie 2:3–9
19. Spatz R, Kugler J, Hiedl AM (1983) Führerschein und Epilepsie. Münch med Wschr 125:999–1002
20. Tsuboi T, Christian W (1973) On the genetics of the primary generalized epilepsy with sporadic myoclonias of impulsive petit mal type. Humangenetik 19:155–182

Sachverzeichnis